Reproductive Ultrasound & Infertility

生殖超声与疑难不孕症成功治疗病例剖析

闫法群　田廷科　著

中国科学技术出版社
·北　京·

图书在版编目（CIP）数据

生殖超声与疑难不孕症成功治疗病例剖析 / 闫法群, 田廷科著 . — 北京：中国科学技术出版社，2023.3

ISBN 978-7-5236-0089-4

Ⅰ.①生… Ⅱ.①闫… ②田… Ⅲ.①不孕症—超声波诊断 Ⅳ.①R711.604

中国国家版本馆 CIP 数据核字 (2023) 第 043826 号

策划编辑	靳　婷　焦健姿
责任编辑	靳　婷
文字编辑	弥子雯
装帧设计	佳木水轩
责任印制	徐　飞

出　　版	中国科学技术出版社
发　　行	中国科学技术出版社有限公司发行部
地　　址	北京市海淀区中关村南大街 16 号
邮　　编	100081
发行电话	010-62173865
传　　真	010-62179148
网　　址	http://www.cspbooks.com.cn

开　　本	889mm×1194mm　1/16
字　　数	294 千字
印　　张	13.5
版　　次	2023 年 3 月第 1 版
印　　次	2023 年 3 月第 1 次印刷
印　　刷	北京盛通印刷股份有限公司
书　　号	ISBN 978-7-5236-0089-4 / R·3037
定　　价	158.00 元

著者简介

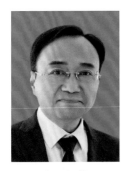

闫法群

河南省中医生殖医学专业委员会委员，河南省中西医结合学会男科专业委员会委员。从事不孕不育及生殖医学研究 30 余年，尤其擅长生殖超声诊断与中西医结合治疗复发性流产、胚胎停育、排卵障碍、辅助生殖技术备孕等，开创性阐述了"女性三八征"（女性受孕最佳指征）、"卵巢二五征"（卵巢储备功能评估最佳指征）、"女性不孕症一站式生殖超声评估体系"（能够在极短的时间内明确女性内生殖器官病变程度及生殖状态）等专业概念。获 2 项国家专利。

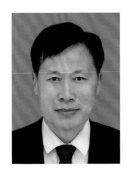

田廷科

濮阳医学高等专科学校遗传学副教授、临床司法鉴定人。从事医学遗传学教学、出生缺陷、生殖医学伦理研究和法医物证鉴定。濮阳市妇幼保健院生殖医学伦理委员会委员，从事辅助生殖技术伦理审查和决策。主编《医学遗传学》《遗传与优生学》《医学院校实验室安全准入教程》等教材著作 10 部，其中《医学遗传学》荣获河南省首届职业教育建设二等奖、"十四五"职业教育河南省规划教材。

内容提要

　　随着超声诊断技术的不断发展，其在临床上的应用也越来越广泛，包括生殖超声被广泛用于不孕症患者的诊断。生殖超声诊断技术既能帮助临床医生明确诊断，又能验证原定治疗方案的科学性与有效性。本书是著者从医 30 年来的临床经验总结。著者详细剖析了女性患者内生殖器官和生殖细胞的形态学生理与病理变化，并提出了女性的最佳受孕指征，即"女性三八征"，进一步量化了女性内生殖器官的受孕标准，同时结合中医妇科诊疗实践，有效延伸临床医生的望诊技术，进而提高女性患者抱婴回家成功率。本书内容实用、贴近临床、图文并茂，非常适合不孕不育科、妇产科等医生参考借鉴，也可供不孕症患者及其家属深入了解不孕症的相关知识。

前　言

进入 21 世纪以来，不孕症发病率逐年上升，人们一直在探索不孕症的诊疗新方法。众所周知的辅助生殖技术（assisted reproductive technology，ART）虽然为不孕症患者带来了生育希望，但其抱婴回家成功率偏低，生殖医学的发展道路还很漫长。

生殖超声诊断技术可以根据女性月经周期中内生殖器官及生殖细胞形态学的变化，直接或间接地反映女性不孕症患者的生殖状态，同时还可以量化诊断女性自然受孕的最佳标准。例如，"女性三八征"既可作为不孕症患者的诊断指标，又可作为不孕症患者治愈的指标。

中西医结合治疗不孕不育是未来生殖医学可持续发展的探索之路，生殖超声诊断技术从生殖器官形态学角度可有效弥补分子生物学诊断在生殖医学应用方面的不足，中医妇科治疗女性疑难病有其独到的疗效。中医和西医两大医疗体系的有机融合能够有效提高女性不孕症患者活产成功率。著者将生殖超声诊断技术与现代中医妇科有机融合，采用图文结合的形式，详细介绍了生殖超声诊断技术在女性疑难不孕症患者中的应用，以期为不孕不育科和生殖科同道提供全新的专业视角和思维模式，为不孕症患者超声诊断提供参考依据。

书中所述多为著者实践经验所得，可能存在一些偏颇或疏漏之处，恳请广大读者及前辈、同道批评指正，邮箱 yfq1964@163.com。

目 录

第1章 生殖医学特色理论

随着不孕症发病率的增加,传统的诊疗模式滞后于现代生殖医学的发展,人们对不孕症相关诊疗新技术的需求也在日益增加。

生殖医学特色理论从临床实际需求出发,能够更好地服务于不孕不育科医生和生殖科医生。

生殖超声是从生殖医学的角度去评估女性内生殖器官形态学与生殖细胞形态学的微小生理和病理改变,以及其从量变到质变的演变过程,可以直接或间接反映女性内生殖器官的健康状态。

"女性三八征"是女性受孕的最佳指征。女性月经的周期规律性变化,是女性生殖细胞(如同种子)从量变到质变的过程,由最初无受精能力的卵母细胞发育到成熟卵子(始基卵母细胞→初级卵母细胞→次级卵母细胞→成熟卵子),为精卵结合奠定了基础。子宫内膜(如同土地)是优质胚胎植入的基础,子宫内膜的厚度、形态、回声、生长速度等指标,是评估子宫内膜容受性的量化标准。女性宫颈黏液评分高,说明女性子宫颈、子宫腔和输卵管分泌功能正常,有利于精子在体内与卵子相遇,达到自然受孕的目的。女性生殖内环境就像"农民耕地种田",既要有优质种子,也要有肥沃土地,同时也需要风调雨顺,才能够获得大丰收。女性的生殖健康所需条件,也犹如农民种田一样缺一不可。

"卵巢二五征"是从卵巢内窦卵泡计数和窦卵泡形态的角度来评估卵巢储备潜能,能够准确预测妊娠成功率、多胎妊娠率、抱婴回家率、卵巢过度刺激综合征发生率等。

"女性不孕症一站式生殖超声评估体系"可以从生殖专业的角度去评估女性生殖内环境微小的异常改变,能够用快速、无创、低廉的模式来认知女性目前的生殖状态,为后续科学备孕奠定基础。

一、生殖超声

生殖超声是生殖医学与超声医学(管腔内超声检查诊断技术)的有机融合。它既可以诊断内生殖器官的微小器质性病变,又可以动态监测内生殖器官的生理性或病理性变化;还能够从内生殖器官形态学与生殖细胞形态学的变化规律中,探索与发现人类生殖健康的奥秘。可谓是细节决定成败。

自世界上第一例"试管婴儿"诞生以来,生殖医学的发展进入了快车道,生殖医学领域不断衍生出了更为先进的辅助生殖技术。例如,第二代试管婴儿,采用卵泡浆内单精子注射技术;第三代试管婴儿,采用胚胎植入前遗传学诊断/筛查;第四代试管婴儿,采用卵泡浆线粒体置换技术。

辅助生殖技术帮助了很多不孕症患者的生育问题,不孕症患者的生殖健康问题也正在被大家所关注。同时,试管婴儿抱婴回家率低的问题也正在被患者热议，导致这些现象的根本原因是对女性不孕症患者基础疾病的认知度低，特别是一些女性内生殖器官微小病变或隐匿性疾病，往往被长期误诊或误治。

生殖超声的临床应用价值可总结为以下 5 个方面。

1. 生殖超声诊断技术是超声医学发展的重要领域之一，它具有无创性、实用性、可重复性、价格低廉、操作简单、可实时监测内生殖器官与生殖细胞的动态变化等特点，能够正确指导临床诊断和临床用药。

2. 生殖超声诊断技术是从生殖医学的角度去精准诊断女性内生殖器官与生殖细胞的微小改变，它在女性生殖疾病诊疗中扮演着重要角色，是其他诊断方法不可替代的，有其独到的临床应用价值，它让不孕不育科医生和生殖科医生的眼睛看得更远、更准、更清楚。

3. 生殖超声诊断技术可以有效弥补分子生物学诊断技术在生殖医学中应用的不足。例如，单纯慢性子宫内膜炎时，血液检测雌激素水平是正常的，而此时生殖超声检查子宫内膜薄、回声欠均质，临床治疗时常采用外源性补充雌激素（如戊酸雌二醇、雌二醇片／雌二醇地屈孕酮片）来增加子宫内膜的厚度，但治疗效果不甚理想，此类对症治疗失败率很高。生殖超声诊断技术能够动态监测子宫内膜厚度和内膜的生长速度，以及子宫内膜交界区（基底层）的结构异常程度，从而结合患者的月经变化情况，综合评估子宫内膜过薄的病因，来提高不孕症患者的妊娠率。

4. 生殖超声诊断技术针对未破卵泡黄素化综合征患者有其独到的诊断价值。截至目前，不论是分子生物学诊断（内分泌检查），还是病理组织学诊断，未破卵泡黄素化综合征患者的检查结果均为正常，唯独生殖超声给出的诊断是黄体生成素（luteinizing hormone，LH）峰后成熟卵泡依然没有破裂，成熟卵子不能及时排出，最终导致不孕症患者反复备孕失败。

5. 生殖超声介入技术可以针对卵巢囊性病变（巧克力囊肿、单纯巨大囊肿、卵泡未破裂黄素化囊肿、卵巢过度刺激综合征导致多发囊肿等）进行微创介入治疗，患者无痛苦、费用低，具有广阔的应用前景。

二、女性三八征

"女性三八征"是女性在围排卵期，卵泡发育的成熟度、子宫内膜的容受性，以及宫颈黏液允许精子通过宫颈管的量化诊断标准，只有当这些条件同时达标时，女性的自然受孕率才能够达到最高水平。"女性三八征"是女性自然受孕的最佳指征。

子宫内膜与卵巢的周期性变化对于女性月经周期、胚胎植入和成功妊娠均有重要作用。在女性月经周期规律性变化时，女性内生殖器官与生殖细胞的形态学均应同时出现规律性的变化；最具特征性的变化是卵巢内有卵泡发育，基础窦卵泡在卵泡刺激素的作用下，经过卵泡募集发育成优势卵泡，优势卵泡继续发育成为成熟卵泡，成熟卵泡破裂后，卵子排出，为受精做好了准备。此外，还有两个特征性变化，其一为子宫内膜在雌激素的作用下会由薄逐渐地增厚，子宫内膜这一规律性变化为接纳胚胎着床做好了充分的准备；其二为宫颈黏液的分泌量会随着卵泡逐渐发育成熟，雌激素血浓度的升高而逐渐增多，为精子顺利通过宫颈管创造最佳条件。

人类的生殖活动是一个系统工程，不但需要男女的积极参与，还需要男女双方提供健康的生殖物质基础，男女任何一方没有达到生殖健康的量化标准，都会导致妊娠失败的概率大幅度增加。

"女性三八征"是女性受孕的最佳指征，也是人工授精的最佳指征，还是胚胎移植的最佳指征，更是女性生殖健康的最佳量化诊断标准（图 1-1）。

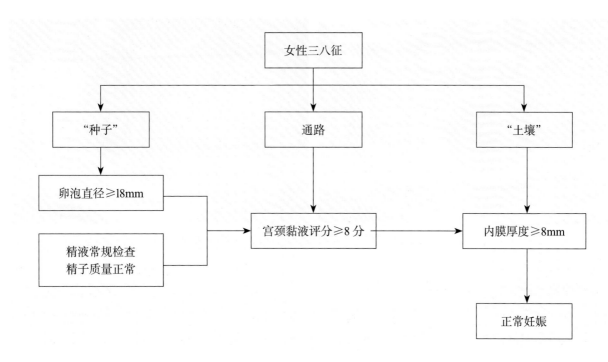

▲ 图 1-1　女性三八征诊断流程示意图

1. 女性三八征之一（卵泡：卵泡大小、形态、回声及生长速度）

(1) 当卵泡直径＞18mm 时，提示卵母细胞发育成熟，细胞核与细胞质均成熟（图 1-2A）。

(2) 在卵泡的发育过程中卵泡的形态规则、饱满，提示卵母细胞质量优良（图 1-2B）。

(3) 在卵泡的发育过程中，卵泡形态规则及卵泡的超声影像学回声透亮度清晰（图 1-3），提示这类卵母细胞质量优良。

(4) 在卵泡发育过程中，卵泡的生长速度也至关重要，生长速度过快或过慢均提示卵母细胞质量不良，优势卵泡的生长速度为 1～2mm/d，近排卵前的卵泡最大生长速度可达 2～3mm/d。

(5) 优势卵泡生长的物质基础是正常卵巢储备功能，但目前评估卵巢储备功能的手段有限。在卵泡生长发育过程中，卵泡生长速度过快或过慢、卵泡形态不规则、卵泡回声模糊等，均与卵巢基础疾病（慢性卵巢炎）有直接关系，传统超

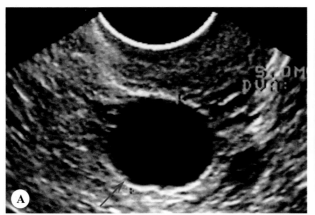
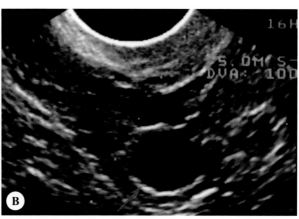

▲ 图 1-2　生殖超声检查成熟卵泡大小、形态（箭）

A. 卵泡直径＞ 18mm，卵母细胞发育成熟；B. 卵泡形态规则，饱满，卵母细胞质量优良

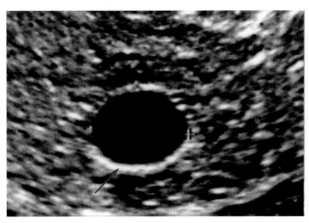
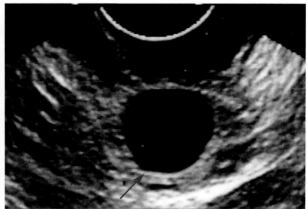

▲ 图 1-3　生殖超声检查成熟卵泡形态规则，透亮度清晰（箭）

声诊断卵巢基础疾病经常会误诊，生殖科医生即使千方百计地优化促排卵方案，最终优质卵母细胞获得率还是偏低，这些困扰生殖医学的疑难问题应引起不孕不育科和生殖科医生们高度重视。

2. 女性三八征之二（子宫内膜：内膜厚度、形态、内膜生长速度）

（1）子宫内膜厚度＜8mm 时（图 1-4），患者妊娠的概率极低，子宫内膜过薄会导致内膜容受性下降。

（2）子宫内膜厚度＞12mm 时（图 1-5），患者妊娠的概率也较低，内膜过厚会导致内膜容受性下降。

（3）子宫内膜厚度在 8～12mm 时（图 1-6 和图 1-7），内膜容受性最高，患者妊娠的概率最高。

（4）子宫内膜形态呈三线征表现时（图 1-8），提示胚胎着床成功率较高，特别是内膜厚度同时达标，子宫内膜容受性最高。

（5）子宫内膜形态呈非三线征表现或子宫内膜回声不均质，特别是子宫内膜中心线消失，子宫内膜交界区断线、不规则或消失（图 1-9），提示子宫内膜容受性低下、胚胎着床率降低、流产率极高。

（6）子宫内膜生长速度与卵泡发育同步时（图 1-10），子宫内膜容受性较高。子宫内膜生长速度过快或过慢，均会影响子宫内膜的容受性，特别是在排卵期子宫内膜厚度＞12mm 或＜8mm，均提示子宫内膜容受性低下，临床治疗时要积极寻找子宫内膜容受性低下的病因。

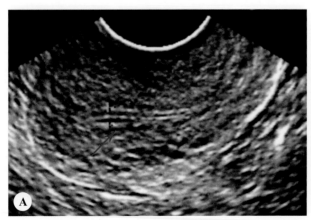
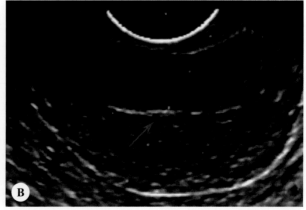

▲ 图 1-4　生殖超声检查子宫内膜厚度过薄

A. 三线征内膜厚度＜8mm（箭）；B. 非三线征内膜厚度＜8mm（箭）

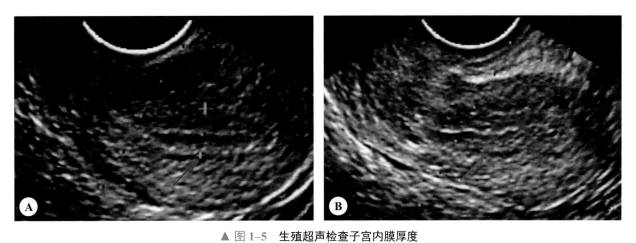

▲ 图 1-5 生殖超声检查子宫内膜厚度

A. 三线征内膜厚度约 15mm（箭）；B. 非三线征内膜厚度约 14mm（箭）

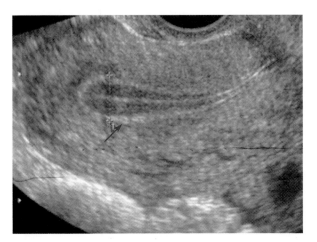

▲ 图 1-6 生殖超声检查子宫内膜呈典型三线征，内膜厚度约 **12mm**（箭）

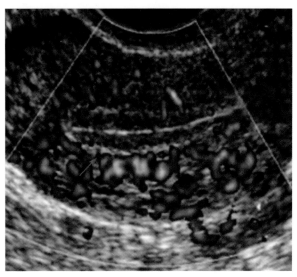

▲ 图 1-7 生殖超声检查子宫内膜呈三线征时，子宫肌层、子宫内膜血流丰富（箭）

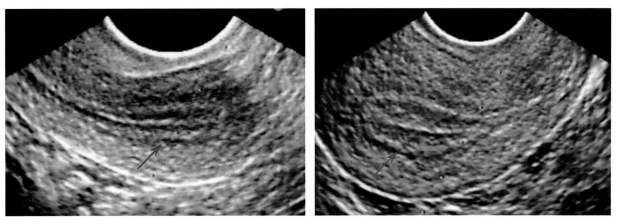

▲ 图 1-8 生殖超声检查子宫内膜呈三线征（箭）

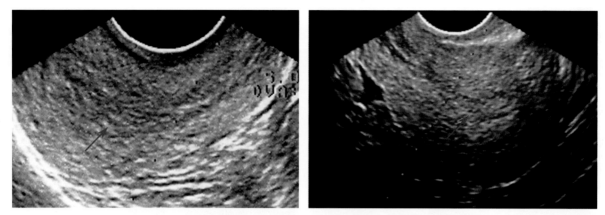

▲ 图 1-9　生殖超声检查子宫内膜中心线和子宫内膜交界区均消失（箭）

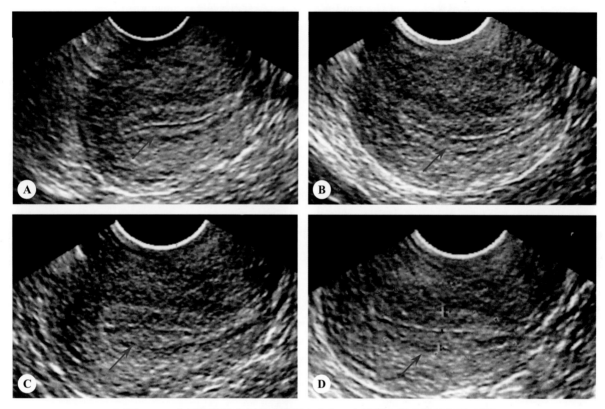

▲ 图 1-10　生殖超声检查子宫内膜厚度变化，内膜形态呈三线征表现（箭）

A. 月经周期第 8 天子宫内膜厚度约 4mm，中心线清晰，内膜呈典型三线征，内膜交界区规则；B. 月经周期第 10 天子宫内膜厚度约 7mm；C. 月经周期第 12 天子宫内膜厚度约 10mm，内膜回声均质，内膜中心线清晰，内膜呈典型三线征表现；D. 月经周期第 14 天子宫内膜厚度约 12mm，内膜中心线清晰，内膜形态呈典型三线征

【临床剖析】

　　由于对子宫内膜的组织学检测（如胞饮突检测）和其他生化分子的检测均属于有创性诊断，因此它们在临床上应用受到了不同程度的限制。生殖超声评估手段以简便性和无创性为特征，改变了以往的评估方式，在促进生殖医学发展方面有其独特的优势，特别是在提高胚胎质量和评估子宫内膜容受性方面有巨大发展潜力。

3. 女性三八征之三（宫颈黏液评分≥8 分）

宫颈黏液评分≥8 分时，宫颈黏液稀薄、黏稠度降低、黏蛋白纤维交织网眼增大（2～5μm），交织网眼增大后有利于精子顺利通过宫颈管进入宫腔。此时宫颈黏液呈碱性，pH 从 6 升高到 8，阴道内环境从偏酸性变成弱碱性，这种弱碱性环境可以保护精子活力，使精子更容易顺利穿过宫颈管进入宫腔，为自然受孕提供最适宜的环境（表 1-1）。

(1) 当宫颈黏液评分<8 分时，即使是卵泡发育成熟、子宫内膜容受性达标，自然妊娠率仍偏低。提示可能存在宫颈疾病或促排卵药物（氯米芬）导致黏液评分下降、自然妊娠率降低。

(2) 当宫颈黏液评分≥8 分时，宫颈黏液拉丝度可呈现不同程度的变化（图 1-11），宫颈黏液羊齿状结晶逐渐增多且典型，此时若卵泡发育成熟，提示排卵即将发生，实时指导同房或安排胚胎移植，妊娠成功率会大幅度提高。

在月经周期规律的情况下，月经周期的第 10 天宫颈黏液会出现不典型的羊齿状结晶（图 1-12），围排卵期会出现典型羊齿状结晶（图 1-13），如果出现了典型羊齿状结晶，就表示是在排卵期。对于月经周期规律的女性，排卵期大概是在下次月经来潮前的 14 天左右，在这时候进行同房能够增加妊娠的概率。

4. 女性三八征的临床价值

(1) 女性三八征从超声影像学的角度探索了女性内生殖器官和生殖细胞的生长变化规律。

(2) 女性三八征的出现弥补了分子生物学诊断在女性不孕应用中的不足。例如，血液中雌激素水平的高低不能代表子宫内膜的厚度、子宫内膜的容受性及卵母细胞的质量；女性生殖内分泌检查结果正常不能代表卵巢储备功能正常。生殖超声诊断卵巢形态学、卵泡发育形态学、基础窦卵泡形态学，是分子生物学诊断的有机补充，有不可替代性。

(3) 生殖超声诊断技术不仅能够让我们直接观察到卵泡生长发育与子宫内膜变化的自然规律，同时也形成了女性受孕的量化诊断标准。这个量化诊断标准，既可以评估女性不孕的病因，又可以评估临床治疗效果。尤其是在促排卵周期中，我们不但要监测卵泡的大小，还要监测卵泡的生长速度，同时还要监测卵泡的形态、卵泡的多少和卵泡的回声等，这样严密的监测是评估医生治疗方案正确与否的试金石。医生如果发现成熟卵泡超过 2 个以上，就需告知患者要放弃该周期的试孕，防止多胎妊娠造成的不良后果，避免医疗事故的发生。

(4) 女性三八征的出现不仅能够指导自然受孕，而且还可以指导辅助生殖技术胚胎移植的时机，同时也可以较为准确地预测妊娠成功率。

(5) 女性三八征的应用或许能成为 21 世纪中提高不孕症患者及需做试管婴儿患者抱婴回家成功率的一种量化诊断指标。

三、卵巢二五征

卵巢储备功能是由女性卵巢皮质内存留卵母

表 1-1　宫颈黏液评分方法

评　分	黏液量和颜色	羊齿状结晶	拉丝度	宫颈口
0	无	无	无	关闭
1	少量乳白色	少许	少量可见	稍开
2	中等量清亮透明	结晶较少	拉至阴道的中间	探针容易插入
3	大量透明	结晶多	拉至外口	张开

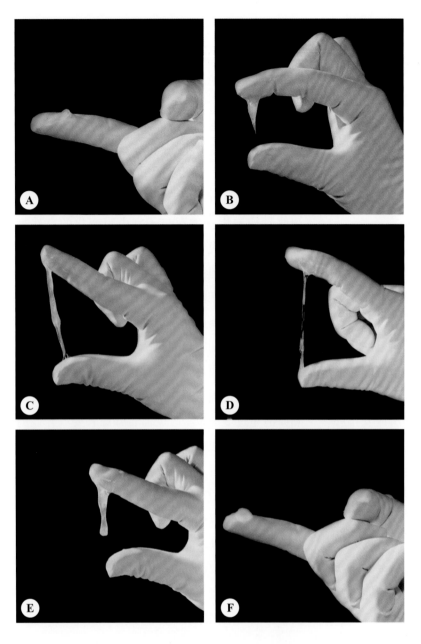

◀ 图 1-11　月经增殖期出现的宫颈黏液变化

A. 月经周期第 8 天，宫颈黏液呈果冻状；B. 月经周期第 10 天，宫颈黏液有拉丝出现；C. 月经周期第 12 天，宫颈黏液拉丝度较好但颜色浑浊；D. 月经周期第 14 天，宫颈黏液清晰、透明，具有非常良好的延展性；E. 月经周期第 16 天，排卵后宫颈黏液变黏稠，颜色变浑浊；F. 月经周期第 18 天，宫颈黏液呈果冻状（引自卢光琇 . 人类生殖与生殖工程）

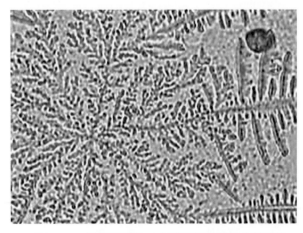

▲ 图 1-12　月经周期第 10 天出现不典型羊齿状结晶

细胞的数量和质量决定的，是衡量女性生育潜能的重要指标。

"卵巢二五征"可根据卵巢内基础窦卵泡数量的多少来初步评估卵巢储备功能的高低，同时还可以根据窦卵泡数量阈值范围来评估女性的妊娠率、流产率、抱婴回家率、多胎发生率，以及卵巢过度刺激综合征发生率（图 1-14）。

1. 卵巢储备功能常用评估方法

(1) 基础卵泡刺激素水平：卵泡早期卵泡刺激素（follicle-stimulating hormone，FSH）水平升

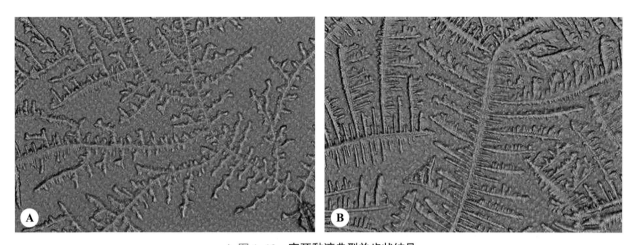

▲ 图 1–13　宫颈黏液典型羊齿状结晶

A. 月经周期第 12 天出现较典型羊齿状结晶；B. 月经周期第 14 天出现典型羊齿状结晶

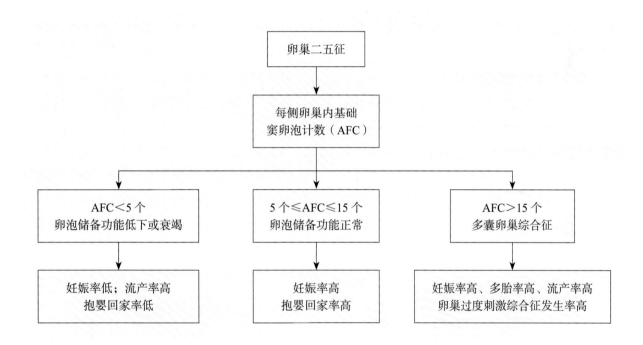

▲ 图 1–14　卵巢二五征诊断流程示意图

高是生殖功能衰老的迹象之一。最新研究表明，部分患者在 FSH 水平没有升高之前，卵巢储备功能就已经开始下降了。月经周期正常不代表女性具备正常受孕能力。月经周期正常但 FSH 水平已经升高的女性，有生育愿望者应立即接受治疗。

(2) 抗米勒管激素水平：抗米勒管激素（anti-

Müllerian hormone，AMH）水平反映颗粒细胞的健康状态及窦前卵泡、小窦卵泡的数量。AMH＜1.00ng/ml 时，卵巢低反应、获卵率低，常见于卵巢储备功能下降早期或卵巢衰竭患者；AMH＞4.90ng/ml 时，卵巢高反应、获卵率高，常见于多囊卵巢综合征患者。

(3) 基础窦卵泡计数：基础窦卵泡计数（antral

follicle count, AFC）的多少，是评估卵巢储备功能的独立因素。当 AFC＜5 个时，卵巢低反应、获卵率低、流产率高、抱婴回家率低；当 5 个≤AFC≤15 个时，卵巢反应正常、获卵率正常、流产率低、抱婴回家率高；当 AFC＞15 个时，卵巢高反应、获卵率较高、多胎率偏高、流产率偏高、卵巢过度刺激综合征发生率偏高等，提示该类患者发生医源性医疗事故的风险大幅度增加。

早卵泡期雌二醇水平、抑制素 B 水平、卵巢体积大小、氯米芬刺激试验等，在评估卵巢储备功能状态方面的临床应用价值有一定的局限性。随着腔内超声检查在临床应用中的快速发展，生殖超声诊断技术在卵巢储备功能评估方面有着广阔的应用前景。

2. 卵巢二五征的临床价值

(1) 卵巢基础窦卵泡计数＜5 个：每侧卵巢基础窦卵泡计数＜5 个时，提示卵巢储备功能下降，即使该女性患者生殖内分泌检查结果正常、年龄合适且月经周期规律，抑或是卵泡发育正常的患者，这部分患者的妊娠率低、流产率高、胎儿畸形率高、抱婴回家率低（图 1-15 和图 1-16）。

【临床剖析】

卵巢储备功能下降是指因年龄、遗传、隐性感染、自身免疫紊乱、代谢障碍、医源性等因素导致卵母细胞数量与质量下降，出现内分泌紊乱、排卵障碍、不孕等一系列症状。在辅助生殖技术应用的过程中表现为对促排卵药物的反应性差、获卵数少、卵子质量差、获优质胚胎率低、临床妊娠率低、抱婴回家率低，值得关注的是卵巢储备功能下降正在呈年轻化的态势。

在临床上为了进一步确定卵巢储备功能下降的程度，一定要明确抗米勒管激素（AMH）水平，AMH、AFC 是两个独立的评估卵巢储备功能的指标，可以有效鉴别慢性卵巢炎导致窦卵泡形态不规则与窦卵泡显影模糊不清引起的误诊误治。

(2) 每侧卵巢内基础窦卵泡计数 5～15 个：每侧卵巢内基础窦卵泡计数 5～15 个时，大部分育龄期女性正常排卵率与受孕率均较高（图 1-17 至图 1-19）。在临床上如果发现卵泡发育成熟障

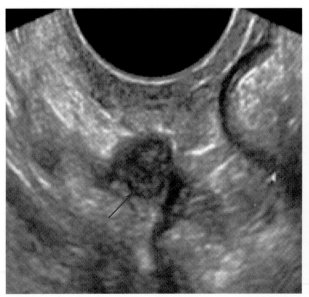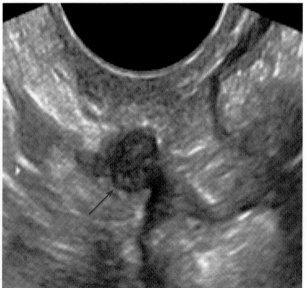

▲ 图 1-15　生殖超声检查双侧卵巢内未见窦卵泡（箭）

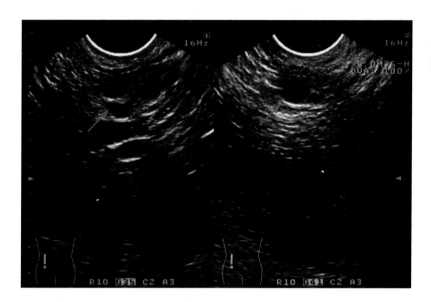

◀ 图 1–16 生殖超声检查双侧卵巢内窦卵泡计数＜5 个（箭）

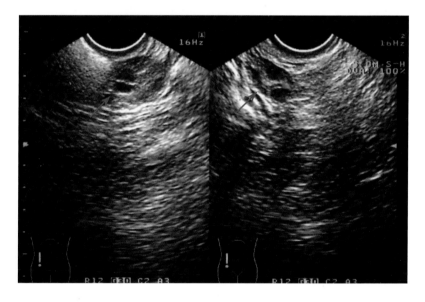

◀ 图 1–17 生殖超声检查双侧卵巢内窦卵泡计数 7～8 个（箭）

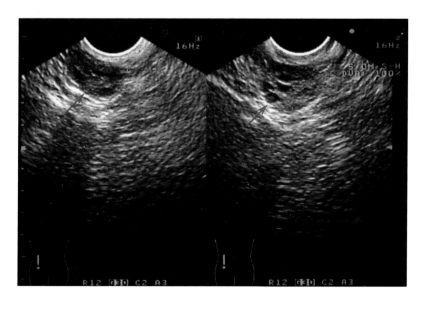

◀ 图 1–18 生殖超声检查双侧卵巢内窦卵泡计数 8～9 个（箭）

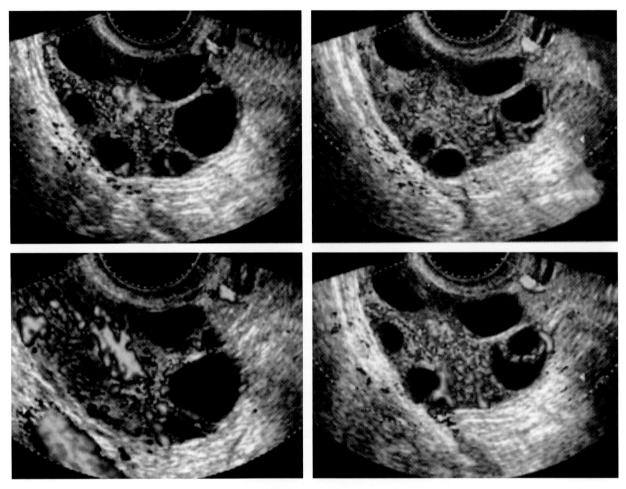

▲ 图 1-19　生殖超声检查双侧卵巢内均见成熟卵泡发育

碍，通过内分泌检查即可明确病因（常见病因有高催乳素血症、甲状腺功能异常等），针对病因治疗后，卵泡发育障碍问题就可解决，最终排卵率与妊娠率均恢复至较高水平。

（3）每侧卵巢内基础窦卵泡计数>15 个：患者每侧卵巢内基础窦卵泡计数>15 个，有的患者每侧卵巢内基础窦卵泡计数 20～30 个（图 1-20 和图 1-21），甚至多达 40～50 个，这类患者经过制订更为科学有效的促排卵方案，促排卵成功率很高，但是多胎妊娠概率也会大幅度增加，这是不孕不育科医生要积极探索的技术难点之一，在这种情况下，既要保证促排卵成功，也要预防多胎妊娠，同时还要有效降低卵巢过度刺激综合征的发生率。动态生殖超声连续监测促排卵药物在促排卵过程中的效果至关重要，及时增减促排卵药物的剂量，可控制多卵泡发育，降低多胎妊娠，该技术环节临床意义巨大。

笔者经过大量的临床研究与试验发现，应用生殖超声连续动态监测促排卵药物使用的过程中，窦卵泡被募集时形成优势卵泡的数量可以被控制在医生需求的理想范围内（单卵泡发育），此技术方案能够有效降低多胎妊娠概率，这样不但可以降低流产率，还可以提高患者抱婴回家率，并能有效减少围产期并发症的发生率，确保母婴健康。

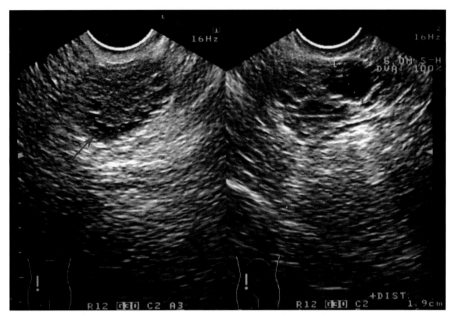

▲ 图 1-20 生殖超声检查双侧卵巢内窦卵泡计数＞ 15 个（箭）

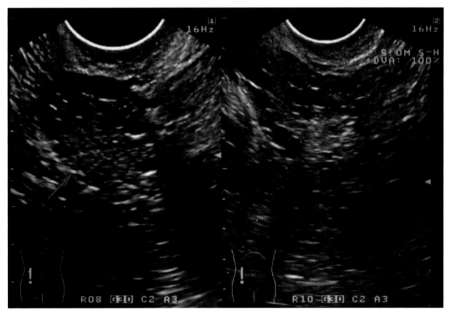

▲ 图 1-21 生殖超声检查双侧卵巢内窦卵泡计数＞ 30 个（箭）

【探索与发现】

截至目前，针对卵巢储备功能的有效评估方法可分为两种，即一种是被动性检查，一种是诱导性检查。

笔者经过长时间的临床研究和实践发现，以上两种方法只能够反映卵巢储备功能中卵母细胞的数量，而不能准确反映卵母细胞的质量，因为卵母细胞质量是由卵巢的健康状态决定的，如果卵巢存在某些基础疾病（常见的卵巢显性基础疾病有卵巢巧克力囊肿、卵巢囊肿、多囊卵巢综合征和卵巢畸胎瘤等，常见的卵巢隐性的基础疾病有慢性卵巢炎、卵巢子宫内膜异位症等），卵母细胞的质量就会显著下降。比如隐匿性慢性卵巢炎患者，由于卵巢位于盆腔深部，至今仍缺乏有效的早期诊断方法，这使卵巢病变极不容易被发现。隐匿性慢性卵巢炎临床上几乎没有任何症状，特异性诊断又具有创伤性，因此阻碍了卵巢基础疾病的早诊断、早治疗，导致卵母细胞的生长环境持续遭到破坏，致使卵巢储备功能持续下降，卵母细胞的质量持续降低，这是目前临床普遍存在的问题，希望能引起生殖医学界同行们的共同关注。

针对卵巢储备功能的评估，不仅要做到对卵母细胞数量的评估，同时还要做到对卵母细胞质量的评估。我们可以从卵巢形态学、卵泡发育形态学、基础窦卵泡形态学的角度来评估生殖器官形态变化与生殖器官功能改变的关系，进而评估卵母细胞质量。只有做到对卵母细胞数量和质量的双重科学评估，才能早日走出对卵巢储备功能评估的误区，才有可能大幅度提高临床妊娠率和抱婴回家率。

四、女性不孕症一站式生殖超声评估体系

女性不孕症一站式生殖超声评估体系是指在女性月经结束后，通过生殖超声来评估女性内生殖器官（子宫颈、子宫肌层、子宫腔及子宫内膜、输卵管、卵巢）与生殖细胞（窦卵泡、优势卵泡、成熟卵泡）的生殖状态。

女性不孕症一站式生殖超声评估体系（图1-22），通常分为静态生殖超声和动态生殖超声两种评估方法。静态生殖超声评估也称为瞬时生殖超声评估，是指在女性月经周期中不同时段的生殖超声检查结果。动态生殖超声评估是指将静态生殖超声评估检查结果（子宫内膜厚度、形态，卵泡大小、形态、回声，窦卵泡数量、形态、回声等）进行前后对比，综合判断女性内生殖器官和内生殖细胞周期性的变化规律。动态生殖超声评估既可以评判女性自然月经周期中生育指标是否正常，又可以评判临床治疗策略是否正确（促排卵效果、雌激素补充效果，以及子宫肌层异常回声被吸收效果等），为后续制订更为科学有效的个体化治疗方案提供保障。

女性不孕症一站式生殖超声评估体系具有安全无创、价格低廉、重复性好、检查结果直观可靠等优势，既可以帮助临床医生快速准确地评估女性内生殖器官与生殖细胞的微小变化，又可以为不孕不育科医生提供更全面的不孕症病因初步筛查信息。

不孕不育不是一个孤立的疾病，而是一个临床综合征，任何一种或多种因素破坏了受孕所必需的条件及环节，均可以导致女性妊娠失败。引起女性不孕的常见因素主要有宫颈因素、子宫体因素、子宫腔因素、输卵管因素、卵巢因素等，下面介绍如何通过生殖超声检查评估这些导致女性不孕的因素。

1. 宫颈因素

宫颈是女性自我保护的天然屏障，宫颈黏液的状态随着月经周期的变化而变化，在排卵期宫颈黏液评分最高，此时宫颈黏液的性状最有利于精子顺利通过宫颈管进入宫腔和输卵管，寻找卵子并与之结合。

女性患者如果有宫颈疾病，如慢性宫颈炎、宫颈肌瘤、宫颈肥大、宫颈囊肿、宫颈息肉、宫颈管增生致狭窄、宫颈深层子宫内膜异位症等宫颈疾病（图1-23至图1-28），均有可能影响宫颈管的通畅性。慢性宫颈炎性病变可不同程度地改

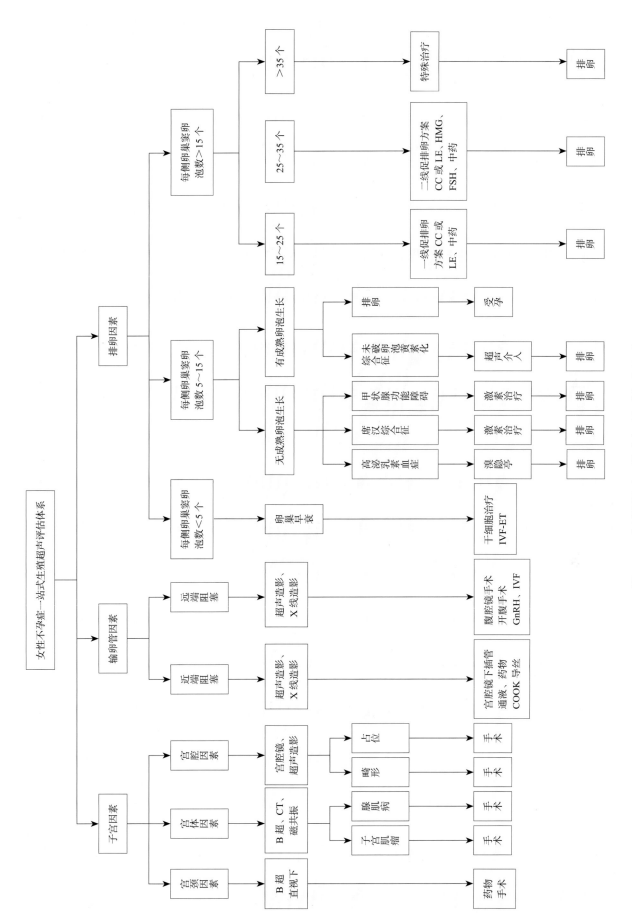

▲ 图 1-22　女性不孕症一站式生殖超声评估体系

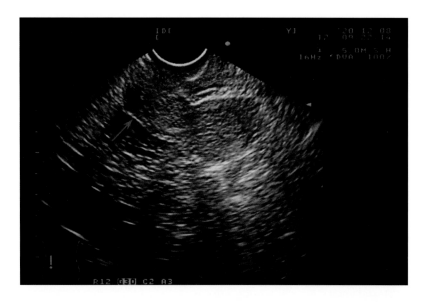

◀ 图 1-23　生殖超声检查子宫颈肥大（箭），子宫浆膜欠光滑

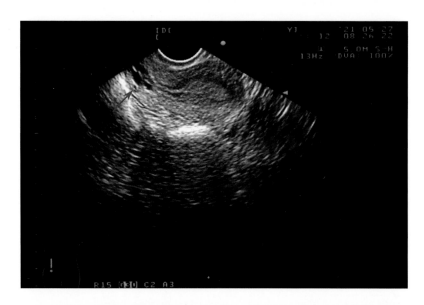

◀ 图 1-24　生殖超声检查子宫颈内口处多个小囊肿（箭），子宫肌层回声不均质，子宫浆膜欠光滑

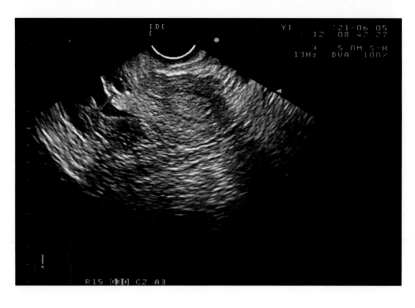

◀ 图 1-25　生殖超声检查宫颈内口多个小囊肿（箭），子宫内膜非三线征表现，子宫肌层回声不均质，子宫浆膜欠光滑

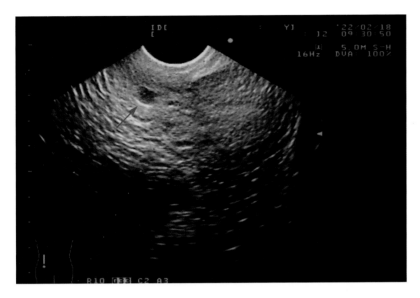

◀ 图 1-26　生殖超声检查宫颈内口见 7mm×6mm 无回声（箭），子宫前壁内及宫颈段见多处"鼠洞征"，子宫内膜交界区消失

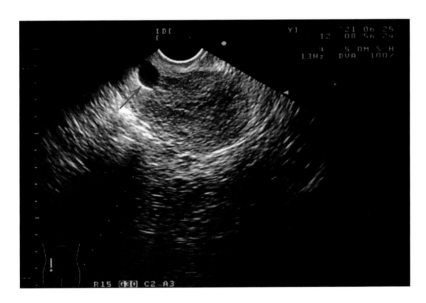

◀ 图 1-27　生殖超声检查宫颈内口处见 11mm×9mm 无回声（箭），子宫肌层回声不均质，子宫内膜回声紊乱

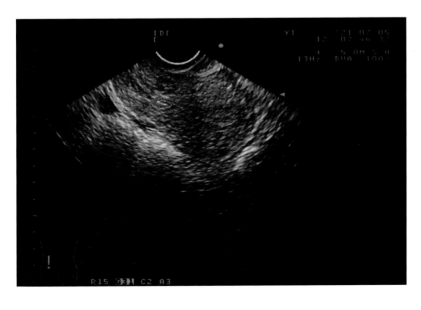

◀ 图 1-28　生殖超声检查子宫颈见近内口处 12mm×10mm 形态规则的低回声团（提示宫颈小肌瘤，箭），子宫肌层有"雪花征"，子宫内膜非典型三线征

变宫颈黏液的性状，炎性因子可杀死精子，这些不利因素均可以导致女性不孕。

2. 子宫体因素

子宫体因素与不孕不育的关系密不可分。不论是子宫体先天性异常（纵隔子宫、双子宫、幼稚子宫等）还是后天获得性异常（宫腔粘连、子宫肌瘤、宫腔息肉、子宫腺肌病、深部浸润型子宫内膜异位症等）均与不孕有密切关系。

2015 年，国外超声子宫形态学评估小组发表了关于如何在超声检查中报告子宫肌层和子宫肌层病变的共识。子宫肌层病变多为良性疾病，常见的有子宫肌瘤、子宫腺肌病、深部浸润型子宫内膜异位症等，虽然子宫肌层恶性病变少见，但是子宫肌层病变干扰女性正常受孕已引起学界的广泛关注（图 1-29 至图 1-36）。

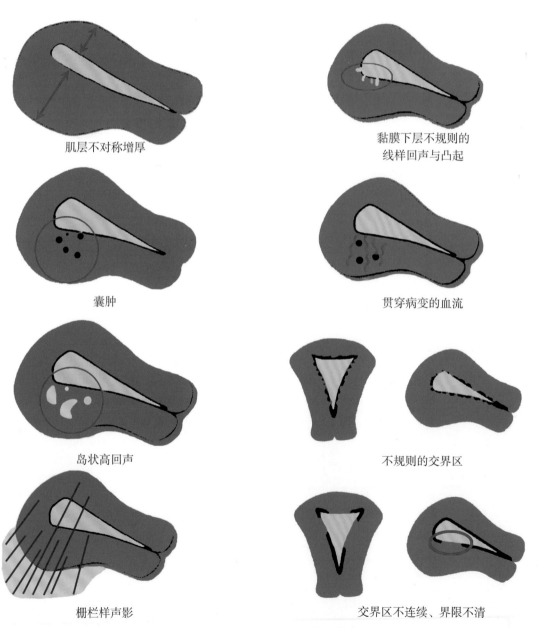

肌层不对称增厚

黏膜下层不规则的
线样回声与凸起

囊肿

贯穿病变的血流

岛状高回声

不规则的交界区

栅栏样声影

交界区不连续、界限不清

▲ 图 1-29　生殖超声检查子宫腺肌病超声特征

引自 Stefano Guerriero, George Condous, Juan Luis Alcázar. How to Perform Ultrasonography in Endometriosis

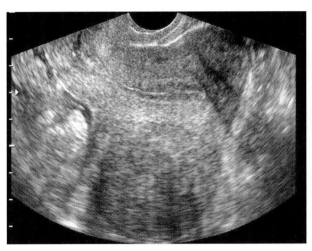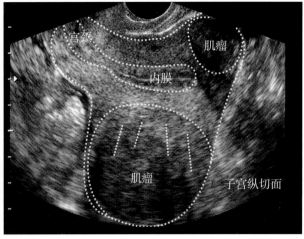

▲ 图 1-30　生殖超声检查子宫内膜呈三线征，子宫浆膜下肌瘤

引自谢红宁 . 妇产科超声诊断学

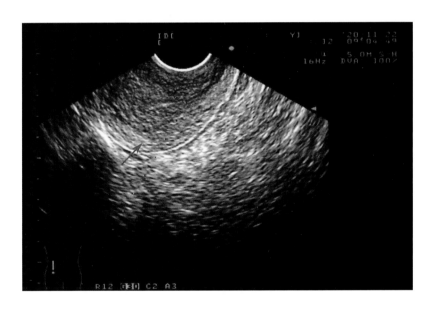

◀ 图 1-31　生殖超声检查子宫内膜薄，子宫肌层回声不均质，肌层"雪花征"明显（箭），子宫浆膜尚光滑

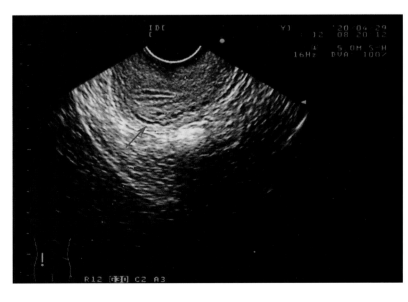

◀ 图 1-32　生殖超声检查子宫内膜典型三线征表现，子宫后壁肌层内见"岛屿样"与"鼠洞征"样无回声（提示深部浸润型子宫内膜异位症，箭），子宫浆膜欠光滑

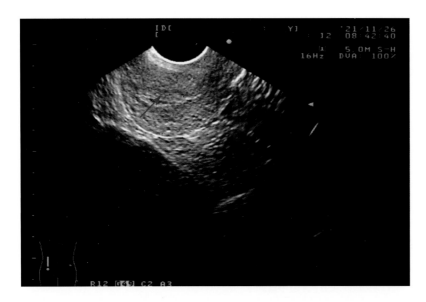

◀ 图 1-33　生殖超声检查子宫肌层回声不均质，见小囊性回声，前壁内膜交界区消失（箭），宫腔少量积液

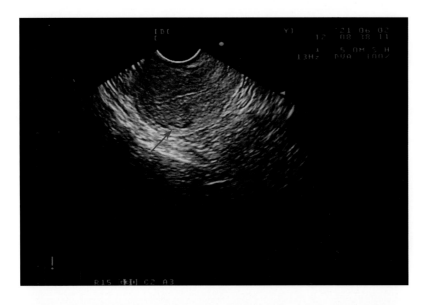

◀ 图 1-34　生殖超声检查子宫肌层后壁"鼠洞征"（箭），子宫内膜交界区消失，内膜中心线清晰

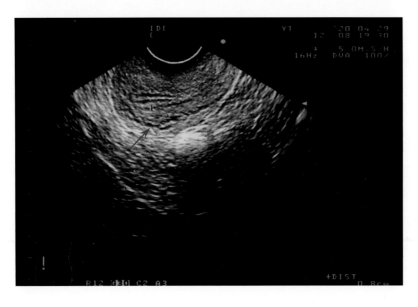

◀ 图 1-35　生殖超声检查子宫肌层后壁"鼠洞征"贯穿宫底至宫颈内口处（箭），子宫内膜呈三线征，内膜中心线清晰

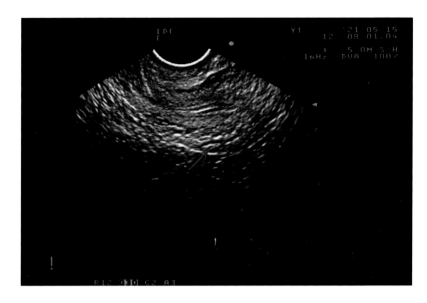

◀ 图 1-36　生殖超声检查子宫肌层前壁内"鼠洞征"贯穿宫底至宫颈内口处（提示深部浸润型子宫内膜异位症，箭），子宫内膜呈三线征，内膜交界区清晰，内膜中心线清晰，子宫浆膜欠光滑

3. 宫腔因素

先天性子宫腔病变在子宫体先天性病变中阐述，本章重点针对后天获得性宫腔内病变（宫腔粘连、宫腔息肉、黏膜下肌瘤、慢性子宫内膜炎、子宫内膜增生过度、流产组织物残留、宫腔内小囊肿等），宫腔内病变在很大程度上降低了子宫内膜容受性，导致临床反复流产与胚胎移植反复失败（图 1-37 至图 1-50）。

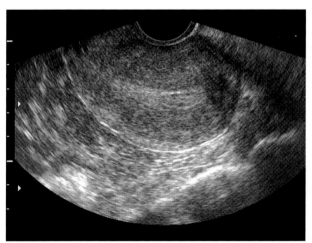
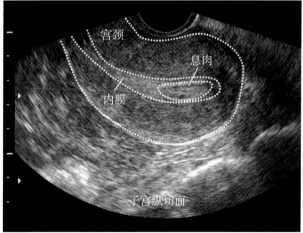

▲ 图 1-37　生殖超声检查子宫腔内小息肉（宫内占位）

引自谢红宁. 妇产科超声诊断学

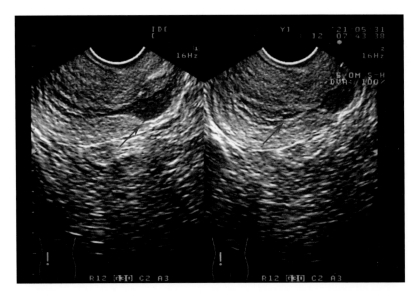

◀ 图 1-38　生殖超声检查瘢痕憩室与子宫内膜下无回声带连通（箭）

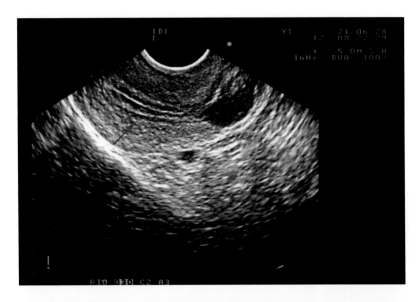

◀ 图 1-39　生殖超声检查子宫纵位，可见子宫后壁内膜下无回声带与瘢痕憩室连通，子宫内膜呈四条强回声线表现（箭）

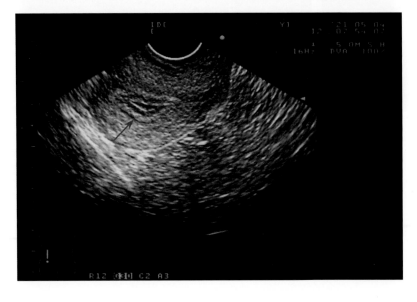

◀ 图 1-40　生殖超声检查子宫横位，可见内膜呈四条线（憩室切除术后子宫内膜呈三线征表现）（箭）

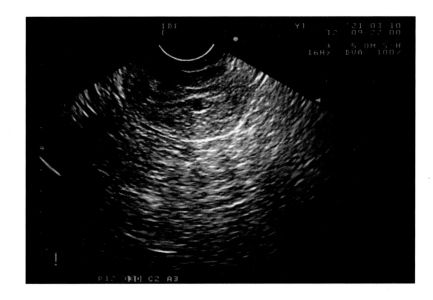

◀ 图 1-41 生殖超声检查子宫内膜交界区小囊肿（箭），子宫肌层回声不均质（有流产史）

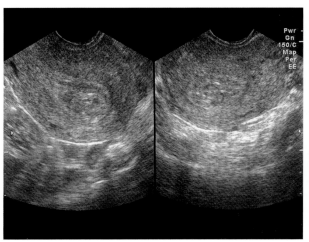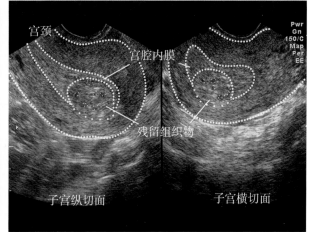

▲ 图 1-42 生殖超声检查子宫腔内残留组织物

引自谢红宁 . 妇产科超声诊断学

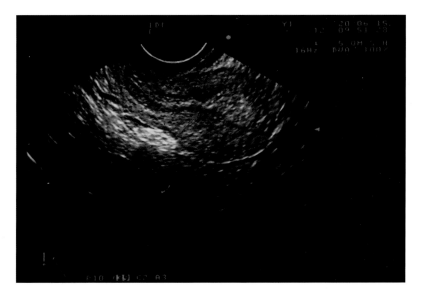

◀ 图 1-43 生殖超声检查子宫内膜下段缺损，内膜回声不均质，内膜呈非三线征型（箭）

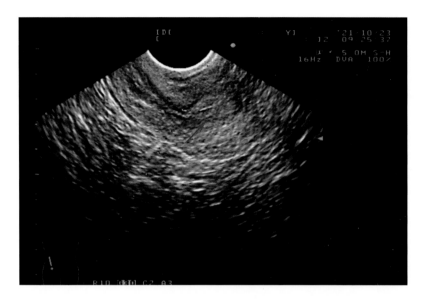

◀ 图1-44　生殖超声检查子宫内膜交界区消失（提示慢性子宫内膜炎，箭），子宫肌层回声不均质，子宫浆膜欠光滑

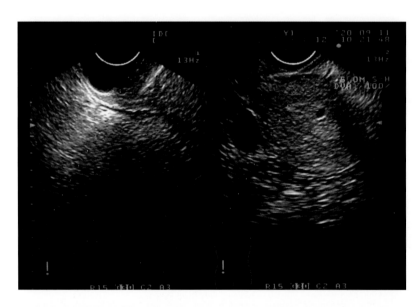

◀ 图1-45　生殖超声检查子宫腔内小囊肿（箭），内膜呈非三线征，成熟卵泡

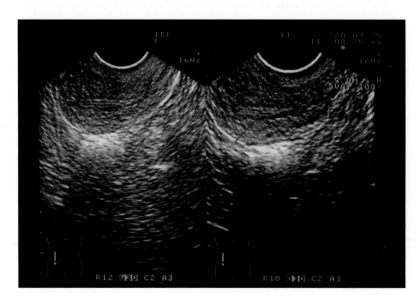

◀ 图1-46　生殖超声检查子宫内膜薄，三线征模糊（箭），子宫肌层可见"雪花征""鼠洞征"，子宫浆膜欠光滑

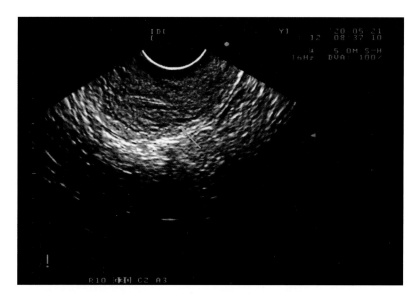

◀ 图 1-47　生殖超声检查子宫内膜薄呈三线征（红箭），子宫后壁肌层内宫底至宫颈内口"鼠洞征"明显，子宫浆膜欠光滑（蓝箭）

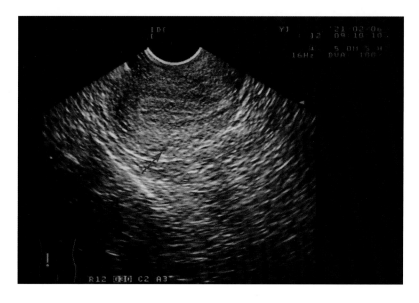

◀ 图 1-48　生殖超声检查子宫内膜呈典型三线征，内膜厚度约 12mm，子宫后壁浆膜下回声不均质（提示子宫内膜异位症病灶，箭）

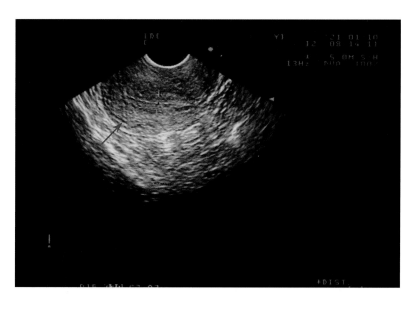

◀ 图 1-49　生殖超声检查子宫内膜呈三线征，内膜厚度约 10mm，内膜交界区不规则，子宫肌层回声不均质（箭）

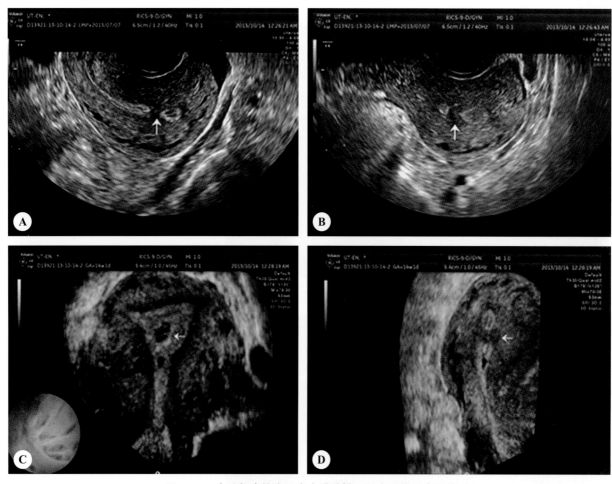

▲ 图 1–50　生殖超声检查子宫内膜缺损，子宫肌层回声不均质

A 和 B. 箭头指示子宫纵、横位内膜连续性中断，子宫肌层见"鼠洞征"，盆腔积液少量；C 和 D. 三维宫腔成像冠状面、矢状面显示子宫内膜缺损（引自王莎莎 . 子宫输卵管超声造影）

4. 输卵管因素

输卵管是女性内生殖器官的重要组成部分，是精子、卵子和受精卵运行的通道，也是精子、卵子结合的场所。

在辅助生殖技术问世之前，输卵管严重病变对有生育意愿的女性而言堪称灾难。

输卵管通畅度检查是女性不孕病因探查的重要方法之一，常用的方法有多种，且各有利弊，如输卵管通气术（目前已废弃）、输卵管通液术（主观性强）、X 线子宫输卵管碘油造影术（放射性）、宫腔镜 – 腹腔镜联合输卵管染液疏通术（费用高昂），以及子宫输卵管超声造影术（费用较低、无放射性）。

虽然经阴道的生殖超声检查可以提高对内生殖器官的细微分辨率，但目前超声诊断技术仍无法清晰显示输卵管组织回声及输卵管走行，只有通过子宫输卵管超声造影术，才能够观察到输卵管内径及输卵管的走行形态，同时，配合"卵巢移动征"和"特定部位压痛"，以及对比剂的流向来综合评估输卵管的功能。

5. 卵巢因素

生殖超声评估卵巢储备功能主要有两个方面。一方面，从卵巢内窦卵泡计数的角度去评估划分卵巢储备功能；另一方面，从卵巢形态、卵巢实质回声、优势卵泡形态、优势卵泡回声和窦卵泡形态、窦卵泡回声来综合判断卵子质量。卵子的形成以卵泡为基础，卵泡的质量可以直接或间接反映卵子的质量。卵巢是卵泡生长发育的物质基础，卵巢形态与卵巢实质回声可以间接反映卵巢内卵子的质量（图 1–51 至图 1–64）。

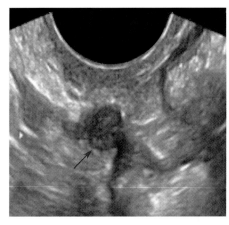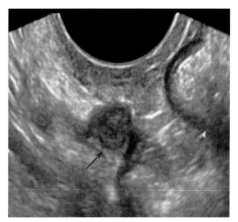

▲ 图 1–51　生殖超声检查卵巢萎缩，未见卵巢内窦卵泡回声（箭）

引自陈子江 . 步步精进临床胚胎学与辅助生殖技术

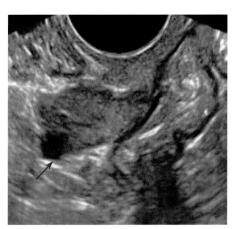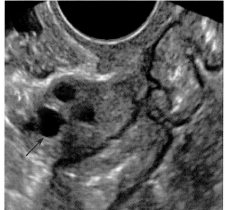

▲ 图 1–52　生殖超声检查左侧卵巢内 1 个窦卵泡，右侧卵巢内 3 个窦卵泡，每侧卵巢内窦卵泡计数＜ 5 个提示卵巢低反应（箭）

引自陈子江 . 步步精进临床胚胎学与辅助生殖技术

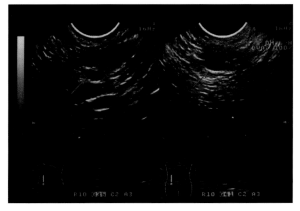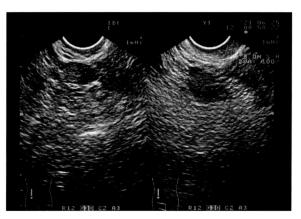

▲ 图 1–53　生殖超声检查见左侧卵巢内 3 个窦卵泡，右侧卵巢内 2 个窦卵泡，提示卵巢低反应（箭）

▲ 图 1–54　生殖超声检查见双侧卵巢体积缩小，形态不规则，双侧卵巢内窦卵泡回声模糊，提示慢性卵巢炎（箭）

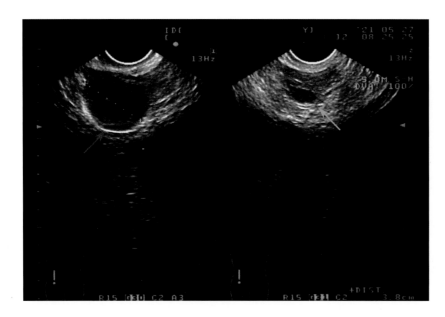

◀ 图 1-55　生殖超声检查左侧卵巢内见 38mm×31mm 无回声（提示未破卵泡黄素化综合征，红箭），右侧卵巢缩小，窦卵泡回声模糊（蓝箭）

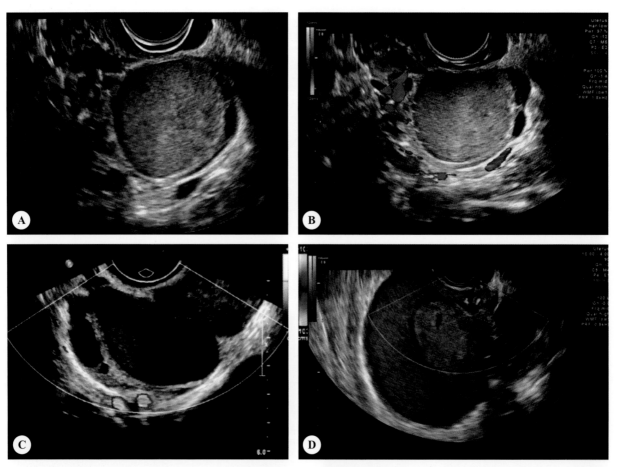

▲ 图 1-56　生殖超声检查

A 和 B. 显示单纯巧克力囊肿，囊肿周围见窦卵泡回声；C. 卵巢内见多发性囊肿；D. 混合型巧克力囊肿（引自王莎莎. 子宫输卵管超声造影）

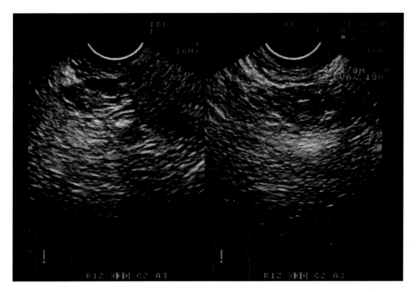

◀ 图 1-57　生殖超声检查左侧卵巢内窦卵泡显影较模糊，右侧卵巢内窦卵泡显影较左侧更加模糊（提示慢性卵巢炎），右侧卵巢包膜消失（箭）

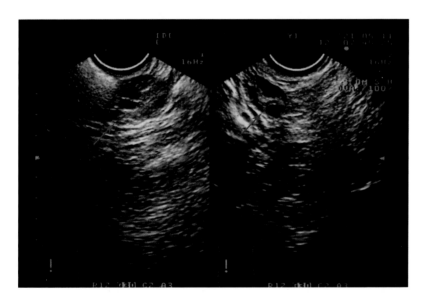

◀ 图 1-58　生殖超声检查提示双侧窦卵泡计数 **8~10** 个，窦卵泡显影模糊，双侧卵巢包膜欠光滑（提示慢性卵巢炎，箭）

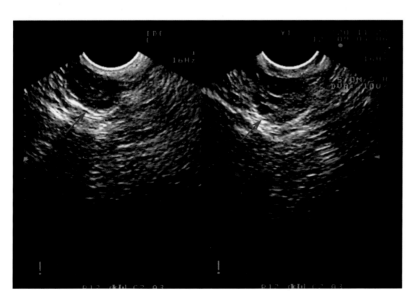

◀ 图 1-59　生殖超声检查提示双侧窦卵泡计数 **10~12** 个，窦卵泡显影模糊（提示慢性卵巢炎，箭）

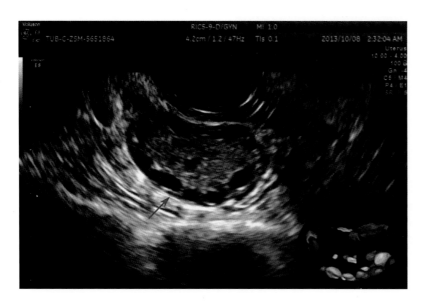

▲ 图 1-60　生殖超声检查显示典型多囊卵巢综合征表现，窦卵泡计数 25～30 个，窦卵泡显影清晰，卵巢体积增大（箭）

引自王莎莎. 子宫输卵管超声造影

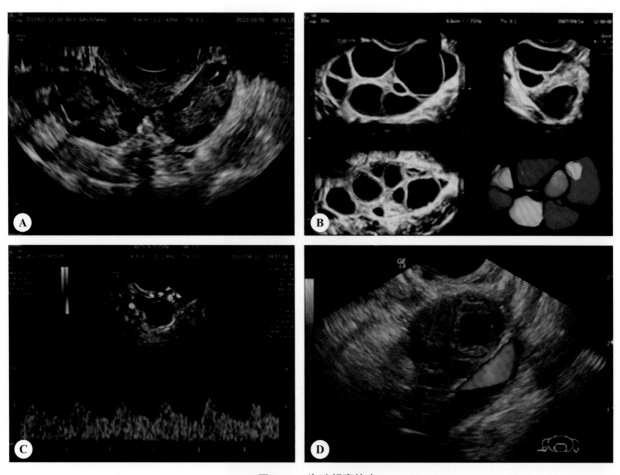

▲ 图 1-61　生殖超声检查

A. 月经第 10 天卵巢内见多个小无回声，无优势卵泡发育；B. 促排卵后卵巢过度刺激综合征，卵巢体积增大，有多个优势卵泡发育；C. 月经第 15 天有成熟卵泡发育；D. 排卵后黄体形成，呈等回声结构，周围血流信号丰富（引自王莎莎. 子宫输卵管超声造影）

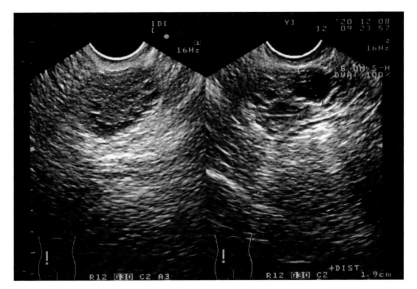

◀ 图 1-62　生殖超声检查左侧卵巢皮质下呈串珠样无回声排列，呈多囊样改变，右侧卵巢内见 20mm×19mm 的无回声（提示单卵泡成熟，箭）

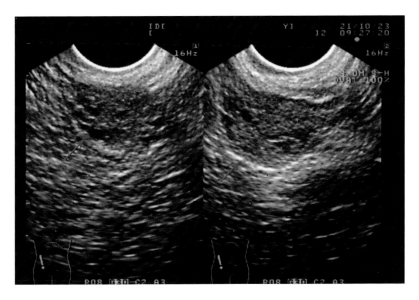

◀ 图 1-63　生殖超声检查双侧卵巢体积增大，双侧窦卵泡计数 30～40 个，双侧窦卵泡回声模糊（提示卵巢慢性炎合并多囊卵巢综合征，箭）

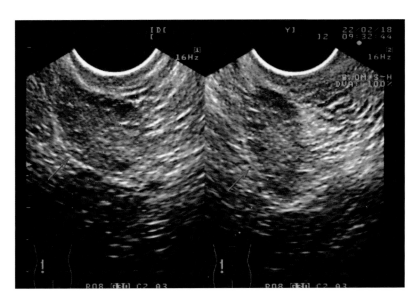

◀ 图 1-64　生殖超声检查双侧卵巢体积增大，双侧窦卵泡计数 30～40 个，双侧窦卵泡回声模糊（提示卵巢慢性炎合并多囊卵巢综合征），双侧卵巢包膜欠光滑（箭）

6. 临床价值

(1) 宫颈病变在不同程度上改变了宫颈黏液的性状，影响了精子顺利通过宫颈管，导致精卵结合障碍。

(2) 宫颈病变在不同程度上破坏了宫颈管的松弛度，常见病变有宫颈肥大、慢性宫颈管炎、宫颈子宫内膜异位症等，经过中医药治疗，宫颈功能基本可以恢复到正常状态。

(3) 子宫肌层深部浸润型弥漫性病变，特别是无痛性、隐匿性无症状的患者，肌层病变既降低了子宫内膜的容受性，又可导致女性免疫功能紊乱，是胚胎移植反复丢失的重要原因，应引起生殖界同道们的高度重视。

(4) 宫腔内病变，目前西医手术治疗只能恢复重建宫腔解剖空间结构，而没有提高子宫内膜的容受性，要想从根本上提高子宫内膜接纳胚胎的能力，不但要去除有形之瘀（病灶），而且还要去除无形之瘀（高凝状态）。

(5) 各种输卵管疏通术，只是恢复了输卵管"通"这一的功能，而没有完全恢复输卵管的"蠕动"和"捡拾卵子"的功能。输卵管病变并非是独立病种，往往合并慢性输卵管 – 卵巢炎、输卵管与周围组织粘连等，这也是不孕症患者异位妊娠发病率居高不下的重要原因。

(6) 截至目前，卵巢储备功能评估，往往只是关注卵子数量的检查评估，而缺乏对卵子质量的科学评估。生殖超声诊断技术从内生殖器官形态学（卵巢）和生殖细胞形态学（卵泡）的角度，探索发现了卵子质量与生殖细胞形态有密不可分的关联性，生殖细胞形态学的改善可以有效提高卵子质量，从而达到人类优生优育的目的。

(7) 笔者经过大量临床研究与试验发现：每侧卵巢内窦卵泡计数<5 个时，卵巢低反应、妊娠率低；每侧卵巢内窦卵泡计数>15 个时，卵巢高反应，则出现多胎及卵巢过度刺激综合征发病率较高等问题。

第2章　多囊卵巢综合征

多囊卵巢综合征（polycystic ovarian syndrome，PCOS）是一种病因复杂、临床表现多样化的生殖障碍和代谢紊乱综合征。育龄期女性的发病率为5%～20%，约占无排卵性不孕症患者的75%。在临床上大部分患者表现为月经不规律、多毛、痤疮、不孕、肥胖等。此外，一些患者并没有前面阐述的临床特征，仅表现为排卵障碍性不孕症。多囊卵巢综合征患者除了表现生殖障碍外，还常伴随代谢方面的异常，其中包括胰岛素抵抗（insulin resistance，IR）、高胰岛素血症、高雄激素血症和高脂血症等。多囊卵巢综合征患者多在青春期开始出现症状，并影响女性的一生。

目前国际上多囊卵巢综合征的诊断标准有3个。

(1) 1990年由美国国立儿童健康和人类发育研究院（National Institute of Child Health & Human Development，NICHD）首先提出NIH标准，其中包括高雄激素血症和稀发排卵。

(2) 2003年由欧洲人类生殖和胚胎学学会（European Society of Human Reproduction and Embryo-logy，ESHRE）和美国生殖医学会，再度制定了鹿特丹标准：①稀发排卵或无排卵；②高雄激素血症的临床表现或生化表现；③卵巢多囊样改变。以上三个症状中符合两条即可诊断，由此多囊卵巢综合征有了4种类型（经典型、NIH型、排卵型和正常雄激素型）。

(3) 2006年由美国雄激素过多和多囊卵巢综合征协会，提出AE-PCOS学会标准：必须有高雄激素血症、稀发排卵和卵巢多囊样改变，拥有以上两个症状之一即可诊断。

三个标准各有侧重，又存在差异，不利于临床诊疗的规范化，给基础研究与临床工作造成了不小的困扰。

在2011年，由中国卫生部牵头，制定了《中国PCOS诊断标准》，该标准指出月经异常是诊断多囊卵巢综合征的必需条件，同时要符合高雄激素血症和超声下呈多囊样卵巢改变两种表现之一者，可诊断为疑似多囊卵巢综合征（PCOS），排除其他导致雄激素过多或排卵障碍的疾病后才能确诊多囊卵巢综合征。

近年来，经过大量临床观察与实验研究发现，多囊卵巢综合征患者普遍处于一种慢性低度炎症状态，这种炎症状态又可以促进多囊卵巢综合征的发生、发展。

以往一些研究认为多囊卵巢综合征是一种代谢性疾病，因此大多数关注点集中在与多囊卵巢综合征有关的女性内分泌紊乱、代谢功能紊乱方面，在与多囊卵巢综合征相关的低度炎症方面尚未引起足够的重视和研究。

在临床研究中发现，多囊卵巢综合征患者卵巢组织中存在炎症生理病理反应，在分子生物学上表现为巨噬细胞和淋巴细胞数目增多,在卵泡液中肿瘤坏死因子水平升高。分子生物学的改变会影响了卵泡发育,导致卵母细胞的质量下降,降低受精率,这是造成多囊卵巢综合征患者不良妊娠的根源。卵巢组织慢性炎症,在生殖超声诊断上表现为卵巢组织回声紊乱、形态不规则、基础窦卵泡回声模糊、优势卵泡发育不规则(窦卵泡激素受体数量下降,对促性腺药物低反应)。

一、肥胖型多囊卵巢综合征合并宫腔息肉、输卵管不通

病例:赵某,女性,25岁,初潮15岁,月经不规律,经期6天,月经量多,月经周期30~60天,经色暗,有血块,痛经,乳房胀痛,有时候需要黄体酮诱导月经来潮,肥胖,体重指数(body mass index,BMI)为33.33kg/m²,水牛背,黑棘皮症典型,多毛。原发性不孕症。

(一)初诊

初诊时间:2019年3月16日,月经周期第20天(D20)。

1. 生殖专科检查

(1)生殖超声检查:女性不孕症一站式生殖超声评估结果:子宫大小正常,前位,子宫肌层回声不均质,子宫后壁厚度为10mm,子宫前壁厚度约16mm,子宫浆膜线凸凹不平,有多处断线;子宫内膜厚度约9mm,子宫内膜非三线征型,内膜回声不均质,子宫内膜基底层交界区部分消失(图2-1);双侧卵巢体积偏大,双侧基础窦卵泡显影模糊,窦卵泡计数约30个,双侧卵巢包膜部分消失,部分模糊,推压痛明显,左侧卵巢移动征阴性,右侧阳性(图2-2);直肠子宫陷凹有少量积液。

(2)子宫输卵管超声造影:子宫腔失常,有多处强回声团,左侧输卵管不通,右侧输卵管通而不畅。

(3)男性精液常规检查:精液常规检查结果正常。

(4)中医舌诊:舌尖红,舌质黯淡,舌苔厚腻(图2-3)。

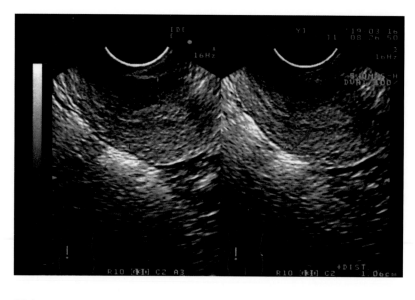

◀ 图 2-1 初诊生殖超声检查,子宫肌层回声不均质,子宫内膜呈非三线征(箭),子宫浆膜欠光滑

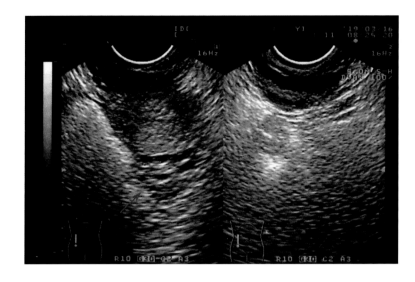

◀ 图 2-2 初诊生殖超声检查双侧卵巢包膜欠光滑（箭），窦卵泡显影模糊

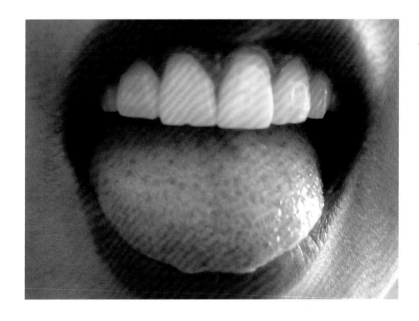

◀ 图 2-3 初次舌诊

2. 诊断结果与依据

(1) 西医诊断

诊断结果：①肥胖型多囊卵巢综合征，高雄激素血症，高胰岛素血症；②子宫内膜异位症（子宫肌层深部子宫内膜异位症、卵巢包膜子宫内膜异位症）；③疑子宫腔内占位（宫内息肉）；④左侧输卵管不通，右侧输卵管通而不畅。

诊断依据：①双侧窦卵泡计数约 30 个（每侧窦卵泡计数＞15 个，即可诊断多囊卵巢综合征），双侧卵巢体积偏大，肥胖，多毛，黑棘皮症（图 2-4），月经不规律；②子宫肌层前、后壁厚度不等，子宫肌壁回声不均质，子宫浆膜欠光滑，有多处断线；③双侧卵巢包膜光滑度多处消失，推压痛明显；④经超声子宫输卵管造影提示子宫腔内有强回声，左侧输卵管不通，右侧输卵管通而不畅；⑤生殖超声诊断提示子宫内膜回声紊乱，有多处强回声团，子宫内膜中心线消失。

(2) 中医诊断

辩证分型：脾肾两虚，痰瘀热互结。

辩证依据：①舌苔厚腻，舌质暗淡，舌尖红，经色暗，月经有血块；②肥胖，月经不规律，排卵障碍，不孕症。

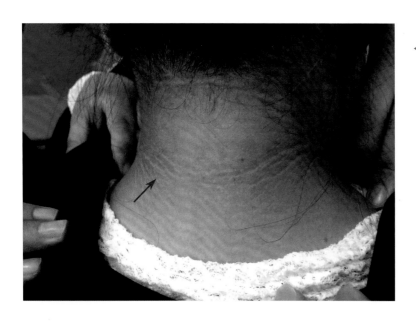

◀ 图 2-4　黑棘皮症（箭）

3. 治疗

(1) 西医治疗：① 盐酸二甲双胍片，500mg，每日 3 次，口服，连续治疗 3 个月后，复查胰岛素和性激素水平。② 择期应用促排卵药诱导卵泡发育成熟，为备孕做好充分准备。③ 输卵管不通的患者，择期实施输卵管通液术或宫腔镜下输卵管插管术。④ 注意锻炼身体，增强体质，减轻体重 5%～10%。

(2) 中医治疗原则：清热化痰，健脾益气化湿。

组方：黄芪 30g，当归 12g，党参 15g，白术 10g，茯苓 12g，甘草 10g，夏枯草 20g，连翘 10g，胆南星 5g，墨旱莲 15g，丹参 20g，郁金 10g。水煎服，每日 1 剂。

传统中医有"久病必虚，久病必瘀"之论点。黄芪、党参、白术、茯苓、甘草、当归补益气血先"扶正"。脾为后天之本，先天之肾有赖于后天之脾的资助，健脾则气血充，肾之精气方能得到不断补充，为后续"祛邪"治疗奠定基础；连翘、夏枯草、胆南星，清热解毒化痰；丹参、郁金、当归，活血化瘀；墨旱莲滋补肾阴。

【临床剖析】

多囊卵巢综合征导致的不孕症，是生殖内分泌领域中的常见病和疑难病。由于多囊卵巢综合征患者的病因呈多样性，临床表现呈多态性，西医还不能解决所有的问题，特别是激素水平下降后，患者还是迟迟不能自然受孕。目前，多主张借助辅助生殖技术来达到受孕目的。

中医治疗或中西医结合治疗，往往可以取得很好的临床结局，这是中医个体化治疗的优势。多囊卵巢综合征的致病特点是虚实夹杂，临床治疗时不能拘泥于某些成功案例约束，要视患者的具体病情来判定要先扶正后祛邪，还是要祛邪后扶正，亦或是攻补兼施。在选择治疗方案时，需要主诊医生准确把握，充分利用现代实验室检查结果和生殖超声评估结果，做到西医"辨病"与中医"辨证"相结合，治疗上互补以达到满意的临床结果。

（二）复诊

1. 第 1 次复诊

复诊时间：2019 年 4 月 15 日（D16）。

生殖超声评估结果：子宫肌层有"雪花征"表现（慢性炎症），子宫内膜有三线征的影子（图 2-5）；双侧卵巢位置未见改变（粘连），窦卵泡显影未见明显改变，卵巢实质有强回声光点（慢性炎症），卵巢包膜不规则（慢性炎症粘连）（图 2-6）。

医嘱：①月经第 16 天（D16）开始，黄体酮注射液 40mg，每日 1 次，肌内注射，连续 10 天；②月经第 3 天（D3）开始，来曲唑 5.0mg，每日 1 次，口服，连续 5 天；③ 效不更方，中药持续治疗。

2. 第 2 次复诊

复诊时间：2019 年 5 月 10 日（D9）。

生殖超声评估结果：子宫浆膜较前有不同程度的改变，子宫内膜薄，有不典型三线征的表现，宫颈内口处子宫内膜中心线显示完整，宫底段内膜回声紊乱（疑小占位）（图 2-7）；左侧卵巢内窦卵泡显影较前清晰，右侧卵巢内可见大小 15mm×13mm 无回声，右侧卵巢包膜较左侧显示清晰（图 2-8）。

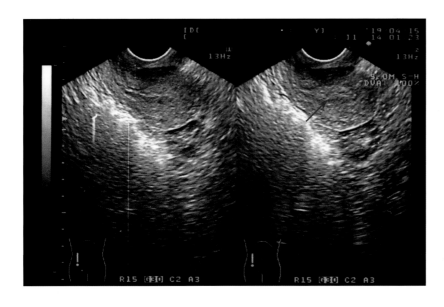

◀ 图 2-5　第 1 次复诊生殖超声检查，子宫内膜形态不规则（箭）

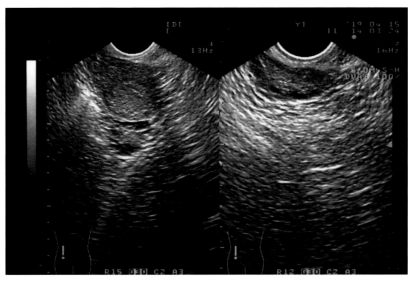

◀ 图 2-6　第 1 次复诊生殖超声检查，双侧卵巢未见成熟卵泡，窦卵泡未见变化

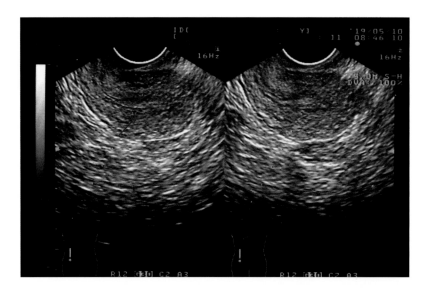

◀ 图 2-7　第 2 次复诊生殖超声检查，子宫内膜薄，内膜回声紊乱（箭）

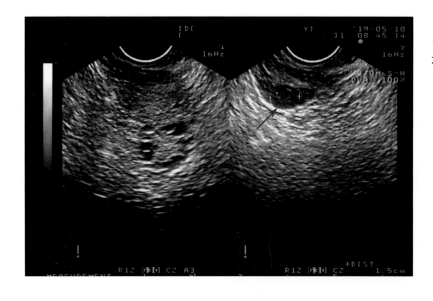

◀ 图 2-8　第 2 次复诊生殖超声检查，右侧卵巢内有优势卵泡发育（箭）

医嘱：①由于子宫内膜薄，外源性补充戊酸雌二醇 1mg，每日 2 次，口服；②效不更方，中药持续治疗。

3. 第 3 次复诊

复诊时间：2019 年 5 月 13 日（D12）。

生殖超声评估结果：右侧卵巢内可见大小 20mm×18mm 无回声，子宫内膜呈现非三线征表现，内膜厚度 7mm（图 2-9）。

医嘱：①绒毛膜促性腺激素注射液 10 000U+尿促性素注射液 150U，1 次肌内注射；②效不更方，中药持续治疗。

4. 第 4 次复诊

复诊时间：2019 年 5 月 15 日（D14）。

生殖超声评估结果：右侧卵巢内无回声消失（成熟卵泡破裂）。

医嘱：①月经第 16 天（D16）开始，黄体酮注射液 40mg，每日 1 次，肌内注射，连续 10 天；②月经第 3 天（D3）开始，来曲唑 5.0mg，每日 1 次，口服，连续 5 天；③效不更方，中药持续治疗。

5. 第 5 次复诊

复诊时间：2019 年 6 月 10 日（D10）。

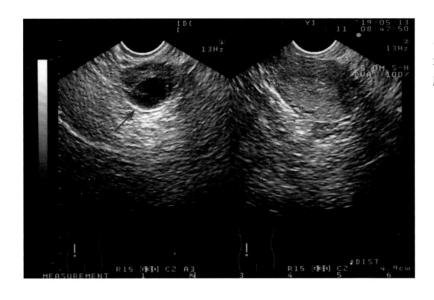

◀ 图 2-9　第 3 次复诊生殖超声检查，右侧卵巢内见成熟卵泡（箭），子宫内膜回声紊乱

生殖超声评估结果：子宫体积大小正常，肌壁回声不均质（深部浸润型子宫内膜异位症），子宫浆膜线欠光滑（子宫浆膜局灶性病变）；子宫内膜薄，内膜回声不均质（疑占位），内膜交界区消失（慢性子宫内膜炎）（图 2-10）；双侧卵巢显影较前清晰，双侧卵巢包膜同前，右侧卵巢内有卵泡发育的迹象（图 2-11）。

该患者通过本周期后续观察，没有成熟卵泡出现，子宫内膜形态同前。

医嘱：①月经第 16 天开始，黄体酮注射液 40mg，每日 1 次，肌内注射，连续 12 天；②月经第 3 天开始使用来曲唑 5.0mg，每日 1 次，口服，连续 5 天，视卵泡发育大小决定注射用尿促性素的使用剂量与时间；③经过 3 个月的中药治疗，患者的热象基本消失，虚象也大有改善，后续治疗原则倾向以活血化瘀、软坚散结为主导。

组方：当归 10g，生地黄 15g，川芎 10g，赤芍 10g，三棱 12g，莪术 12g，水蛭 10g，地龙 12g，路路通 20g，皂角刺 20g，丹参 25g，乳香 10g，没药 10g，甘草 10g。水煎服，每日 1 剂。

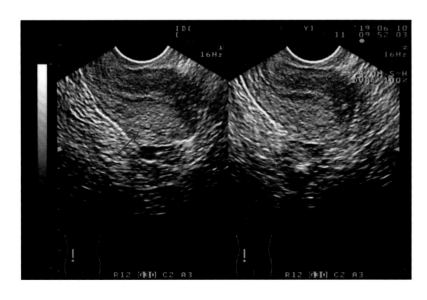

◀ 图 2-10　第 5 次复诊生殖超声检查，子宫内膜回声不清晰，交界区消失，子宫肌层回声不均质（箭）

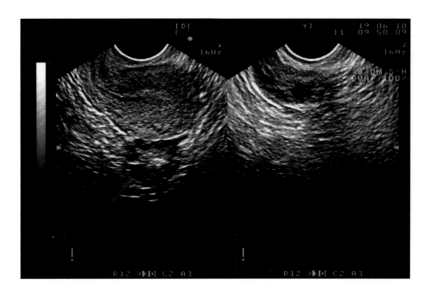

◀ 图 2-11　第 5 次复诊生殖超声检查，窦卵泡回声较前清晰（箭）

6. 第 6 次复诊

复诊时间：2019 年 7 月 10 日（D9）。

生殖超声评估结果：子宫肌层强回声光点较前明显减少（慢性炎症反应消退中），子宫浆膜光滑度较前明显规整（子宫浆膜表面炎性病灶消退中），子宫内膜回声不均质，内膜厚度约 8mm，内膜形态呈非三线征表现，子宫内膜交界区显示不规则（慢性炎症消退中）；右侧卵巢内可见大小 19mm×17mm 形态规则的无回声（图 2-12）。

医嘱：① 尿促性素注射液 75U，每日 1 次，肌内注射，连续 2 天；② 效不更方，中药持续治疗。

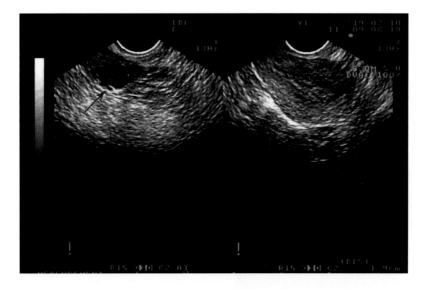

◀ 图 2-12　第 6 次复诊生殖超声检查，右侧卵巢内见成熟卵泡发育，形态规则，透亮度高（箭）

【临床剖析】

根据多囊卵巢综合征的发病特点，长期慢性低度炎症状态患者，宫腔内往往会出现不同程度的病变（数量不等的息肉、子宫内膜不同程度的增生、慢性子宫内膜炎）。慢性炎症状态正是患者子宫内膜厚度与形态没有达到受孕标准的病因。彻底解决这类问题，首先要消除患者的慢性低度炎性状态（无形之瘀），然后通过宫腔镜手术去除宫腔内占位（有形之瘀），只有这样才能做到斩草除根，防止宫内息肉的反复发作。其次，使用黄体酮诱导子宫内膜反复剥脱，达到除旧生新的目的，同时也可以避免反复刮宫给患者带来心理压力和身体伤害。

7. 第 7 次复诊

复诊时间：2019 年 7 月 12 日（D11）。

生殖超声评估结果：子宫内膜厚度 13mm，内膜形态呈非三线征，中心线不显示，子宫后壁近宫底处有强回声团（小息肉）；右侧卵巢内可见大小 25mm×19mm 的无回声（成熟卵泡）（图 2-13）。

医嘱：①下周期月经结束后 2 天，预约门诊宫腔镜检查术 + 宫腔镜下占位去除术 + 输卵管插管通液术；② 绒毛膜促性腺激素注射液 10 000U+ 尿促性素注射液 150U，1 次肌内注射，人工形成 LH 峰诱导成熟卵泡破裂；③效不更方，中药持续治疗。

8. 第 8 次复诊

复诊时间：2019 年 7 月 14 日（D13）。

生殖超声评估结果：右侧卵巢内成熟卵泡破裂，直肠子宫陷凹积液明显增多。

9. 第 9 次复诊

复诊时间：2019 年 8 月 9 日（D9）。

月经第 9 天是患者月经结束后 3 天，安排门诊宫腔镜检查 + 宫腔镜下子宫内膜息肉切除术 + 宫腔镜下输卵管插管通液术。术前 30min，注射阿托品 0.5mg。

宫腔镜检查：在门诊即可以完成宫腔镜检查。宫腔镜管径较细，通常情况下不需要麻醉。女性患者在常规外阴、阴道规范消毒后，固定宫颈，开始放置宫腔镜，首先观察到宫颈管内口有轻度粘连，随即做了粘连分离术；随后镜头进入宫腔，发现宫腔前壁及近宫底处有 2～5mm 赘生物 4～5 个，左侧输卵管开口粘连闭合，右侧输卵管开口清晰可见（图 2-14）。

宫腔镜下输卵管插管通液术：在宫腔镜直视下，一般用 3Fr 的硬质空心塑料导管，经宫腔镜的操作孔道，将前端插入右侧输卵管开口，深度 10～15mm 处，然后，向管腔内注入稀释的美蓝液，开始注射时注水阻力较大，维持 2～3min 后注水阻力慢慢减小，阴道超声检测到卵巢旁有形

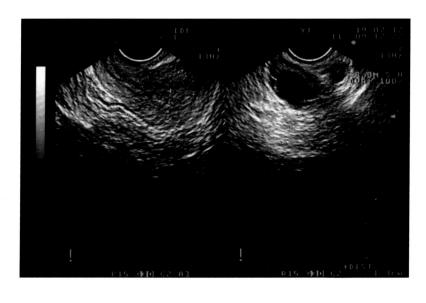

◀ 图 2-13　第 7 次复诊生殖超声检查，子宫腔内有强回声团（箭），右侧卵巢内见成熟卵泡，形态规则

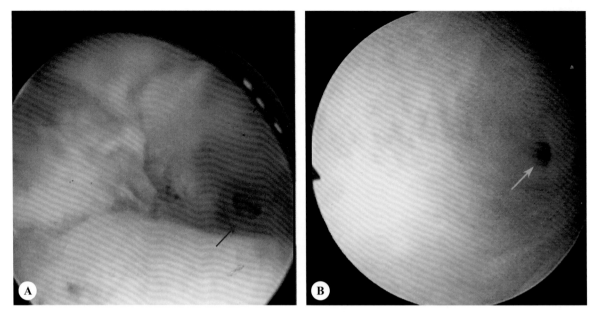

▲ 图 2-14　第 9 次复诊，宫腔镜下见输卵管开口
A. 左侧输卵管开口闭合（红箭）；B. 右侧输卵管开口正常（蓝箭）

态不规则的无回声出现，随后逐渐消失。紧接着向左侧闭合的输卵管开口处插入塑料导管，深度约 10mm 处，然后向管腔内注入稀释的美蓝液，注水阻力极大，维持 2～3min 后注水阻力没有减小，同时有蓝色液体反流入宫腔（图 2-15）。

宫腔镜下子宫内膜息肉切除术：由于宫腔内子宫内膜息肉是带蒂的小息肉，用活检钳从息肉蒂部去除所有息肉，再用刮匙刮去剩余的部分，防止息肉再次复发。

息肉切除注意事项：针对蒂部宽大的息肉或黏膜小肌瘤，门诊手术要采用麻醉方式，减少患者的手术痛苦。使用环状电极自息肉的远方套住息肉的蒂根后切割，电切的深度达蒂根下方 2～3mm 的浅层组织，切割速度不能太慢，避免

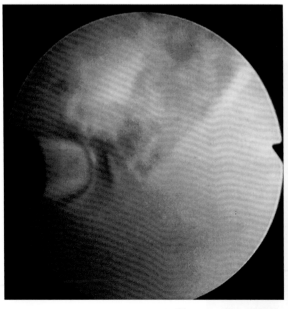
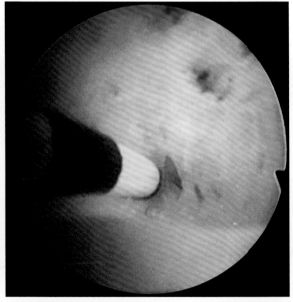

▲ 图 2-15　第 9 次复诊，宫腔镜下双侧输卵管插管

热损伤过大导致子宫腔粘连的发生。

宫腔镜电切手术的成败，与手术宫腔镜操作者的娴熟程度有直接的关系，也与手术者对宫内复杂病变的认知度有直接的关系。针对有生育要求的患者，尽量用冷刀切除病灶，防止热损伤破坏子宫内膜，避免医源性损伤加重不孕。

10. 第 10 次复诊

复诊时间：2019 年 8 月 12 日（D12）。

生殖超声评估结果：术后第 3 天，子宫内膜呈非典型三线征表现，子宫内膜 6mm；右侧卵巢内有卵泡发育迹象（图 2-16）。

医嘱：①戊酸雌二醇 2mg，每日 2 次，口服，观察内膜变化情况决定戊酸雌二醇的治疗时间；②尿促性素注射液 150U，每日 1 次，肌内注射，连续 2 天；③效不更方，中药持续治疗。

【临床剖析】

自接诊患者后，连续近半年生殖超声检查评估发现，子宫内膜一直处于非三线征表现（B～C 型，A 型是典型三线征），生殖超声评估初步判定子宫腔有小占位，经过宫腔镜明确诊断（宫腔镜是诊断宫内病变的金标准），子宫腔内有多个小息肉，

在宫腔镜直视下去除息肉，随后就可以观察到子宫内膜有典型三线征（A 型）表现。

11. 第 11 次复诊

复诊时间：2019 年 8 月 14 日（D14）。

生殖超声评估结果：子宫肌层回声明显均质，子宫浆膜线明显光滑；子宫内膜厚度约 10mm，回声均质，内膜三线征不明显；双侧卵巢内未见优势卵泡发育（图 2-17）。

医嘱：①戊酸雌二醇 2mg，每日 2 次，继续服用；②尿促性素注射液 150U，每日 1 次，肌内注射，连续 2 天，隔日复诊。

12. 第 12 次复诊

复诊时间：2019 年 8 月 16 日（D16）。

生殖超声评估结果：子宫内膜厚度约 12mm；双侧卵巢内未见成熟卵泡发育（图 2-18）。

医嘱：由于患者的应激反应，促排卵未能成功，放弃该周期促排卵方案。①戊酸雌二醇减量为 1mg，每日 2 次，继续服用；②自月经第 16 天开始，黄体酮注射液 40mg，每日 1 次，连续 10 天；③下周期月经第 3 天开始口服来曲唑 5.0mg，每日 1 次，连续 5 天；④效不更方，中药持续治疗。

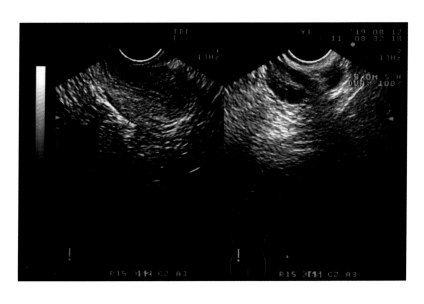

◀ 图 2-16　第 10 次复诊生殖超声检查，子宫内膜呈非典型有三线征（箭）

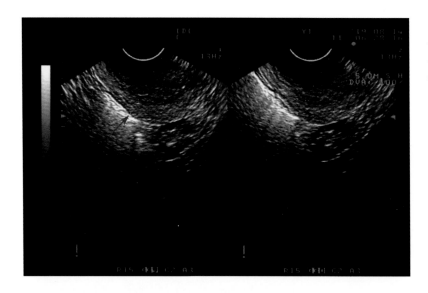

◀ 图2-17　第11次复诊生殖超声检查，子宫内膜显示清晰，不典型三线征，子宫浆膜光滑清晰（箭）

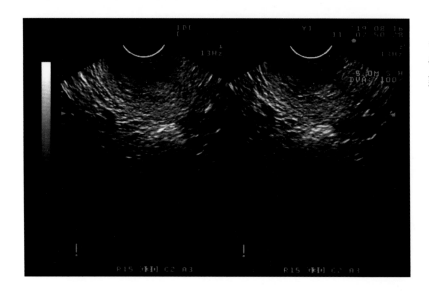

◀ 图2-18　第12次复诊生殖超声检查，子宫内膜回声模糊（箭），双侧未见成熟卵泡

13. 第13次复诊

复诊时间：2019年9月10日（D10）。

生殖超声评估结果：子宫内膜厚度约8mm，呈三线征（A型）表现，右侧卵巢内可见大小为19mm×17mm无回声（图2-19）。

宫颈黏液评分＞8分。

医嘱：①由于右侧卵巢内有成熟卵泡发育，人工形成LH峰诱导成熟卵泡破裂，绒毛膜促性腺激素注射液10 000U＋尿促性素注射液150U，1次肌内注射，指导患者24h后连续同房2次；②效不更方，中药持续治疗。

14. 第14次复诊

复诊时间：2019年9月14日（D14）。

生殖超声评估结果：右侧卵巢内成熟卵泡消失，子宫内膜呈三线征（A型）表现，内膜厚度约9mm（图2-20）。

医嘱：①自月经第16天开始，口服地屈孕酮片10mg，每日2次，连续10天；②效不更方，中药持续治疗。

提示患者，2周后若月经不能如期来潮，留晨尿做早早孕试验。

2019年10月1日，患者电话告知早早孕试验阳性。

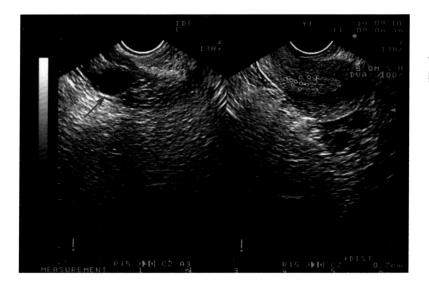

◀ 图 2-19　第 13 次复诊生殖超声检查，子宫内膜呈三线征，右侧卵巢内有成熟卵泡发育（箭）

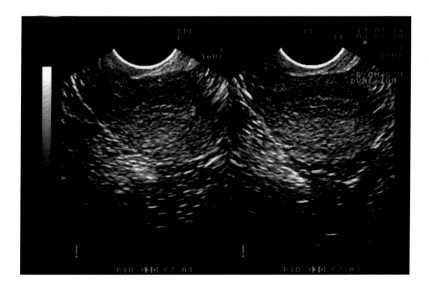

◀ 图 2-20　第 14 次复诊生殖超声检查，子宫内膜呈三线征（箭）

【临床剖析】

"女性三八征"是女性受孕的最佳指征。

(1) 经过大量的生殖超声研究发现，优势卵泡直径＞18mm 后，预示卵泡发育成熟，不论是卵母细胞核的质量，还是卵母细胞质的质量都会达到最优成熟状态。

(2) 子宫内膜的容受性，不单指子宫内膜的厚度＞8mm，子宫内膜形态也要达到典型三线征标准，同时子宫内膜的生长速度也要在合理范围，这 3 点对于子宫内膜容受性高低的评估非常重要，缺一不可。

(3) 宫颈黏液评分＞8 分，男性精子较容易通过宫颈屏障，从而易实现自然受孕的目的。

【探索与发现】

"有形之瘀"（息肉、内膜增生过度、肌瘤、子宫内膜异位症）与"无形之瘀"（血液高凝状态、免疫功能紊乱）的关系如何？"无形之瘀"可诱发"有形之瘀"，"有形之瘀"可加重"无形之瘀"的发展。"有形之瘀"即使去除，"无形之瘀"还会依然存在，消除"无形之瘀"能够防止"有形之瘀"死灰复燃。

最新研究发现，多囊卵巢综合征患者因长期处于慢性低度炎症状态，可以导致生殖器官和生殖细胞不同程度的形态学改变，形态学的异常变化必然会降低内生殖器官的生育能力。

中医益气养阴、清热凉血、活血化瘀类药物，可促进慢性炎症吸收，可促进瘢痕组织吸收与修复，能够有效提高子宫内膜的容受性，提高卵母细胞质量。

多囊卵巢综合征、子宫内膜异位症患者属于妇科的久病顽疾，中医治疗3个月为1个疗程，2～3个疗程临床治疗效果满意。

二、非肥胖型多囊卵巢综合征合并子宫内膜异位症、子宫扭曲

病例：王某，女性，26岁，12岁初潮，经期4～5天、月经周期30天、月经量正常、无痛经、月经颜色偏暗、有少量血块、体重正常、无多毛，有性交痛，婚后3年不孕，原发性不孕症。

（一）初诊

初诊时间：2018年12月2日（D22）。

1. 生殖专科检查

（1）生殖超声检查：女性不孕症一站式生殖超声评估结果：子宫大小正常，形态不规则，子宫肌层回声不均质，子宫后屈位伴右扭曲，为了评估子宫的移动性，在检查的过程中，通过阴道探头对感兴趣的子宫体施加柔和的压力，能够看到子宫形态恢复到正常状态（间接说明子宫位置处于扭曲状态、有轻度粘连），子宫浆膜线欠光滑；子宫内膜非三线征（C型）表现，呈团块状，不规则，子宫内膜交界区不规则；盆腔可见少量积液（图2-21）；左侧卵巢大小为42mm×31mm×26mm，包膜不规则，卵巢移动性差，基础窦卵泡计数约30个，窦卵泡形态不规则、窦卵泡回声差；右侧卵巢大小为42mm×36mm×28mm，卵巢包膜消失2/3，卵巢移动性阴性（卵巢粘连），窦卵泡计数约40个，基础窦卵泡形态尚规则，基础窦卵泡无回声尚清晰（图2-22）。子宫、双侧卵巢，特定压痛点几乎没有疼痛。

（2）实验室检查：孕激素六项检查结果见图2-23。

（3）子宫输卵管超声造影术：子宫输卵管超声造影分两部分，一部分为子宫腔超声造影，另一部分为输卵管超声造影。

术前准备：①月经结束后3～7天，检查前禁止性生活；②妇科检查无生殖道急性炎症，白带检查正常；③术前告知并签署知情同意书；④术前20～30min肌内注射阿托品0.5～1.0mg；⑤常规消毒，外阴、阴道、宫颈，向宫颈内口处置入一次性子宫输卵管造影管，气囊内注入3～5ml生理盐水固定造影管。

子宫腔超声造影（sonohysterography，SHG）：①把套有一次性安全套的阴道探头放入阴道内的穹窿部，首先扫描子宫、双侧卵巢；②由护士协

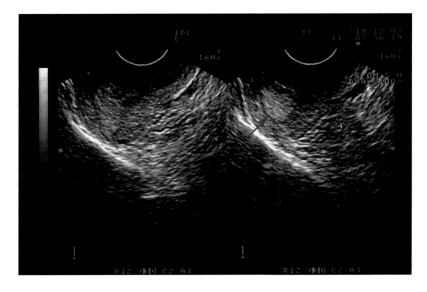

◀ 图 2-21　初诊生殖超声检查，子宫体积大小正常，后屈位，子宫肌壁回声不均质，子宫浆膜层欠光滑，内膜回声不均质，呈团块状，形态不规则（箭）

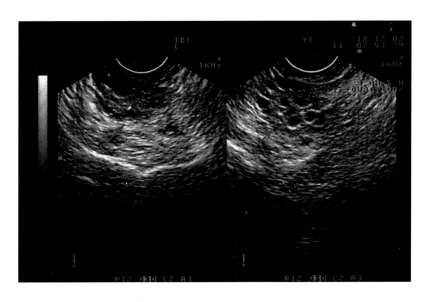

◀ 图 2-22　初诊生殖超声检查，双侧卵巢内窦卵泡显影尚清晰，双侧卵巢包膜欠光滑，呈典型多囊样改变（箭）

助，把无菌生理盐水缓慢注入子宫腔内，随着液体进入，宫腔会慢慢打开，以术前初筛检查评估高度怀疑有异常的部位作为重点，多角度观察，确定病灶大小、方位、数量，为去除病灶的刮宫做好准备工作；③主诊医生要具备较强的生殖超声专业诊断评估技术，需经过专业的技术培训，才能够达到快速准确评判女性内生殖器官病变的能力；④子宫腔超声造影用生理盐水要比对比剂显影效果更好，生理盐水在宫腔内呈现无回声，图像非常清晰，没有对比剂的干扰现象。⑤该患者子宫腔超声造影显示子宫腔内有

小息肉。

输卵管超声造影：输卵管超声造影和子宫超声造影是一个连贯的过程。在子宫腔造影观察子宫腔及内膜后，由护士把生理盐水更换为专业超声对比剂（如注射用六氟化硫微泡），继续向宫腔内注射对比剂，注射速度应由输卵管显影的状态来决定，不能盲目按照某些造影设备的规定强行注射，容易出现输卵管痉挛性腹痛、输卵管过度膨胀破裂等不良后果。该患者输卵管造影显示，左侧输卵管通畅，右侧输卵管通而不畅。对比剂盆腔弥散不佳。

郑州艾迪康医学检验所
检验报告

姓　名：▨	条 形 码：▨	门诊/住院号：/	送检单位：▨
性　别：女	样品性状：外观正常	科室 / 病区：/	临床印象：/
年　龄：26 岁	样品类型：血清	床　　号：/	送检医生：闫医生　采集时间：2018-12-02

简称	项目	结果	提示	单位	参考区间
E2	雌二醇	678.50		pmol/L	卵泡期：45.40-854.00 排卵期：151.00-1461.00 黄体期：81.90-1251.00 绝经期：<505.00
P	孕酮	0.25		nmol/L	卵泡期：0.181-2.84 排卵期：0.385-38.10 黄体期：5.82-75.90 绝经期后：<0.159-0.401 妊娠早期：35.00-141.00 妊娠中期：80.80-264.00 妊娠晚期：187.00-681.00
FSH	卵泡刺激素	4.86		IU/L	卵泡期：3.50-12.50 排卵期：4.70-21.50 黄体期：1.70-7.70 绝经期后：25.80-134.80
PRL	泌乳素	26.50		μg/L	非孕期女性：4.61-30.74
TTE	睾酮	1.79		nmol/L	0.29-1.67
LH	促黄体生成素	11.67		IU/L	卵泡期：2.40-12.60 排卵期：14.00-95.60 黄体期：1.00-11.40 绝经期后：7.70-58.50

接收时间：2018-12-02 22:01　报告时间：2018-12-03 02:02　检验者：　　审核者：　　批准人：

▲ 图 2-23　实验室检验报告

2. 临床诊断

(1) 西医诊断

诊断结果：①多囊卵巢综合征（瘦型多囊卵巢综合征）；②隐性子宫内膜异位症合并子宫扭曲；③输卵管通而不畅；④子宫内膜异位症、盆腔粘连。

诊断依据：①生殖超声评估结果显示：基础窦卵泡计数>15 个，呈多囊样改变，卵巢体积增大；②子宫形态扭曲，子宫肌层有"鼠洞征"表现，子宫肌层回声不均质（深部浸润型子宫内膜异位症），双侧卵巢滑动征阴性（疑粘连）；③生殖内分泌检查结果提示，LH/FSH>2.5，睾酮（testosterone，T）值升高；④子宫输卵管超声造影结果提示，子宫腔内小占位，输卵管通而不畅。

(2) 中医诊断

诊断结果：不明原因性不孕症。

诊断依据：中医无证可循，无月经不调，无多毛，无肥胖，无黑棘皮症。舌质暗、舌苔薄白。

3. 治疗

(1) 西医治疗：择期盆腔灌注治疗，灌注液体量 2000～3000ml，目的是钝性分离子宫内膜异位症导致的盆腔粘连，同时有治疗子宫内膜异位症的作用。生殖超声动态监测月经期结束后子宫内膜、卵泡发育情况，为后续治疗提供依据。

(2) 中医治疗：多囊卵巢综合征合并子宫内膜异位症的治疗原则为活血化瘀、软坚散结、补肾填精。

组方：三棱 15g，莪术 15g，当归 10g，丹参 20g，山慈菇 10g，夏枯草 15g，仙茅 10g，淫羊藿 10g，菟丝子 15g，蛇床子 10g，贝母 10g，皂角刺 20g。水煎服，每日 1 剂。

【临床剖析】

　　针对瘦型多囊卵巢综合征患者，传统中医在无证可循的情况下，利用现代医学先进实验室诊断技术和生殖超声评估技术，能够快速明确女性生殖内环境的"微小"病变，为中医临床辨证论治提供科学依据，这些正是西医辨病与中医辨证的有机融合，是未来生殖医学发展的方向，也是中西医结合治疗不孕的典范。

（二）复诊

1. 第 1 次复诊

复诊时间：2018 年 12 月 22 日（D8）。

生殖超声评估结果：子宫肌壁有小"雪花征"，后壁内口处浆膜下有"鼠洞征"，浆膜欠光滑；子宫内膜薄，呈非三线征（B 型）（图 2-24）；双侧卵巢包膜欠光滑，右侧为甚（图 2-25）。

子宫输卵管通液术：术前 30min，阿托品 0.5mg，肌内注射。常规消毒外阴、阴道，使用一次性无菌双腔通液管，将 30ml 药物注入宫腔，无外溢，阻力较大。

医嘱：①戊酸雌二醇 1mg，每日 2 次，口服。12 月 26 日复诊；②效不更方，中药持续治疗。

2. 第 2 次复诊

复诊时间：2018 年 12 月 26 日（D12）。

生殖超声评估结果：子宫内膜有 A 型表现，右侧卵巢内可见约 12mm 优势卵泡（图 2-26）。

医嘱：①卵泡生长缓慢，尿促性素注射液 150U，每日 1 次，肌内注射，连续 2 天，隔日复诊；②效不更方，中药持续治疗。

3. 第 3 次复诊

复诊时间：2018 年 12 月 30 日（D16）。

生殖超声评估结果：子宫纵位恢复典型状态，子宫内膜呈 C 型，内膜厚度约 13mm，内膜回声不均质，右侧卵巢内可见 18mm 成熟卵泡发育（图 2-27）。

子宫内膜搔刮术：常规外阴、阴道消毒，宫颈钳固定宫颈，用小号刮匙，自 12 点钟方向开始，延顺时针，轻轻搔刮子宫内膜 3 周可见少量出血，刮出物送检病理检查。

病理检查结果：子宫内膜息肉。

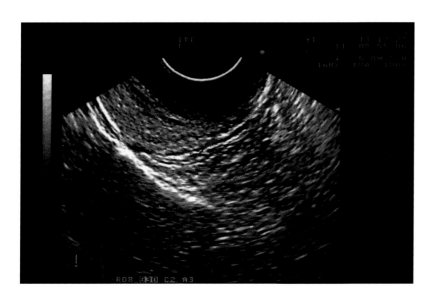

◀ 图 2-24　第 1 次复诊生殖超声检查，子宫肌层回声不均质，浆膜下有"鼠洞征"（箭），子宫内膜薄呈非三线征表现

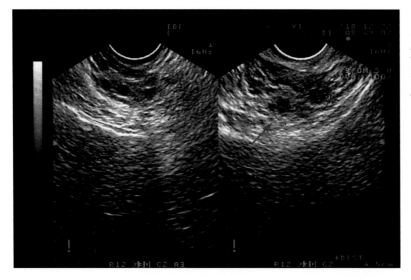

◀ 图 2-25　第 1 次复诊生殖超声检查，双侧卵巢内窦卵泡显影较前清晰，双侧卵巢内未见优势卵泡发育，右侧卵巢包膜不规则（箭）

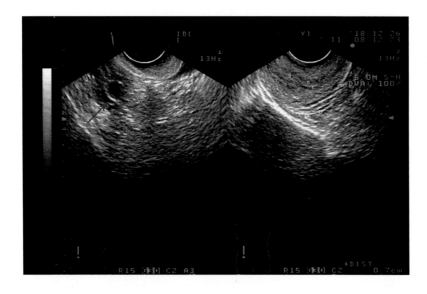

◀ 图 2-26　第 2 次复诊生殖超声检查，右侧卵巢内见优势卵泡（箭）

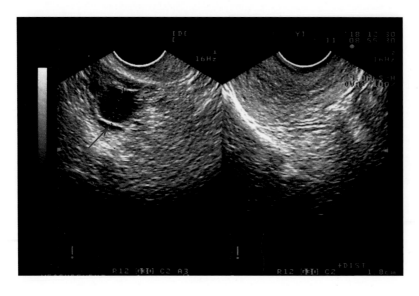

◀ 图 2-27　第 3 次复诊生殖超声检查，子宫内膜回声不均质，内膜交界区不规则，右侧卵巢内见成熟卵泡发育（箭）

医嘱：①绒毛膜促性腺激素注射液 10 000U+ 尿促性素注射液 150U，1 次肌内注射，形成人工 LH 峰诱导卵泡破裂，隔日监测成熟卵泡是否破裂；②效不更方，中药持续治疗。

【临床剖析】

女性只有受孕条件同时达标，才能够进入自然受孕的最佳状态。该患者子宫内膜厚度达标，但是子宫内膜没有出现三线征，间接说明患者子宫内膜的容受性非常低下，尚需要继续治疗；宫颈黏液评分没有达标，即使男性精子活动力与形态正常，精子也很难通过宫颈管这个天然屏障，因此精子与卵子就不能相遇形成受精卵，达到自然受孕的目的。

4. 第 4 次复诊

复诊时间：2019 年 1 月 1 日（D18）。

生殖超声评估结果：右侧卵巢内成熟卵泡未破裂（子宫内膜异位患者常见的现象）。

医嘱：黄体酮注射液 40mg，每日 1 次，肌内注射，连续 10 天。下周期月经第 3 天开始，来曲唑 5.0mg，每日 1 次，口服，连续 5 天。

5. 第 5 次复诊

复诊时间：2019 年 1 月 24 日（D9）。

生殖超声评估结果：子宫纵位形态明显好转，子宫肌层厚度显示不均，肌壁间有蜂窝状回声（子宫内膜异位症），子宫浆膜不规整，呈波浪形表现；子宫内膜厚度约 7mm，呈 C 型表现，中心线消失，子宫内膜交界区消失；右侧卵巢内有优势卵泡发育迹象。

子宫输卵管通液术：术前 30min，阿托品 0.5mg，肌内注射。常规消毒外阴、阴道，使用一次性无菌双腔通液管，将 30ml 药物注入宫腔，无回流，阻力较上次减小，表明输卵管慢性炎症开始消退。

6. 第 6 次复诊

复诊时间：2019 年 1 月 30 日（D15）。

生殖超声评估结果：子宫浆膜下有无回声表现（子宫内膜异位症病灶），子宫肌层回声不均质，子宫浆膜欠光滑；子宫内膜有 B 型表现，内膜中心线未出现，子宫内膜交界区有较好的显示；右侧卵巢内可见大小为 21mm×20mm 的无回声（成熟卵泡），卵泡形态良好，张力饱满，卵泡透声良好。

医嘱：①绒毛膜促性腺激素注射液 10 000U+ 尿促性素注射液 150U，1 次肌内注射，形成人工 LH 峰诱导成熟卵泡破裂，隔日复诊；②效不更方，中药持续治疗。

【临床剖析】

经过生殖超声监测发现，女性受孕的最佳量化指标正在显现，卵泡发育的成熟度已经达到标准，间接说明了卵巢基础疾病（慢性炎症）恢复到了较好的状态。宫颈黏液评分与子宫内膜的容受性，已经有明显改善，患者尚需要继续治疗。生殖超声动态监测女性内生殖器官和生殖细胞的周期性变化，能够更直观地指导临床制订个性化的治疗方案，帮助女性优生优育，做到科学备孕。

7. 第 7 次复诊

复诊时间：2019 年 2 月 1 日（D17）。

生殖超声评估结果：右侧卵巢内成熟卵泡未破裂（浅表型子宫内膜异位症导致）。

医嘱：①黄体酮注射液 40mg，每日 1 次，肌内注射，连续用 12 天。月经结束后第 2 天复诊；②效不更方，中药持续治疗。

8. 第 8 次复诊

复诊时间：2019 年 2 月 24 日（D8）。

生殖超声评估结果：右侧卵巢内有卵泡发

【临床剖析】

多囊卵巢综合征合并子宫内膜异位症患者，成熟卵泡未破裂是经常发生的现象。该患者中医治疗方案在原方中去除山慈菇、蛇床子、皂角刺、丹参，加用黄芪、水蛭、土鳖虫、地龙等。子宫内膜异位症患者非一般祛瘀药能够治愈，应选用破瘀搜剔通络之虫类药，方可治疗"离经之血"的"癥瘕"。在众多的峻猛药、活血化瘀药中，加用黄芪、党参等以扶正，正如张锡纯所说，"若治瘀血积久过坚硬者，远非数剂所能愈，必以补药佐之，方能久服无弊。"所以，该患者加用、重用黄芪可使气血不受损伤，瘀血之化亦较迅速，能够快速消除卵巢包膜上的癥瘕及盆腔粘连的组织纤维。活血破血药有促进增生组织吸收的作用，可能与其抑制组织增生、增加纤维蛋白溶酶活性有关。通过促进增厚的多囊卵巢被膜吸收，成功达到成熟卵泡破裂的目的，笔者临床应用该治疗原则 30 余载极少有败绩。

育迹象，子宫内膜呈不典型三线征（A 型）表现（图 2-28）。

9. 第 9 次复诊

复诊时间：2019 年 2 月 27 日（D11）。

生殖超声评估结果：子宫内膜呈不典型三线征（A 型）表现，子宫内膜交界区模糊，右侧卵巢内可见大小为 20mm×20mm 无回声，形态规则，张力饱满（图 2-29）。

医嘱：①绒毛膜促性腺激素注射液 10 000U+尿促性素注射液 150U，1 次肌内注射。隔日复诊；②效不更方，中药持续治疗。

10. 第 10 次复诊

复诊时间：2019 年 3 月 1 日（D13）。

生殖超声评估结果：右侧卵巢内成熟卵泡破裂。

医嘱：①月经第 16 天开始用黄体酮注射液 40mg，每日 1 次，肌内注射，连续 12 天；②微调方药，中药持续治疗。

11. 第 11 次复诊

复诊时间：2019 年 3 月 26 日（D8）。

生殖超声评估结果：子宫肌层回声较前均质，浆膜较前光滑，子宫形态较前明显好转；子宫内膜

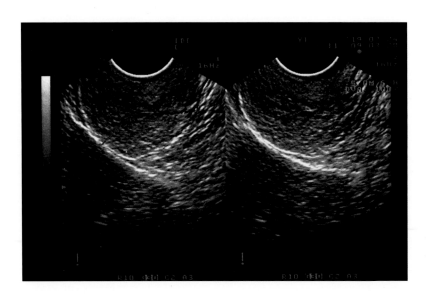

◀ 图 2-28 第 8 次复诊生殖超声检查，子宫内膜呈不典型三线征（箭）

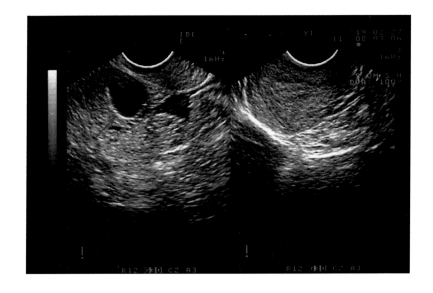

◀ 图2-29　第9次复诊生殖超声检查，右侧卵巢内见成熟卵泡发育，形态规则，张力饱满（箭）

厚度约8mm，子宫内膜呈三线征（A型）表现（子宫内膜由C型到B型，再到A型），子宫内膜中心线呈现明显，前壁内膜可见不均质回声（小占位），子宫内膜交界区显示较为清晰（图2-30）；右侧卵巢内见15mm×14mm无回声（图2-31）。

子宫内膜搔刮术：术前30min，肌内注射间苯三酚注射液40mg，常规消毒外阴、阴道，铺无菌洞巾，放窥阴器暴露宫颈，宫颈钳固定宫颈，扩宫棒扩大宫颈到能够进入刮匙器，刮匙器触及宫底后，自12点钟方向，按顺时针轻刮子宫内壁3周，刮出宫内物送病理检查。

病理检查结果为子宫内膜息肉。

医嘱：3月29日复诊。

【临床剖析】

生殖超声检查发现子宫内膜回声紊乱，临床采用搔刮术，可以快速清除宫腔内小占位，有利于子宫内膜形态恢复，提高子宫内膜的容受性，该方法简单、经济、实用，非常适用于基层医疗机构开展工作。

子宫内膜搔刮术的临床价值：①可以清除宫内小占位，提高子宫内膜的容受性；②搔刮术属于轻微创伤，能够刺激子宫内膜的再生与修复，有利于过薄子宫内膜的生长发育。

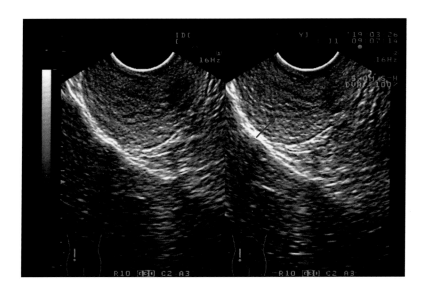

◀ 图2-30　第11次复诊生殖超声检查，子宫内膜呈三线征表现，内膜厚度约8mm（箭），前壁内膜见不均质回声，子宫肌层回声较前均质

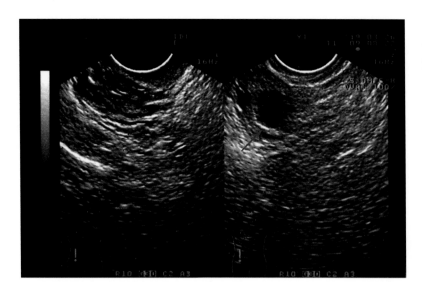

◀ 图 2-31　第 11 次复诊生殖超声检查，右侧卵巢内见形态规则的优势卵泡（箭）

12. 第 12 次复诊

复诊时间：2019 年 3 月 29 日（D11）。

生殖超声评估结果：子宫内膜厚度约 9mm，子宫内膜呈三线征表现；右侧卵巢内可见成熟卵泡大小为 21mm×21mm（图 2-32）形态规则，回声透亮。

宫颈黏液评分＞8 分。

医嘱：①绒毛膜促性腺激素注射液 10 000U+尿促性素注射液 150U，1 次肌内注射，诱导成熟卵泡破裂；②效不更方，中药持续治疗。

13. 第 13 次复诊

复诊时间：2019 年 3 月 31 日（D13）。

生殖超声评估结果：右侧卵巢内成熟卵泡破裂（成熟卵泡破裂说明卵巢浅表型子宫内膜异位症患者临床症状消退中）。

医嘱：①月经第 3 天开始，来曲唑 5.0mg，每日 1 次，口服，连续 5 天；②月经第 16 天开始用黄体酮注射液 40mg，每日 1 次，肌内注射，连续 12 天；③效不更方，中药持续治疗。

14. 第 14 次复诊

复诊时间：2019 年 4 月 26 日（D10）。

生殖超声评估结果：子宫后屈位，子宫前壁基层内有"鼠洞征"回声，子宫浆膜欠光滑，子宫内膜呈不典型的三线征表现，子宫内膜交界区模糊（图 2-33）；双侧卵巢内均可见透亮度尚佳的窦卵泡，左侧卵巢内可见优势卵泡直径约

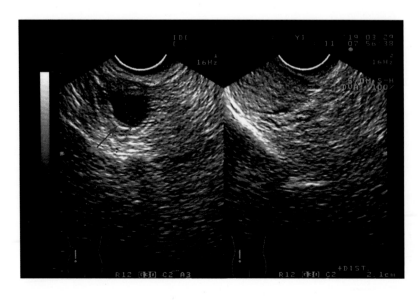

◀ 图 2-32　第 12 次复诊生殖超声检查，右侧卵巢见成熟卵泡发育（箭）

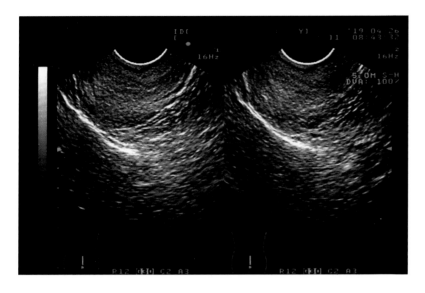

◀图 2-33　第 14 次复诊生殖超声检查，子宫浆膜部分欠光滑，子宫内膜呈不典型三线征，子宫内膜交界区显影模糊（箭）

13mm（图 2-34）。

　　盆腔灌注术：一般采用经腹部穿刺或经阴道穿刺置管两种方法。经阴道盆腔灌注治疗主要针对输卵管通畅的患者，可以通过阴道穿刺技术置管注药；经腹部盆腔灌注治疗主要针对输卵管不通或直肠子宫陷凹粘连严重的患者，可以通过腹部穿刺技术置管注药，术前常规检查准备。

　　该患者输卵管尚通，经阴道穿刺前通过输卵管通液术，向子宫输卵管内缓慢注射生理盐水 50～100ml，待盆腔内有液体聚集，然后实施经阴道穿刺置管灌注（图 2-35）。

　　经阴道穿刺盆腔灌注的具体方法：①术前 30min，间苯三酚注射液 40mg，肌内注射；②常规外阴、阴道严格消毒，铺无菌洞巾；③先实施子宫输卵管通液术，在盆腔内形成清晰的局灶性液体聚集；④将安置穿刺架的阴道探头放入阴道内，在穿刺线的引导下，寻找最短的穿刺路径，快速进针后，取出针芯，连接灌注液体（液体药物），灌注液体在外力的作用下，快速进入盆腔，灌注量约 2000ml；⑤灌注结束后，退出穿刺针，用探头压迫止血 5～10min；⑥留置观察 1h，无不适后离开；⑦灌注液完全吸收大约需要 1 周。

15. 第 15 次复诊

复诊时间：2019 年 4 月 30 日（D14）。

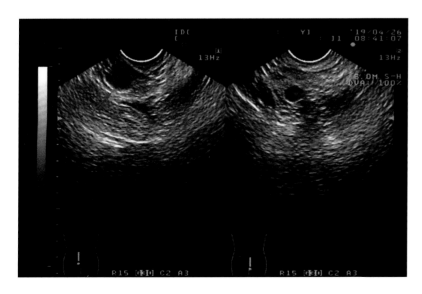

◀图 2-34　第 14 次复诊生殖超声检查，左侧卵巢见优势卵泡发育，双侧窦卵泡显影较前清晰（箭）

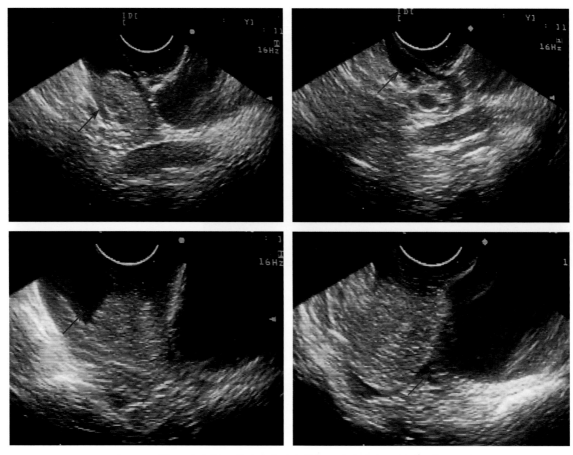

▲ 图 2-35　第 14 次复诊，盆腔灌注后卵巢与子宫周围有大量液体包围（箭）

生殖超声评估结果：子宫内膜呈三线征表现，内膜厚度约 12mm，中心线清晰，内膜交界区清晰，左侧卵巢内可见成熟卵泡大小为 20mm×20mm，形态规则，透亮度清晰（图 2-36）。

医嘱：①绒毛膜促性腺激素注射液 10 000U+尿促性素注射液 150U，1 次肌内注射，诱导成熟卵泡破裂；②效不更方，中药持续治疗。

16. 第 16 次复诊

复诊时间：2019 年 5 月 2 日（D16）。

生殖超声评估结果：左侧卵巢内成熟卵泡破裂。

医嘱：效不更方，中药持续治疗。

17. 第 17 次复诊

复诊时间：2019 年 5 月 27 日（D8）。

生殖超声评估结果：子宫肌层回声基本均

质，子宫浆膜基本光滑，子宫内膜呈典型三线征表现（A 型），内膜厚度 8mm；右侧卵巢内优势卵泡大小为 16mm×16mm，形态规则，回声清晰（图 2-37）。

医嘱：①由于子宫内膜厚度达标，减量使用戊酸雌二醇；尿促性素注射液 75U，每日 1 次，肌内注射，连续用 3 天；②效不更方，中药持续治疗。

18. 第 18 次复诊

复诊时间：2019 年 5 月 30 日（D11）。

生殖超声评估结果：子宫内膜厚度 10mm，右侧卵巢成熟卵泡大小为 21mm×20mm。

宫颈黏液评分＞8 分。

医嘱：绒毛膜促性腺激素注射液 10 000U+尿促性素注射液 150U，1 次肌内注射，人工形成 LH 峰诱导成熟卵泡破裂，24h 后同房。

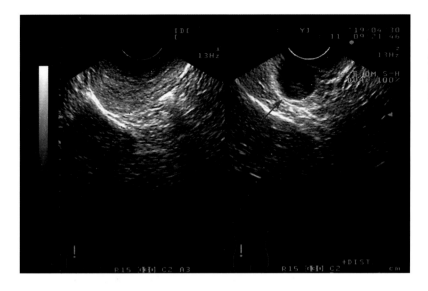

◀ 图 2-36　第 15 次复诊生殖超声检查，子宫内膜呈典型三线征，内膜厚度约 12mm，左侧卵巢内见成熟卵泡发育（箭）

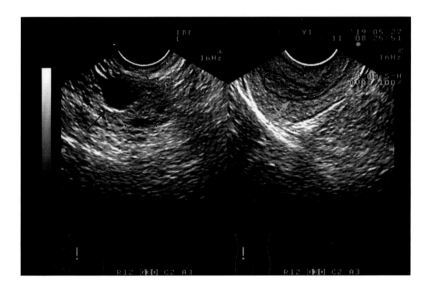

◀ 图 2-37　第 17 次复诊生殖超声检查，子宫内膜呈典型三线征表现，回声均质，内膜交界区清晰（蓝箭），右侧卵巢内见优势卵泡发育，形态规则（红箭）

【临床剖析】

该患者在本治疗周期"女性三八征"同时达到标准，已经具备自然受孕条件；建议患者人工诱导排卵后，择期同房。

19. 第 19 次复诊

复诊时间：2019 年 6 月 1 日（D14）。

生殖超声评估结果：右侧卵巢内成熟卵泡破裂。

医嘱：①地屈孕酮片 10mg，每日 2 次，连续 10 天。

告知患者，2 周后若月经未能准时来潮，留晨尿检查早早孕。

2019 年 6 月 18 日，患者电话告知早早孕试验弱阳性。随后抽血化验人绒毛膜促性腺激素（human chorionic gonadotropin，hCG）值为 210U/L。

【探索与发现】

多囊卵巢综合征误诊误治的常见原因分析如下。

(1) 多囊卵巢综合征患者在临床上呈现多态性，患者未必都呈现肥胖、多毛、月经不调等症状，一些患者没有典型多囊卵巢综合征临床表现造成误诊。

(2) 多囊卵巢综合征患者每侧卵巢内基础窦卵泡计数（AFC）的阈值界定，以>15个为宜。

(3) 西医单纯的对症治疗，没有从根本上解决多囊卵巢综合征患者慢性低度炎症的病理状态，这也是西医单纯对症治疗后妊娠率和抱婴回家率低下的重要原因。

(4) 多囊卵巢综合征患者常常合并不同程度的子宫内膜异位症（特别是隐匿性子宫内膜异位症），临床上多表现为卵泡成熟后出现未破卵泡黄素化综合征（luteinizing unruptured follicle，LUFS），这对医生来说是非常棘手的难题，本病实质是排卵障碍型不孕的特殊表现，在临床上常规处理方法是人工形成 LH 峰，诱导成熟卵泡破裂，但有一部分患者反复诱导排卵失败，即使采用超声介入穿刺卵泡的措施也不能解决根本问题。

(5) 中西医结合治疗多囊卵巢综合征合并子宫内膜异位症是明智的选择，对于子宫内膜异位症的处理，西医治疗多采用手术切除病灶和（或）激素疗法，手术切除只能去除可视的病灶，对于卵巢内隐匿性病灶或深部浸润型子宫内膜异位症病灶的去除会有很大的困难；药物激素疗法治疗子宫内膜异位症可以明显抑制雌激素水平，也可以明显抑制子宫内膜异位症病灶，从而达到治疗效果，但该方法同时也会抑制排卵功能，从而干扰患者正常妊娠。药物激素疗法对于有生育要求的患者来说弊大于利。西医治疗子宫内膜异位症患者或多或少会存在不足，建议在临床上处理有生育要求的患者时，须谨慎行事、权衡利弊，不能盲目使用固定的治疗方法，应该扬长避短，充分发挥中西医各自独特的治疗优势。

(6) 针对多囊卵巢综合征患者（疑难病例），笔者要求患者坚持长期治疗，定期随访，同时通过生殖超声动态监测女性内生殖器官和生殖细胞的生理病理形态学变化。一般以 3 个月为 1 个疗程，治疗 2~3 个疗程后，患者均会有显著的形态学改善，女性内生殖器官形态学的恢复与女性生殖功能的恢复有密切的相关性。例如，未破卵泡黄素化综合征患者治疗后，最终成熟卵泡能够破裂（浅表型子宫内膜异位症病灶消失）、子宫内膜容受性显著提高（慢性内膜炎消失，内膜形态由 C 型→B 型→A 型，A 型就是典型三线征内膜）、子宫浆膜光滑度明显好转（子宫浆膜层子宫内膜异位症病灶消失或缩小）、子宫肌层回声恢复到均质（深部浸润型子宫内膜异位症病灶缩小）、内生殖器官压痛消失（慢性炎症消失）。

三、非肥胖型多囊卵巢综合征合并子宫内膜异位症

病例：马某，女性，27 岁，13 岁初潮，月经规律、近半年月经延迟 40~50 天、有痛经，小腹下坠，有性交痛，月经颜色紫暗，有血块，乏力，易疲劳，脸色蜡黄，无多毛，无肥胖，舌质暗，舌苔薄白，婚后怀孕 40 天自然流产。

（一）初诊

初诊时间：2020 年 9 月 27 日（D8）。

1. 生殖专科检查

(1) 生殖超声检查：月经周期第 8 天，月经结束后 2 天。

女性不孕症一站式生殖超声评估结果：子宫体积大小为 45mm × 44mm × 40mm，呈球形，子宫后屈位，子宫肌层回声不均质，肌层内有大量"雪花征"，子宫后壁肌层内可见 3~4 处不规则无回声区，无回声区大小为 3~5mm，形态不规则，子宫前后壁厚度不等，子宫浆膜呈波浪样欠光滑，子宫滑动征阳性，推压痛明显；子宫内膜薄，呈线性，子宫内膜基底层交界区消失（图 2-38）；直肠子宫陷凹有少量积液；左侧卵巢大小为 33mm × 22mm × 30mm，基础窦卵泡显影模糊，窦卵泡计数约 20 个，卵巢包膜部分消失，卵巢滑动征呈阴性，推压痛明显；右侧卵巢大小为 30mm × 28mm × 20mm，基础窦卵泡显影较左侧清晰，但是窦卵泡形态不规则，窦卵泡计数约 20 个，右侧卵巢滑动征阳性，有明显的推压痛，包膜相对左侧欠光滑（图 2-39）。

(2) 子宫输卵管超声造影术：通过造影术准确快速判断输卵管通畅性。

① 术前 15min，阿托品 0.5~1.0mg，肌内注射，预防输卵管痉挛。

② 常规消毒外阴及阴道，然后铺无菌洞巾，

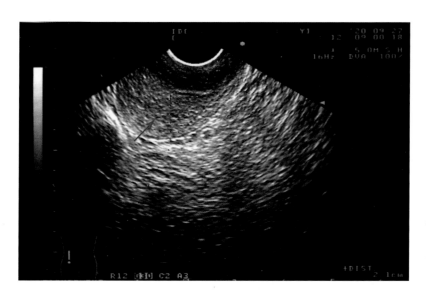

◀ 图 2-38 初诊生殖超声检查，子宫肌层回声不均质，有多处无回声，形态不规则，子宫浆膜欠光滑，子宫内膜交界区消失，内膜回声紊乱（箭）

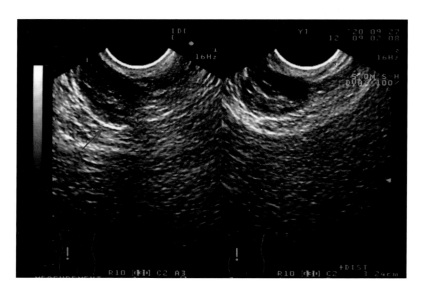

◀ 图 2-39 初诊生殖超声检查，双侧卵巢内窦卵泡显影模糊，窦卵泡计数均约 20 个，卵巢包膜欠光滑（箭）

放置窥器，宫颈钳固定宫颈，置入一次性双腔造影管，注射 3～5ml 液体固定造影管。

③ 把提前配制好的生理盐水 20ml，缓慢注入子宫腔，防止气泡产生影响观察效果，注意注射开始的前一段时间是关键时期，这时的子宫腔会慢慢打开，在超声图像上显示一条无回声条带，随着注入盐水的增加，无回声条带会慢慢增厚变宽。娴熟操作的资深医生，会从不同角度（纵位、横位）仔细地观察子宫腔的多样性，综合判定子宫腔形态的改变，进行初步筛查诊断，这也是生殖科与不孕不育科医生的技术难点，需要一段时间的学习操作。该患者子宫腔未见异常。

④ 待子宫腔检查完毕，由护士把生理盐水更换为超声对比剂，这时观察重点应放在双侧输卵管与卵巢区域，先后快速仔细观察双侧输卵管的通畅度，随即观察卵巢旁是否有不规则无回声区出现，液体聚集的大小、聚集的速度及液体聚集后消散的速度。该患者双侧输卵管通而不畅，对比剂进入阻力大，附件区液体聚集速度慢，聚集液体消散速度慢。

子宫输卵管超声造影术是临床诊断输卵管通畅度的有效方法。因此，笔者建议不孕不育科、生殖科医生可以亲自检查，减少假阳性的发生率。因为仅仅阅读患者报告单，可能无法正确解读患者疾病真相。

(3) 男性精液常规检查：精液常规检查正常。

(4) 院外检查结果：报告单见图 2-40 至图 2-43。

2. 初步诊断

(1) 西医诊断

诊断结果：①继发性不孕症；②多囊卵巢综合征（非肥胖型）；③子宫深部浸润型子宫内膜异位症；④双侧输卵管通而不畅。

诊断依据：①有流产史；②基础窦卵泡计数约 20 个（基础窦卵泡计数＞15 个，即可以诊断多囊卵巢综合征）；③严重痛经，性交痛，子宫内膜异位症，子宫肌层深部浸润型子宫内膜异位症，子宫后屈位，子宫压痛阳性，卵巢推压痛阳性（炎症）；④该患者双侧输卵管通而不畅，对比剂进入宫腔阻力大，附件区液体聚集速度慢，聚集液体消散速度慢（盆腔粘连）。

申请项目：血清胰岛素测定(化学发光法)，性腺激素六项（发光微粒子法），孕妇甲状腺功能筛查

检验项目报告相互认可专用章
河南省卫计委临床检验中心认定

第2页 共2页
标本号：412

濮阳市油田总医院检验报告单

姓名：	病历号：	标本类型：静脉血	申请时间：2020-09-23 09:34:01	
性别：女	科室：门诊妇科	申请医生：景秀菊	采样时间：2020-09-23 09:38:00	
年龄：27岁	床号：	临床诊断：PCOS	备注：	

序号	代号	项目名称	结果	单位	参考区间
9	PRL	泌乳素	347.35	mIU/L	108.78-557.13
10	INS	胰岛素	5.10	mIU/L	2.7-10.4

接收时间：2020-09-23 11:20:45　报告时间：2020-09-23 14:08:25　检验者：　审核者：

※本报告仅对所检测的标本负责！　如有疑问请在48小时之内咨询！咨询电话：4823498

▲ 图 2-40　院外检查结果报告单

申请项目:肝功6项,急诊生化,葡萄糖测定,体检血脂

检验项目报告相互认可专用章
河南省卫计委临床检验中心认定

濮阳市油田总医院检验报告单

第1页 共1页
标本号:440

姓名:	✱✱✱	病 历 号:	✱✱✱✱✱✱✱	标本类型:静脉血	申请时间:2020-09-23 09:35:08
性别:	女	科 室:门诊妇科		申请医生:景秀菊	采样时间:2020-09-23 09:38:00
年龄:	27岁	床 号:		临床诊断:PCOS	备 注:

序	代号	项目名称	结果	参考区间	单位	序	代号	项目名称	结果	参考区间	单位
1	ALT	丙氨酸氨基转移酶	10.2	7-40	IU/L	17	Crea	肌酐	56.7	45-84	μmol
2	TBil	总胆红素	10.1	3.4-20.5	μmol	18	UREA/CR	尿素/肌酐	0.04		
3	DBil	直接胆红素	4.4	0-6.8	μmol	19	GLU	葡萄糖	4.89	3.9-6.11	mmol/
4	IBil	间接胆红素	5.7		μmol	20	OSM	渗透压	277	260--360	mOsm/
5	AST	谷草转氨酶	20.3	13-35	IU/L	21	Ca	钙	2.40	2.2--2.75	mmol/
6	S/L	谷草酶:谷丙酶	1.99			22	Trig	甘油三酯	1.03	<1.7	mmol/
7	TP	总蛋白	80.6	65-85	g/L	23	Chol	总胆固醇	4.01	<5.18	mmol/
8	ALBG	白蛋白	45.3	40-55	g/L	24	HDL	高密度脂蛋白胆固	1.17	1.04-1.55	mmol/
9	GLOB	球蛋白	35.3	20-40	g/L	25	LDL-C1	低密度脂蛋白胆固	2.45	<3.37	mmol/
10	A/G	白蛋白/球蛋白	1.28	1.2-2.47							
11	CO2	二氧化碳结合力	24.3	23.0--30.0	mmol/						
12	K	钾	4.09	3.5--5.5	mmol/						
13	NA	钠	140.0	135--146	mmol/						
14	CL	氯	107.0	99--110	mmol/						
15	AG	阴离子隙	8.7	8--16	mmol/						
16	Urea	尿素	2.27 ↓	2.9-8.2	mmol/						

接收时间:2020-09-23 11:22:35　　报告时间:2020-09-23 11:54:26　　检验者:　　审核者:

※本报告仅对所检测的标本负责！如有疑问请在48小时之内咨询！咨询电话:4823498

▲ 图 2-41　院外检查结果报告单

申请项目:血清胰岛素测定(化学发光法),性腺激素六项(发光微粒子法),孕妇甲状腺功能筛查

检验项目报告相互认可专用章
河南省卫计委临床检验中心认定

濮阳市油田总医院检验报告单

第1页 共2页
标本号:412

姓名:	✱✱✱	病 历 号:	✱✱✱✱✱✱✱	标本类型:静脉血	申请时间:2020-09-23 09:34:01
性别:	女	科 室:门诊妇科		申请医生:景秀菊	采样时间:2020-09-23 09:38:00
年龄:	27岁	床 号:		临床诊断:PCOS	备 注:

序号	代号	项目名称	结果	单位	参考区间
1	FT4	游离甲状腺素	13.57	pmol/L	9-19
2	TSH	促甲状腺素	0.692	mIU/L	0.35-4.94
3	TPOAb	抗-TPO	0.42	IU/ml	<5.61
4	FSH	促卵泡刺激素	4.72	IU/L	卵泡期3.0-8.1 排卵期2.6-16.7 黄体期1.4-5.5 绝经期26.7-133.4
5	LH	黄体生成素	5.24	IU/L	卵泡期1.8-11.78 排卵期7.59-89.08 黄体期0.56-14 绝经期5.16-61.99
6	E2	雌二醇	32.00	ng/l	卵泡期21-251 排卵期38-649 黄体期21-312 绝经期10-28
7	PROG	孕酮	0.30	ug/l	卵泡期0.1-0.3 黄体期1.2-15.9 绝经期0.1-0.2
8	Test	睾酮	0.31	ug/l	0.1-0.57

接收时间:2020-09-23 11:20:45　　报告时间:2020-09-23 14:08:25　　检验者:　　审核者:王妙英

※本报告仅对所检测的标本负责！如有疑问请在48小时之内咨询!咨询电话:4823498

▲ 图 2-42　院外检查结果报告单

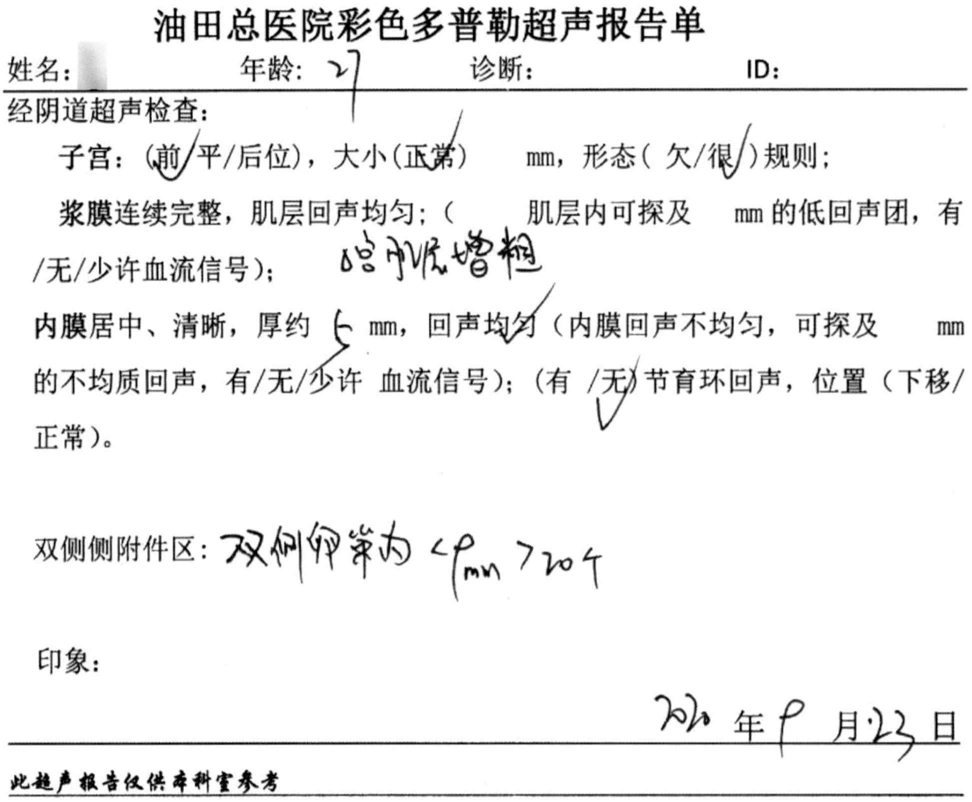

油田总医院彩色多普勒超声报告单

姓名： 年龄：27 诊断： ID：

经阴道超声检查：

子宫：(前/平/后位)，大小(正常) mm，形态（欠/很）规则；

浆膜连续完整，肌层回声均匀；（ 肌层内可探及 mm 的低回声团，有/无/少许血流信号）；肌层回声增粗

内膜居中、清晰，厚约 5 mm，回声均匀（内膜回声不均匀，可探及 mm 的不均质回声，有/无/少许 血流信号）；(有/无)节育环回声，位置（下移/正常）。

双侧侧附件区：双侧卵巢为 <Pmm 7204

印象：

2020 年 9 月 23 日

▲ 图 2-43　院外检查结果报告单

(2) 中医诊断

诊断结果：①继发性不孕；②气虚；③血瘀；④癥瘕。

诊断依据：①胚胎停育、自然流产；②乏力、易疲劳、脸色蜡黄、小腹下坠；③舌质暗、舌苔薄白；④性交痛。

3. 治疗

(1) 西药治疗：笔者主张该患者西医治疗，以锻炼身体、增强体质、保持好心情、正确面对疾病，为科学备孕做好心理和身体准备。

(2) 中医治疗：先扶正、后祛邪，治疗原则以补益气血、补肾活血化瘀为主。

先扶正，选用八珍汤加减，当归 15g，熟地黄 10g，白芍 10g，川芎 10g，党参 20g，白术 12g，茯苓 10g，甘草 8g，黄芪 30g，益母草 20g，丹参 20g，红花 10g。加入姜、枣为引效果更好。水煎服，每日 1 剂。

八珍汤是四君子汤、四物汤的组合，八珍汤具有补气养血、健脾和胃的功能，是中医的一个独特剂型，专门用于补气养血；大剂量应用黄芪，可以使八珍汤的治疗效果更佳；益母草、红花、丹参活血化瘀药，可以助力四物汤的补血活血效果。

正如《素问·刺法论》所说："正气存内，邪不可干"。中医学认为，通常情况下，人体的正气旺盛，导致人体致病的邪毒就很难入侵体内，也就是现代医学所说的免疫功能正常，抵御疾病能力强，就很少患病。人体的正气虚弱是疾病发生的根本，邪气只是致病的条件。若人体正气不足时，邪气极容易入侵人体内，导致疾病的发生。故有《素问·评热病论》曰："邪之所凑，其气必虚"。

医嘱：9 月 30 日复诊。

（二）复诊

1. 第 1 次复诊

复诊时间：2020 年 9 月 30 日（D11）。

生殖超声评估结果：子宫后肌壁内有局灶性无回声，子宫内膜薄，内膜形态呈 C 型（非三线征内膜），卵巢内窦卵泡显影模糊（图 2-44），右侧卵巢内见 29mm×18mm 无回声。

医嘱：由于患者是多囊卵巢综合征合并子宫内膜异位症，临床表现为气血双亏，建议中药持续服用 4 周后复诊，以及 10 月 3 日复诊。

2. 第 2 次复诊

复诊时间：2020 年 10 月 3 日（D15）。

生殖超声评估结果：子宫位置有位移，由后屈位改为后位子宫，子宫内膜增厚约 6mm，且有不典型三线征表现（B 型），双侧卵巢内未见成熟卵泡发育（图 2-45）。

医嘱：①自月经周期第 16 天开始，黄体酮注射液 40mg，每日 1 次，肌内注射，连续 10 天，等待月经自然来潮。经期中药不停。②月经第 3 天开始，来曲唑 5.0mg，每日 1 次，口服，连续 5 天。③月经周期第 5 天开始，戊酸雌二醇 1mg，

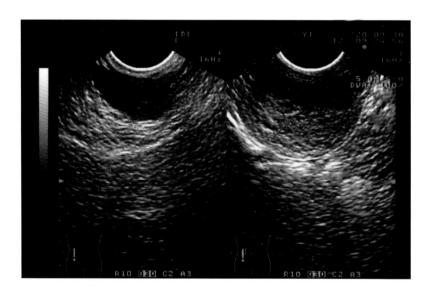

◀ 图 2-44　第 1 次复诊生殖超声检查，子宫肌层回声不均质，内膜薄，内膜回声紊乱（箭）

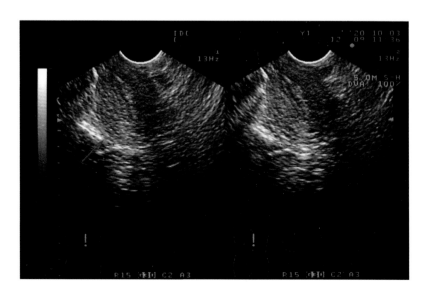

◀ 图 2-45　第 2 次复诊生殖超声检查，子宫内膜有不典型三线征表现，子宫肌层回声不均质，子宫浆膜欠光滑（箭）

每日 2 次，口服，视子宫内膜生长情况（内膜厚度）决定使用时间。

3. 第 3 次复诊

复诊时间：2020 年 10 月 28 日（D12）。

生殖超声评估结果：子宫后肌壁可见 3～4 个不规则小无回声，子宫肌壁回声不均质，子宫浆膜线消失，子宫内膜显示不清晰，子宫内膜中心线欠清晰，内膜基底层交界区消失（图 2-46）；右侧卵巢内见约 26mm×25mm 的无回声，左侧卵巢内未见卵泡发育（图 2-47）。

医嘱：11 月 1 日复诊。

4. 第 4 次复诊

复诊时间：2020 年 11 月 1 日（D16）。

生殖超声评估结果：子宫肌层回声不均质，有多处无回声，子宫内膜厚度约 8mm（图 2-48），内膜形态为 C 型，左侧卵巢体积较小，右侧卵巢内可见大小为 40mm×35mm 的无回声（未破卵泡黄素化综合征）（图 2-49）。

医嘱：①由于卵泡未破裂，下周期停止促排卵药物的使用，等卵巢内无回声消失后，或者卵巢型子宫内膜异位症消退后，再决定使用促排卵药物；②效不更方，中药持续治疗。

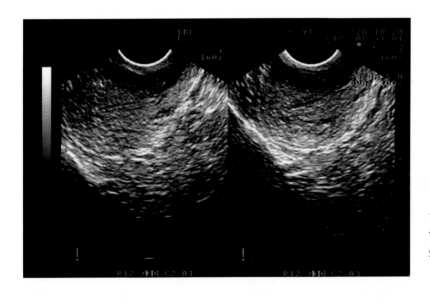

◀ 图 2-46 第 3 次复诊生殖超声检查，子宫肌层回声不均质，内膜交界区消失，子宫浆膜呈波浪样（箭）

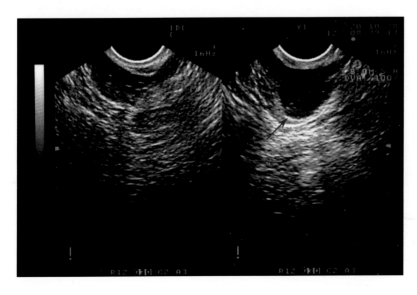

◀ 图 2-47 第 3 次复诊生殖超声检查，右侧卵巢内见成熟卵泡发育，形态尚规则（箭）

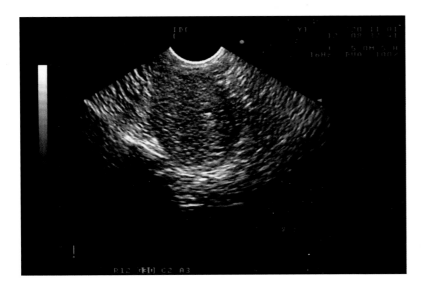

◀ 图 2-48　第 4 次复诊生殖超声检查，子宫形态较前规则

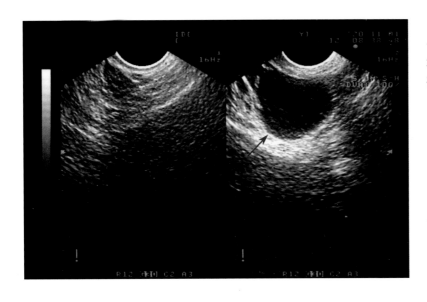

◀ 图 2-49　第 4 次复诊生殖超声检查，右侧卵巢内见 40mm×35mm 无回声（未破卵泡黄素化综合征，箭）

【临床剖析】

在临床上经常会有多囊卵巢综合征患者促排卵成功后，成熟卵泡发生未破卵泡黄素化综合征，该现象的发生可以间接说明患者有浅表型卵巢子宫内膜异位症。

5. 第 5 次复诊

复诊时间：2020 年 11 月 22 日（D12）。

生殖超声评估结果：子宫肌层回声不均质，子宫内膜呈线性，子宫浆膜层较初诊光滑规整（图 2-50），双侧卵巢包膜较前规整，双侧卵巢内窦卵泡显影较初诊清晰，右侧窦卵泡较左侧更加明显，推压痛减轻了大半，上周期右侧卵巢未破裂卵泡已经被吸收（图 2-51）。

医嘱：①子宫内膜薄，外源性添加戊酸雌二醇 2mg，每日 2 次，口服；②效不更方，中药持续治疗。

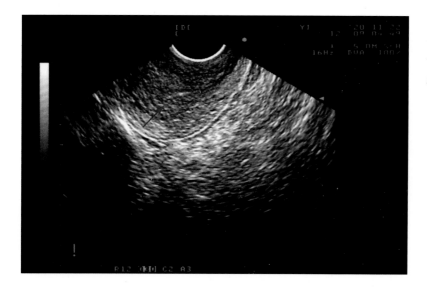

◀ 图 2-50　第 5 次复诊生殖超声检查，子宫肌层回声较前均质，子宫浆膜光滑度较前光滑，子宫内膜显影模糊（箭）

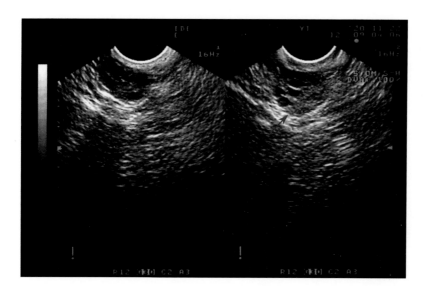

◀ 图 2-51　第 5 次复诊生殖超声检查，双侧卵巢窦卵泡显影较前清晰，右侧卵巢囊肿消失（箭）

【临床剖析】

　　生殖超声检查评估技术可分两个方面，一方面为瞬时生殖超声检查评估技术，能够评估患者目前实时的生育状态，是女性生育能力高低的瞬间反映；另一方面为动态生殖超声检查评估技术，动态生殖超声评估是把多次瞬时生殖超声检查评估所获得的超声影像学参数汇集在一起，从三维立体空间的角度来分析女性内生殖器官形态学改变，能够客观准确地评估女性患者经过临床综合治疗后的效果，既可以总结前期治疗方案的效果，又能够为后续治疗方案提供科学依据。

6. 第 6 次复诊

复诊时间：2020 年 11 月 25 日（D15）。

生殖超声评估结果：子宫肌层回声不均质，子宫浆膜层尚规整，子宫内膜厚度约 7mm，内膜形态有非典型三线征（B 型）表现，子宫内膜回声紊乱（图 2-52），内膜交界区不清晰，与子宫肌层呈等回声（图 2-53）。

医嘱：隔日复诊，进一步监测卵泡是否有发育及子宫内膜变化。

7. 第 7 次复诊

复诊时间：2020 年 11 月 27 日（D17）。

生殖超声评估结果：子宫内膜回声紊乱（图 2-54），双侧卵巢内未见成熟卵泡发育（图 2-55）。

医嘱：①地屈孕酮片 10mg，每日 2 次，口服，连续 10 天；②效不更方，中药持续治疗。

8. 第 8 次复诊

复诊时间：2020 年 12 月 18 日（D10）。

生殖超声评估结果：子宫后屈位，子宫肌层回声依然不均质，子宫内膜回声紊乱（图 2-56）。双侧卵巢包膜较前均规整，双侧窦卵泡回声较前清晰，未见优势卵泡发育（图 2-57）。

医嘱：告知患者，由于子宫内膜异位症

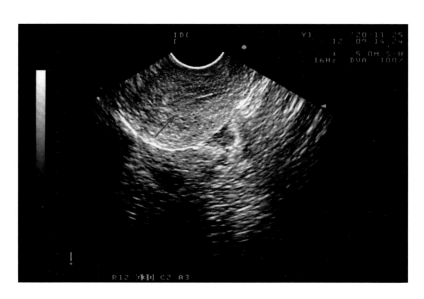

◀ 图 2-52　第 6 次复诊生殖超声检查，子宫内膜回声紊乱，内膜交界区消失（慢性炎症，箭）

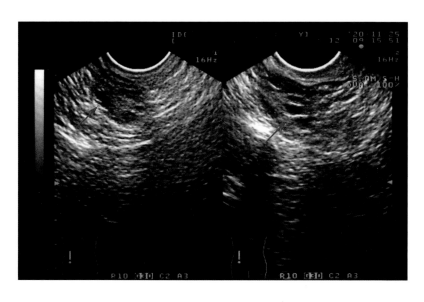

◀ 图 2-53　第 6 次复诊生殖超声检查，双侧卵巢内窦卵泡显影较前清晰，双侧卵巢内未见卵泡发育（箭）

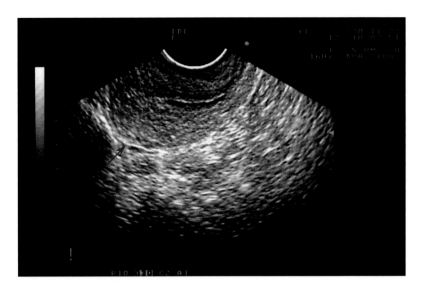

◀ 图 2-54 第 7 次复诊生殖超声检查，子宫内膜回声紊乱，子宫肌层回声较前均质，浆膜线较前光滑（箭）

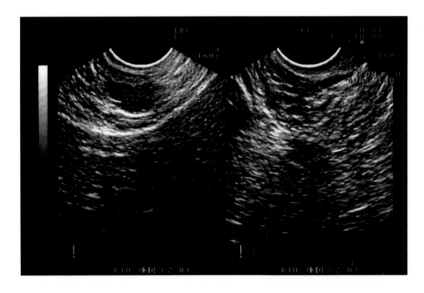

◀ 图 2-55 第 7 次复诊生殖超声检查，双侧卵巢未见卵泡发育（箭）

【临床剖析】

对于子宫内膜薄的患者，补充外源性雌激素是首选。一些患者能够通过补充外源性雌激素增加子宫内膜厚度；另一些患者，特别是子宫肌层深部浸润型子宫内膜异位症、慢性子宫内膜炎或子宫腔粘连患者，补充外源性雌激素的治疗效果不佳，应该先消除病因后，再行雌激素补充治疗，才能达到令人满意的效果。

对于在促排卵的过程中出现未破卵泡黄素化综合征的患者，笔者经过大量临床观察发现，这类患者需要经过 3～4 个月的中西医结合综合治疗后，再开始尝试促排卵药物的使用，此时对于发育成熟的卵泡，人工诱导排卵成功率高。这也是笔者针对多囊卵巢综合征合并子宫内膜异位症患者的临床处治原则。

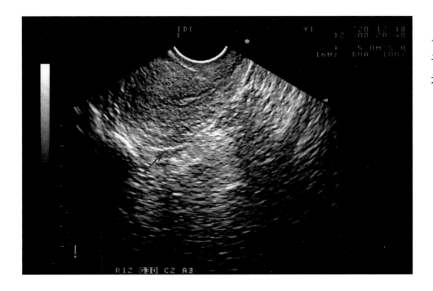

◀ 图 2-56 第 8 次复诊生殖超声检查，子宫内膜显示不清晰，子宫浆膜线较前光滑（箭）

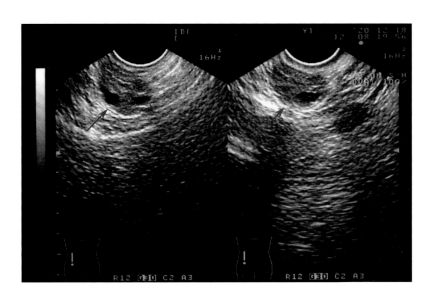

◀ 图 2-57 第 8 次复诊生殖超声检查，双侧卵巢内窦卵泡显影清晰，未见优势卵泡发育，双侧卵巢包膜较前光滑（箭）

病情严重，本月经周期无须复诊监测，按照原方案继续治疗，月经第 16 天继续使用黄体酮，诱导子宫内膜剥脱，达到改善子宫内环境的作用。

9. 第 9 次复诊

复诊时间：2021 年 1 月 14 日（D9）。

生殖超声评估结果：子宫后屈位，子宫肌层回声紊乱，子宫内膜薄，内膜显影较前清晰，基底层交界区部分显示（图 2-58）。双侧卵巢未见优势卵泡发育（图 2-59）。

医嘱：隔日复诊。

10. 第 10 次复诊

复诊时间：2021 年 1 月 16 日（D11）。

生殖超声评估结果：子宫肌层回声尚均质，后壁肌层内有多处不规则小无回声，子宫后壁内膜交界区模糊，子宫前壁内膜交界区清晰（图 2-60）。双侧卵巢内未见优势卵泡发育（图 2-61）。

医嘱：隔日复查。

11. 第 11 次复诊

复诊时间：2021 年 1 月 19 日（D14）。

生殖超声评估结果：子宫体呈球形，子

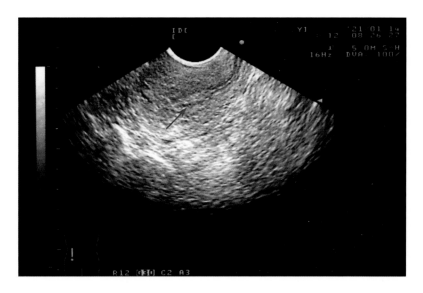

◀ 图 2-58 第 9 次复诊生殖超声检查，子宫肌层回声不均质，子宫内膜薄（箭）

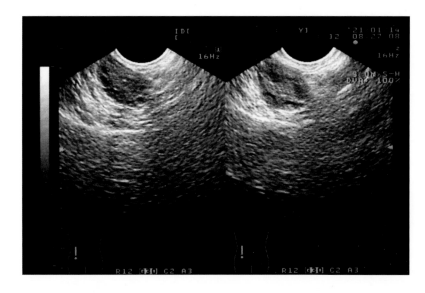

◀ 图 2-59 第 9 次复诊生殖超声检查，双侧卵巢回声较前清晰，双侧窦卵泡回声较前显影清晰，双侧卵巢内未见优势卵泡发育

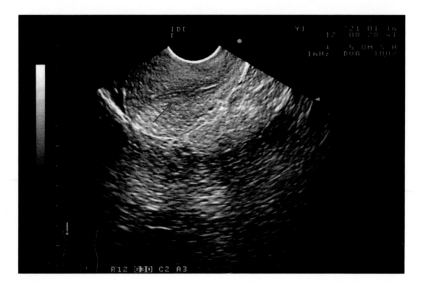

◀ 图 2-60 第 10 次复诊生殖超声检查子宫形态较前规则，子宫肌层回声较前均质，子宫内膜薄，内膜回声较前好转（箭）

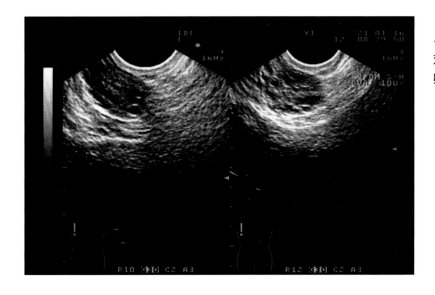

◀ 图 2-61 第 10 次复诊生殖超声检查，双侧卵巢内窦卵泡显影清晰，未见优势卵泡发育

宫后屈位，子宫肌层内有多处大小不等的无回声灶，局灶性强回声 3～4 处，子宫内膜三线征表现明显，子宫内膜前后壁交界区基本呈现，子宫内膜厚度约 6mm（图 2-62）。双侧卵巢内回声均质，双侧卵巢内未见优势卵泡发育（图 2-63）。

医嘱：注射用醋酸亮丙瑞林微球 3.75mg，1 次皮下注射。

中医治疗由原来的"扶正"改为"祛邪"，子宫内膜异位症的治疗原则，以活血化瘀，软坚散结为治疗方法，有兼证者对证治疗。

方药：黄芪 30g，当归 10g，熟地黄 15g，川芎 10g，白芍 10g，三棱 12g，莪术 12g，五灵脂 10g，蒲黄 10g，水蛭 10g，夏枯草 20g，牡蛎 20g。水煎服，每日 1 剂。

12. 第 12 次复诊

复诊时间：2021 年 3 月 17 日（D10）。

生殖超声评估结果：子宫内口处三线征明显，其余指标同上周期描述（图 2-64）。双侧卵巢内未见优势卵泡发育（图 2-65）。

【临床剖析】

一方面，经过 4 个月的治疗，患者的子宫内膜有明显的好转，由原来的 C 型内膜，逐渐转变为 A 型内膜，子宫内膜呈现三线征表现，是女性不孕症患者治疗成功的第一步。另一方面，该患者在连续动态生殖超声检查过程中，确诊为子宫肌层重度子宫内膜异位症，患者有多处较大异位灶存在，已经严重降低了女性生育能力，故此治疗方案进行调整。

由于该患者为多囊卵巢综合征，其卵巢储备功能很好，卵巢慢性炎症基本消退后，应用促性腺激素释放激素（gonadotropin releasing hormone，GnRH）类似物 2～3 个月。GnRH 类药物疗法被称为"药物性垂体切除"或"药物性卵巢切除"，是目前西医治疗子宫内膜异位症最常用的药物，治疗效果迅速稳定。需要注意的是，该药不能长时间使用，防止卵巢功能被过度抑制，影响患者的最佳妊娠机会，特别是大龄女性卵巢储备功能低下者，使用该方法之前一定要充分评估患者的整体生育指标，切不可盲目使用。

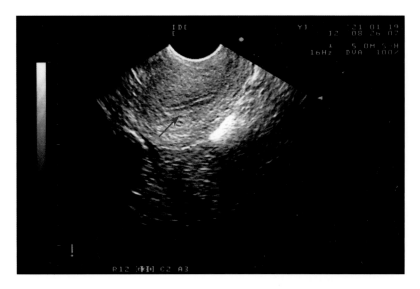

◀ 图 2-62　第 11 次复诊生殖超声检查，子宫内膜有典型三线征表现（A 型），内膜中心线清晰，内膜交界区不清晰（箭）

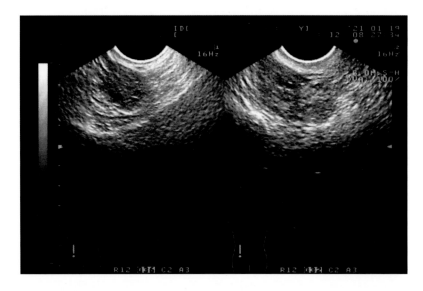

◀ 图 2-63　第 11 次复诊生殖超声检查，双侧卵巢内未见优势卵泡发育

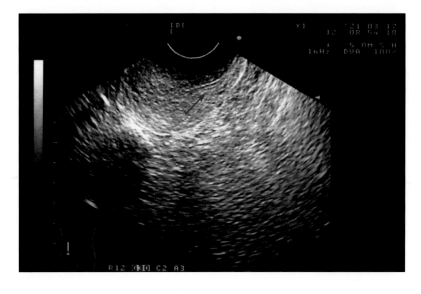

◀ 图 2-64　第 12 次复诊生殖超声检查，子宫肌层回声尚均质，子宫内膜在内口处呈三线征表现（箭）

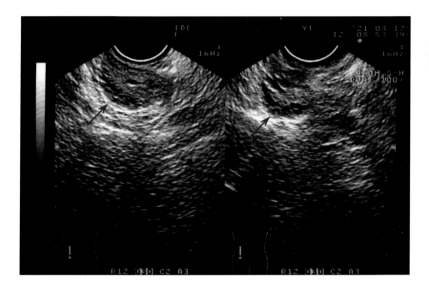

◀ 图 2-65　第 12 次复诊生殖超声检查，双侧卵巢内窦卵泡显影清晰（箭）

医嘱：①中药不改方，继续治疗；②第 2 支注射用醋酸亮丙瑞林微球 3.75mg，1 次皮下注射；③月经周期结束后复诊。

13. 第 13 次复诊

复诊时间：2021 年 4 月 17 日（D10）。

生殖超声评估结果：子宫肌层内可见不规则小无回声灶，子宫内膜不显示（图 2-66）。双侧卵巢内未见优势卵泡发育（图 2-67）。

医嘱：下次月经结束后复诊。

14. 第 14 次复诊

复诊时间：2021 年 5 月 15 日（D9）。

生殖超声评估结果：子宫肌层回声较前均匀

很多，但可见 2 个相对规整的无回声及条带状的不规则"鼠洞征"，子宫内膜薄（图 2-68）。双侧卵巢回声较前均质，窦卵泡显影清晰（图 2-69）。

子宫输卵管通液术：通液结果显示，双侧输卵管通畅。

医嘱：①戊酸雌二醇 1.0mg，每日 2 次，口服；②尿促性素注射液，75U，每日 1 次，肌内注射，连续使用 5 天后复诊；③效不更方，中药持续治疗。

15. 第 15 次复诊

复诊时间：2021 年 5 月 20 日（D14）。

生殖超声评估结果：子宫内膜厚度约 6mm，

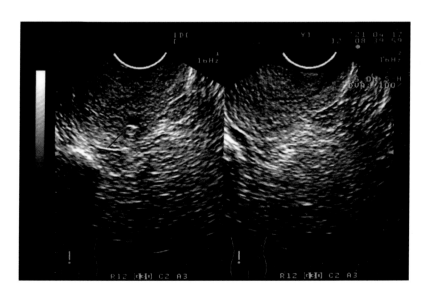

◀ 图 2-66　第 13 次复诊生殖超声检查，子宫肌层内见小无回声（箭），内膜薄（被药物抑制）

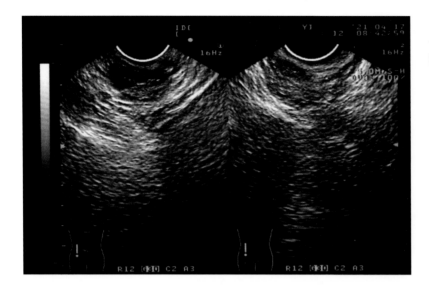

◀ 图2-67　第13次复诊生殖超声检查，双侧卵巢内窦卵泡显影清晰

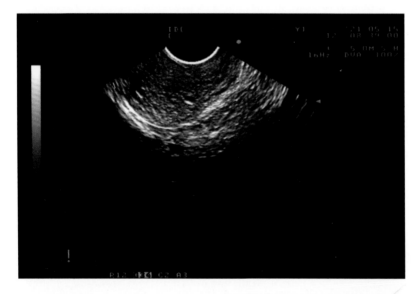

◀ 图2-68　第14次复诊生殖超声检查，子宫肌层内见小囊无回声及"鼠洞征"样无回声（箭），子宫内膜薄

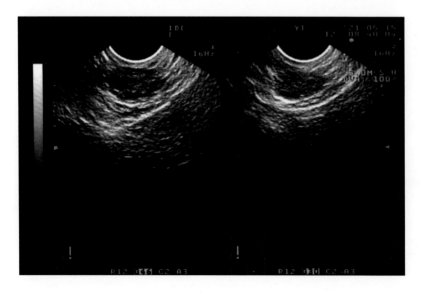

◀ 图2-69　第14次复诊生殖超声检查双侧卵巢内窦卵泡显影清晰，未见优势卵泡发育

双侧卵巢内未见优势卵泡发育。

医嘱：①戊酸雌二醇 1mg，每日 2 次；②尿促性素注射液，150U，每日 1 次，连续 5 天。

16. 第 16 次复诊

复诊时间：2021 年 5 月 26 日（D19）。

生殖超声评估结果：子宫内膜呈典型三线征（A 型）表现，内膜厚度约 12mm，内膜中心线清晰（图 2-70）。双侧卵巢仍未见成熟卵泡发育（图 2-71）。

17. 第 17 次复诊

复诊时间：2021 年 6 月 9 日（D9）。

生殖超声评估结果：子宫大小正常，子宫肌层回声较前显著均质，局部强回声消失，子宫由

【临床剖析】

经过大量临床研究发现，促性腺激素释放激素类似物的使用也不能完全清除肌层局部异位囊肿病灶，但可以有效地抑制并缩小异位病灶，降低子宫内膜异位症患者的慢性炎症反应，有效调理子宫内膜异位症患者的免疫紊乱状态。

患者使用促性腺激素释放激素类似物后，性器官（卵巢、卵泡）对促性腺激素的敏感性也在很大程度上受到干扰，这是促排卵失败的重要原因。

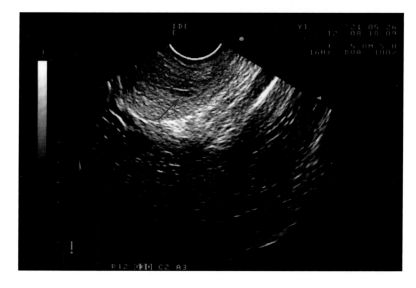

◀ 图 2-70　第 16 次复诊生殖超声检查，子宫肌层回声均质，内膜中心线清晰，内膜交界区清晰（箭）

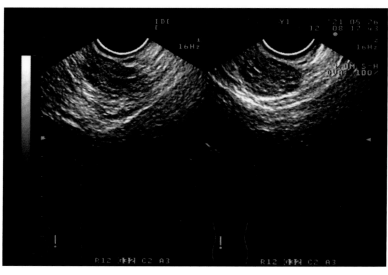

◀ 图 2-71　第 16 次复诊生殖超声检查，双侧卵巢内未见优势卵泡发育

后屈位改变为平位（盆腔粘连松解），子宫浆膜层光滑，子宫内膜回声规整（图 2-72）。双侧卵巢内的强回声点消失，双侧卵巢实质回声均匀，卵巢包膜光滑，推压痛消失，卵巢移动征阳性，双侧卵巢内均未见优势卵泡发育（图 2-73）。

医嘱：①由于未见优势卵泡发育，该周期使用尿促性素注射液 150U，每日 1 次，肌内注射，连续 3 天；②戊酸雌二醇，1.0mg，每日 2 次，口服。

18. 第 18 次复诊

复诊时间：2021 年 6 月 12 日（D12）。

生殖超声评估结果：子宫位置又回到后屈位，子宫内膜较薄，呈三线征表现（图 2-74）。双侧卵巢内未见优势卵泡发育（图 2-75）。

医嘱：①注射用尿促性素，150U，每日 1 次，肌内注射，连续 3 天后复诊。

19. 第 19 次复诊

复诊时间：2021 年 6 月 15 日（D15）。

生殖超声评估结果：双侧卵巢内未见成熟卵泡发育，决定放弃该周期促排卵计划。

医嘱：①月经第 16 天开始，黄体酮注射液 40mg，每日 1 次，肌内注射，连续 10 天；②下

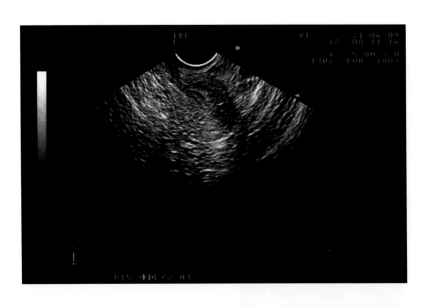

◀ 图 2-72 第 17 次复诊生殖超声检查，子宫肌层回声均质（箭），内膜回声均质

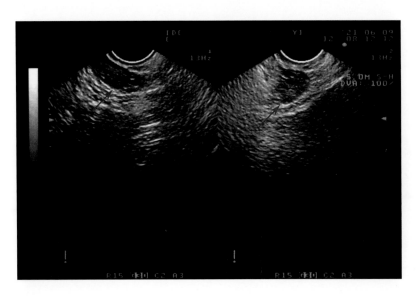

◀ 图 2-73 第 17 次复诊生殖超声检查，双侧卵巢体积偏小（药物抑制的作用），双侧未见优势卵泡（箭）

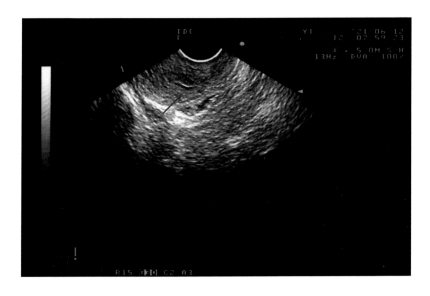

◀ 图 2-74　第 18 次复诊生殖超声检查，子宫后屈位，内膜呈三线征表现（箭）

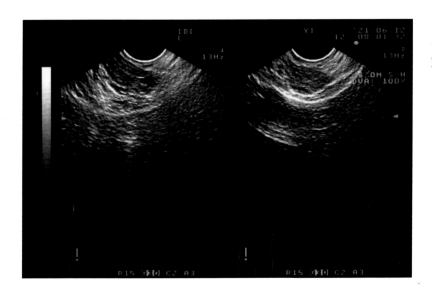

◀ 图 2-75　第 18 次复诊生殖超声检查，双侧卵巢内未见优势卵泡

周期月经第 3 天开始，来曲唑 5.0mg，每日 1 次，口服，连续 5 天。

20. 第 20 次复诊

复诊时间：2021 年 7 月 10 日（D11）。

生殖超声评估结果：子宫大小正常，子宫肌层回声基本均质，子宫内膜中心线清晰可见，无断裂，内膜薄（图 2-76）。双侧卵巢内有多个窦卵泡发育迹象（图 2-77）。

医嘱：① 为了促排卵成功，该周期尿促性素注射液 225U，每日 1 次，肌内注射，连续 2 天；② 戊酸雌二醇，1mg，每日 2 次，口服。

21. 第 21 次复诊

复诊时间：2021 年 7 月 12 日（D13）。

生殖超声评估结果：子宫内膜欠清晰（图 2-78）。右侧卵巢内见 13mm 无回声 2 个（图 2-79）。

医嘱：尿促性素注射液 150U，每日 1 次，肌内注射，连续 2 天。

22. 第 22 次复诊

复诊时间：2021 年 7 月 14 日（D15）。

生殖超声评估结果：子宫内膜呈典型三线征表现（A 型），内膜厚度约 7mm（图 2-80），右

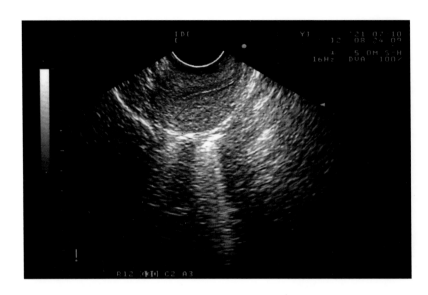

◀ 图 2-76　第 20 次复诊生殖超声检查，子宫肌层回声均质，内膜回声均质，内膜中心线清晰（箭）

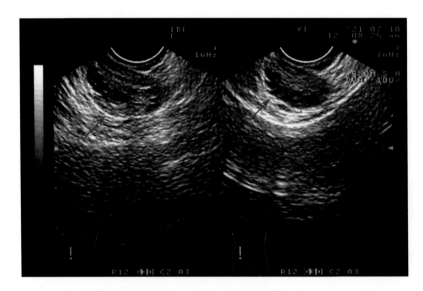

◀ 图 2-77　第 20 次复诊生殖超声检查，双侧卵巢内窦卵泡较前显影清晰，未见优势卵泡发育（箭）

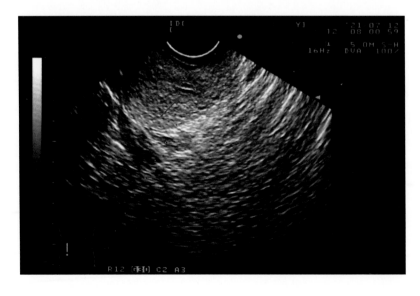

◀ 图 2-78　第 21 次复诊生殖超声检查，子宫内膜显影欠清晰（箭）

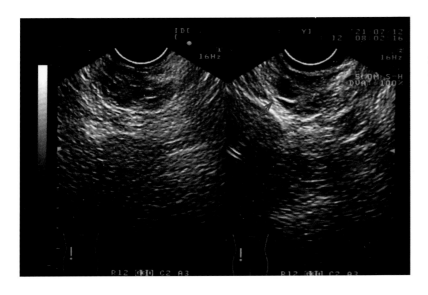

◀ 图2-79　第21次复诊生殖超声检查，右侧卵巢内见 **2 个优势卵泡**发育（箭），双侧卵巢体积较前增大

侧卵巢内见 17mm×16mm、16mm×16mm，2 个优势卵泡（图 2-81）。

医嘱：尿促性素注射液 150U，每日 1 次，肌内注射，连续 2 天。

23. 第 23 次复诊

复诊时间：2021 年 7 月 16 日（D17）。

生殖超声评估结果：子宫内膜典型三线征表现，内膜厚度约 12mm（图 2-82）。右侧卵巢内见 19mm×18mm、18mm×18mm，2 个成熟卵泡（图 2-83）。

宫颈黏液评分 =10 分。

医嘱：①绒毛膜促性腺激素注射液 10 000U+

尿促性素注射液 150U，1 次肌内注射，人工形成 LH 峰诱导成熟卵泡破裂，指导患者 24h 后同房。

【临床剖析】

该患者"女性三八征"同时达到量化标准。笔者经过大量临床研究和试验发现，当患者卵泡成熟、子宫内膜厚度与形态也同时达到量化标准时，如果此时患者能够成功排卵，患者一次性备孕成功的概率极高。

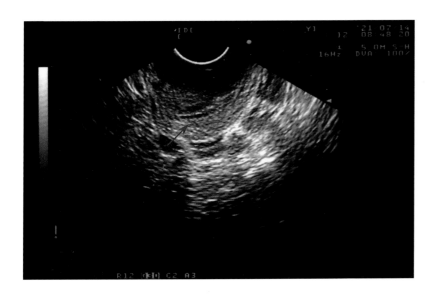

◀ 图2-80　第22次复诊生殖超声检查，子宫内膜呈三线征，内膜回声均质，内膜厚度约 **7mm**（箭），子宫肌层回声均质

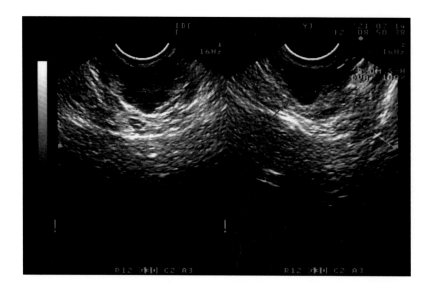

◀ 图 2-81　第 22 次复诊生殖超声检查，右侧卵巢内见 2 个优势卵泡发育（箭）

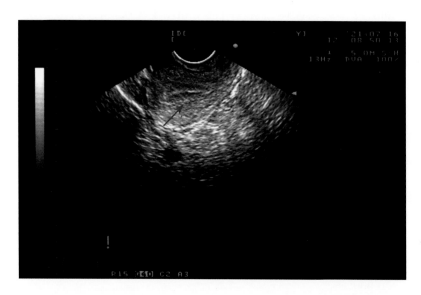

◀ 图 2-82　第 23 次复诊生殖超声检查，子宫内膜呈典型三线征，内膜厚度约 12mm，内膜交界区清晰，子宫肌层回声均质（箭）

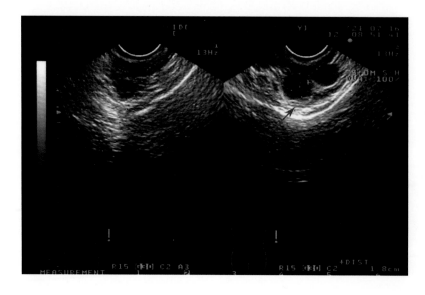

◀ 图 2-83　第 23 次复诊生殖超声检查，右侧卵巢内见 2 个成熟卵泡（箭）

24. 第 24 次复诊

复诊时间：2021 年 7 月 18 日（D19）。

生殖超声评估结果：右侧卵巢内成熟卵泡破裂，卵巢旁有深约 40mm 不规则无回声（提示排卵）（图 2-84）。

25. 第 25 次复诊

复诊时间：2021 年 8 月 8 日。

生殖超声评估结果：宫内清晰可见 6mm×4mm 的无回声 1 个，"双环征"明显（图 2-85）。确定宫内单胎妊娠。左侧卵巢内可见 40mm×

35mm 无回声（图 2-86）。

化验检查结果：化验检查报告见图 2-87。

医嘱：① 黄体酮注射液 40mg，每日 1 次，肌内注射；② 地屈孕酮片 10mg，每日 2 次。

26. 第 26 次复诊

复诊时间：2021 年 8 月 17 日。

生殖超声评估结果：宫内可见 12mm×10mm 无回声，其内可见胎芽及胎心搏动，胎心率约每分钟 160 次（图 2-88）。

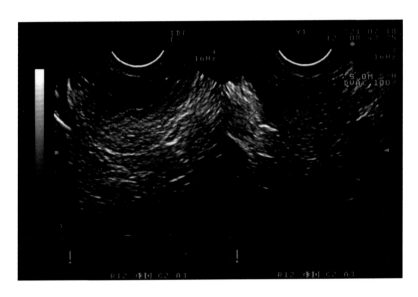

◀ 图 2-84　第 24 次复诊生殖超声检查，右侧卵巢内成熟卵泡破裂，盆腔积液增加（箭）

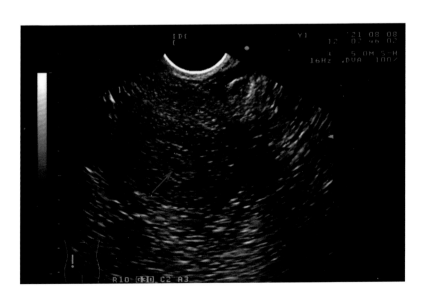

◀ 图 2-85　第 25 次复诊生殖超声检查，确诊单胎，第 39 天妊娠囊，典型"双环征"（箭）

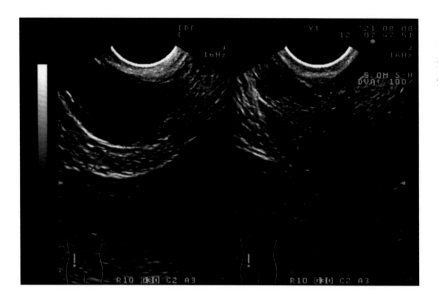

◀ 图 2-86　第 25 次复诊生殖超声检查，确诊怀孕第 39 天，左侧卵巢内生理性囊肿（箭）

郑州艾迪康医学检验所
检验报告

姓　名：		条 形 码：		门诊/住院号：／		送检单位：	
性　别：女		样品性状：外观正常		科室／病区：／		临床印象：／	
年　龄：29 岁		样品类型：血清		床　号：／		送检医生：闫医生　采集时间：2021-08-01 09:39	

简称	项目	结果	提示	单位	参考区间
PROG	孕酮	>127.20		nmol/1	卵泡期：0.64-5.09 排卵期：0.95-6.68 黄体期：5.72-71.55 绝经后：0.32-3.34
β-HCG	β人绒毛膜促性腺激素	368.70		IU/L	非孕女性：0.00-5.30 绝经后妇女：0.00-8.30

建议和解释：
β-HCG 男性：0.00-2.60\非孕女性：0.00-5.30\绝经后妇女：0.00-8.30\孕3周：5.80-71.20\孕4周：9.50-750.00\孕5周：217.00-7138.00\孕6周：158.00-31795.00\孕7周：3697.00-163563.00\孕8周：32065.00-149571.00\孕9周：63803.00-151410.00\孕10-11周：46509.00-186977.00\孕12周：27832.00-210612.00\孕13-14周：13950.00-62530.00\孕15周：12039.00-70971.00\孕16周：9040.00-56451.00\孕17周：8175.00-55868.00\孕18周：8099.00-58176.00

郑州艾迪康医学检验所（普通合伙）
检验报告专用章

| 接收时间：2021-08-02 23:32 | 报告时间：2021-08-03 05:07 | 检　验　者： | 审　核　者： | 批　准　人： |

▲ 图 2-87　检查报告

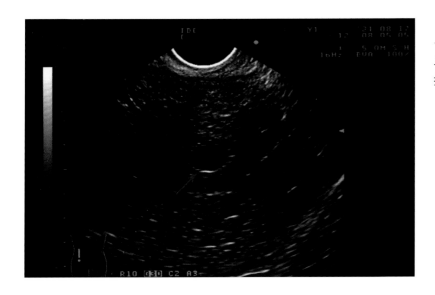

◀ 图2-88 第26次复诊生殖超声检查，单胎，第49天妊娠囊内见胎芽、胎心搏动（箭）

【探索与发现】

多囊卵巢综合征是一种病因复杂，临床表现多样化的生殖障碍和代谢紊乱综合征。在临床上表现为月经不规律、不孕、多毛、痤疮、肥胖、水牛背、黑棘皮症等，常伴有胰岛素抵抗、高胰岛素血症和高脂血症等代谢异常。西医促排卵治疗能够有效提高多囊卵巢综合征患者的促排卵成功率，提高患者的临床妊娠率，但因患者体内异常的激素环境影响了卵子的质量及子宫内膜的容受性，最终导致胚胎的质量下降，即使能够受孕流产率也较高。

近期研究发现，多囊卵巢综合征患者普遍处于一种慢性低度炎症状态。患者外周循环血与卵巢组织中炎症因子的异常表达，会诱导免疫功能紊乱，导致卵子减数分裂障碍和卵巢排卵障碍（卵泡不破裂）。此外，多囊卵巢综合征患者体内异常升高的炎症因子，可以改变它们与抗米勒管激素（AMH）水平的原始负相关性，继而导致糖脂代谢紊乱，促使胰岛素抵抗（IR）的发生，同时能够诱导睾酮合成增加，从而破坏女性生殖生理过程，导致女性不孕。

笔者经过大量临床实践证明，传统中医的清热解毒化痰药有降低生殖激素水平的作用，同时还有较强的抗炎作用；活血化瘀药既可以降低性激素水平，促进卵巢增厚包膜的吸收，又可以改善胰岛素抵抗和降低异常免疫反应；滋阴补肾药有促进性激素受体数量增加和激活激素与受体生理功能的作用。这些中药治疗方案可增加子宫内膜的容受性、提高卵子质量，以及有效地改善女性生殖内环境。

子宫内膜异位症在女性不孕症中有常见病、疑难病两种表现。常见病表现在育龄期女性中发病率高达70%~80%，但由于子宫内膜异位症的隐匿性，以目前的诊断标准常常无法确诊。

疑难病表现即使是确诊的重度子宫内膜异位症患者，西医治疗（手术、药物、试管婴儿）后妊娠率仍然较低，原因在于手术只能重建内生殖器官的空间解剖结构，而不能完全恢复内生殖器官的功能状态。例如，输卵管盆腔粘连手术可以做到分离粘连，但不能彻底解决输卵管输送障碍问题，最终患者仍受孕困难。西医的激素治疗几乎都有抑制子宫内膜异位症病灶的作用，但是这些治疗方法均会影响女性生殖功能、降低女性受孕率。笔者在应用促性腺激素释放激素激动剂抑制子宫肌层深部浸润型子宫内膜异位症时，需时刻根据生殖超声动态监测的评估结果以便准确指导临床用药，并充分利用激素药起效快的优势，避免长时间用药抑制卵泡发育的不良反应，再配合中医中药的正向调节，可基本抵消激素治疗的不良反应。

辅助生殖技术被医学指南列入治疗子宫内膜异位症的有效方法，但是子宫内膜异位症患者试管成功率数据并不支持该方法的加入，该方法还有待临床进一步研究考证。目前，多囊卵巢综合征合并子宫内膜异位症患者宫腹腔镜联合术后仍不能自然受孕的患者，常常被推荐到生殖中心进行助孕治疗，由于子宫内膜异位症患者生殖内环境的病理损伤没有得到根本改善，最终会导致取卵率低、优质胚胎率低、妊娠率低、出生率低及流产率高，其临床失败的病例不胜枚举。

针对中重度子宫内膜异位症患者使用 GnRH 时，先要明确其卵巢储备功能，然后才能决定使用 GnRH 的剂量与时间。这样既可以做到缩小子宫内膜异位症病灶，又不过度抑制卵巢功能，可以让患者快速进入备孕状态，特别是高龄备孕的患者。

传统中医治疗可以弥补现代医学治疗中的不足，以活血化瘀、补肾填精为基本治疗大法，随证加减，按照慢性病、疑难病、长疗程的治疗原则，经过 6~9 个月的综合治疗，可达到预期效果。

针对女性不孕的疑难杂症，在临床诊疗过程中，需利用现代医学先进诊断设备（生殖超声诊断技术、分子生物学诊断技术、宫腔镜诊断、腹腔镜诊断等），明确导致不孕的病因（如慢性卵巢炎、慢性子宫内膜炎、子宫内膜异位症、多囊卵巢综合征、宫腔占位、输卵管堵塞等），然后结合病史与临床症状，最终给予科学诊断。

不孕症治疗宜采用中西医结合的模式，取其所长，弃其所短。西医诊疗的特点为"点对点，见招拆招"。中医诊疗应攻补兼施，做到攻邪不伤正，补虚不留邪。掌握扶正与祛邪的尺度，是治疗成功的关键，也是考量临床医生能力的试金石。

第3章　子宫内膜异位及相关疾病

子宫内膜异位症（endometriosis，EM），简称内异症，是指子宫内膜在子宫腔以外的任何部位生长、出血，以及形成结节、肿块等病变，常会引起疼痛、盆腔粘连、月经失调、肿瘤、复发性流产、不孕和围产期并发症等病症，可以在卵巢、盆腹腔、输卵管内外、子宫肌层深部、子宫韧带、子宫后穹窿等部位形成所谓"盆腔沙尘暴"样病灶，严重影响女性的生殖健康和生活质量。近几年，患病人群有年轻化的趋势，子宫内膜异位症已然成为一个亟待解决的公共卫生问题。

子宫内膜异位症自 1860 年由 Rokitarlsky 首次报道以来，迄今已有 160 余年的历史，子宫内膜异位症被称为"谜"一样的疾病，医学界对它的探索与研究从未停止过。

医学专家们经过 100 多年的漫长临床实践与研究，终于在 1998 年国际子宫内膜异位症大会上，提出子宫内膜异位症是一种遗传性疾病、炎症性疾病、免疫性疾病、出血性疾病、激素依赖性疾病，以及器官依赖性疾病。

2009 年，有学者提出了子宫内膜异位症是子宫内膜疾病、干细胞疾病、瘤样病变、类肿瘤病变。

2012 年又有学者提出子宫内膜异位症是一种慢性病，是一种综合征。

英国的威廉·奥斯勒爵士曾言："谁懂得了子宫内膜异位症，谁就懂得了妇科学"。子宫内膜异位症在妇产科和生殖科中可能有大量潜在患者，只是基于目前的检查手段乏力、医生的认知度欠缺，未能被全部确诊。

子宫内膜异位症患者呈多样性表现，在不孕患者中，一些患者无任何症状（隐匿性子宫内膜异位症）、一些患者有性交痛、一些患者呈渐进性痛经，以及大多数患者临床症状为复合型，既有深部子宫内膜异位症的表现，又有卵巢巧克力囊肿或未破卵泡黄素化综合征的表现，同时也可能合并输卵管腔内微小子宫内膜异位症病灶，其复合型所致的不孕患者，给不孕不育科和生殖科医生带来了巨大的挑战。

人类对子宫内膜异位症的发生发展机制、盆腔疼痛的分子生物学机制、神经生物学机制、免疫功能调节机制，以及不孕的发病机制有很多未知与困惑。对此疾病，不论是在诊断层面，还是在治疗层面，仍有一些不尽人意，特别是隐匿性子宫内膜异位症，其诊断技术的准确性和科学性有待进一步提高，防止患者被误诊误治。

一、子宫内膜异位症

病例：马某，女性，25岁，结婚4年，婚后未避孕，未孕，原发性不孕症，近2年来有性功能下降伴有性交痛，初潮12岁，月经周期正常、月经量减少、经色紫暗、血块多、经期少腹冰冷、痛经、肥胖。

（一）初诊

初诊时间：2018年3月4日。

1. 生殖专科检查

(1) 生殖超声检查：女性不孕症一站式生殖超声评估结果：子宫体积大小正常，后屈位，子宫后壁厚度约8mm，子宫前壁厚度约24mm，回声不均质，子宫浆膜欠光滑，子宫内膜形态呈B型，厚度约8mm，向子宫后壁凸起，宫颈轻度肥大（图3-1）；左侧卵巢体积大小正常，右侧卵巢体积较左侧卵巢体积缩小，双侧卵巢包膜不规则，左侧卵巢内可见窦卵泡约5个，窦卵泡回声模糊，形态欠规则，右侧卵巢内可见窦卵泡约3个，回声模糊，形态不规则（图3-2）。

(2) 经超声子宫输卵管造影检查：检查结果显示子宫腔大小正常，双侧输卵管不通。

(3) 其配偶精液常规检查：检查结果正常。

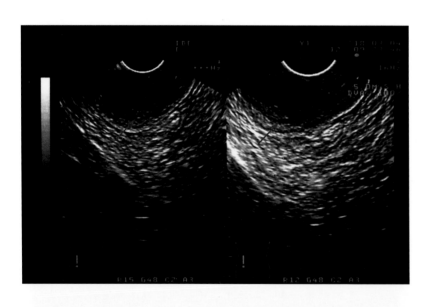

◀ 图3-1 初诊生殖超声检查，子宫大小正常，后屈位，肌壁厚度前后不均，肌层回声不均质，内膜非三线征（箭）

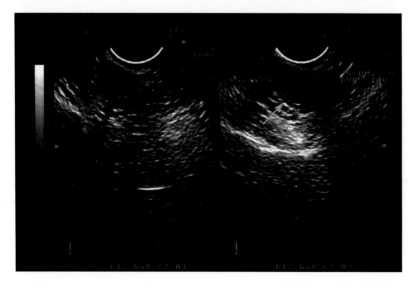

◀ 图3-2 初诊生殖超声检查双侧卵巢体积偏小，卵巢包膜消失，左侧卵巢窦卵泡计数约5个（红箭），右侧卵巢窦卵泡计数约3个（蓝箭）

2. 诊断结果与依据

(1) 西医诊断

诊断结果：①子宫内膜异位症；②子宫腺肌病；③输卵管不通；④卵巢储备功能下降。

诊断依据：根据生殖超声评估结果作出诊断。

生殖超声评估结果：①子宫肌层"鼠洞征"（子宫肌层深部浸润型子宫内膜异位症）；②子宫前后肌壁厚度不均等（子宫腺肌病）；③输卵管造影结果显示，双侧输卵管不通；④窦卵泡计数≤5 个。

(2) 中医诊断

诊断结果：原发性不孕症。

诊断依据：①中医辨证：脾肾阳虚，寒凝血瘀；②中医舌诊：舌质绛紫，瘀点舌，舌尖红，舌苔薄白（图 3-3）；③月经量减少，经色紫暗，血块多，经期少腹冷痛。

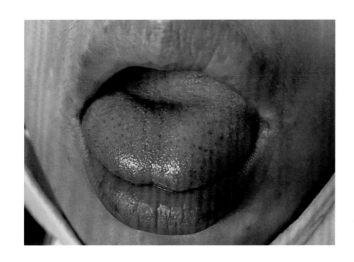

◀ 图 3-3　初诊舌苔

【临床剖析】

笔者通过 30 余年的临床研究发现，不论是现代医学实验室检查结果，还是影像学的生殖超声评估检查结果，均可理解成中医"望、闻、问、切"的有效延伸。借助现代医学的发展成果，来助力现代中医妇科的长足发展，并不是要丢掉中医的辨证论治理论，而是通过局部辨病与整体辨证相结合，综合分析患者的病因，特别是生殖超声检查从生殖器官形态微小改变与生殖器官功能改变获得更为精准的临床个体化辨证用药。

局部辨病，医生可通过现代化的检查手段更加深入和清晰的认识疾病。局部辨病能够进一步完善整体辨证的准确性。局部辨病能够更加准确地反映靶向器官（局部内生殖器官）的微小病变，帮助整体辨证分析病因与病情，可更准确地进行临床诊断与治疗。例如，生殖超声诊断评估技术能够准确发现子宫肌层的"鼠洞征"样病变、"岛屿"样强回声病变、"小囊肿"样病变；即使没有痛经表现，也可诊断为子宫肌层深部浸润型子宫内膜异位症。生殖超声诊断评估发现卵巢容积 >10ml 时，不论患者临床表现如何，从中医辨证角度均可把患者归为痰瘀互结证的范畴；生殖超声诊断发现卵巢基础窦卵泡计数（AFC）<5 个时，即使患者年轻、月经规律，也没有任何不适时，仍要高度怀疑患者卵巢储备功能下降或正处于卵巢衰竭的早期状态。

3. 治疗

(1) 西医治疗：针对输卵管不通，特别是合并子宫内膜异位症的患者，应连续 3 个月，经期输液 7 天，甲硝唑、奥硝唑、丹参注射液等；治疗 3 个月经周期，待月经结束后第 2～7 天，行宫腔镜下输卵管插管通液术疏通输卵管，配合中医治疗，输卵管疏通效果更好。

(2) 中医治疗：中医学认为子宫内膜异位症患者的发病根本为"血瘀证"，"瘀阻冲任胞宫"为基本病机，在治疗上以活血化瘀为核心原则。临床上针对具体的病因病机、辨证论治、治疗要点有所侧重，辅以相应的补益气血、清热解毒、温经补肾、疏肝理气、软坚散结等，特别是虫类的使用必不可少。

桃红四物汤加减方：桃仁 10g，红花 12g，当归 10g，熟地黄 12g，川芎 10g，白芍 10g，路路通 20g，王不留行 10g，皂角刺 20g，丹参 15g，郁金 10g，三棱 10g，莪术 10g，桂枝 8g，鹿角霜 15g，生地黄 12g，黄芪 30g。水煎服，每日 1 剂。

（二）复诊

1. 第 1 次复诊

复诊时间：2018 年 3 月 20 日（D9）。

生殖超声评估结果：子宫前后壁厚度差距明显（子宫腺肌病），子宫内膜薄，中心线显示不清，内膜回声紊乱（子宫内膜炎）（图 3-4）；双侧卵巢包膜不规则，窦卵泡显影模糊（慢性卵巢炎），但是较初诊时好转（图 3-5）。

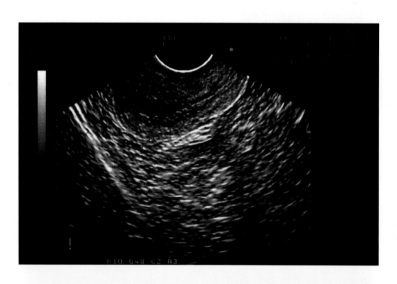

◀ 图 3-4　第 1 次复诊生殖超声检查，子宫内膜薄，回声紊乱，内膜交界区不规则，子宫肌层回声不均质（箭）

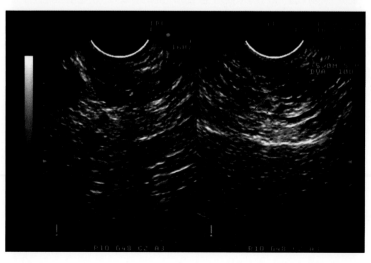

◀ 图 3-5　第 1 次复诊生殖超声检查，双侧卵巢内窦卵泡显影较前清晰，双侧卵巢包膜不规则（箭）

医嘱：①隔日复查子宫内膜厚度，窦卵泡计数变化，重点关注优势卵泡发育情况；②效不更方，中药持续治疗。

2. 第2次复诊

复诊时间：2018年3月23日（D12）。

生殖超声评估结果：子宫内膜有增厚的表现，内膜交界区较规则（图3-6）；左侧卵巢内窦卵泡显影清晰，右侧卵巢内可见大小为12mm的无回声（图3-7）。

医嘱：隔日复查子宫内膜生长变化，右侧优势卵泡生长发育情况。

【临床剖析】

在临床上以下两种证型发生频率较高。

①气虚血瘀证：表现为经行腹痛、经色淡质稀、夹有血块、肛门坠胀、倦怠乏力、面色无华、气短懒言，舌质淡，有瘀点或瘀斑。加黄芪30～50g，党参（太子参）10～20g，白术10g，山药20g，干姜10g。

明代医案张景岳云："壮盛之人无积，虚弱之人有积"，在桃红四物汤加减方的基

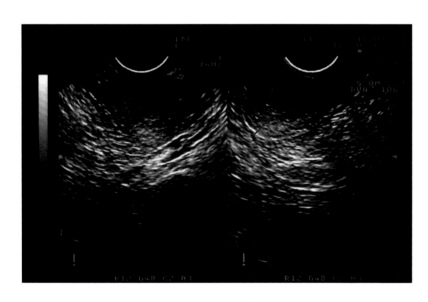

◀ 图3-6　第2次复诊生殖超声检查，子宫内膜回声紊乱，内膜形态不规则（箭）

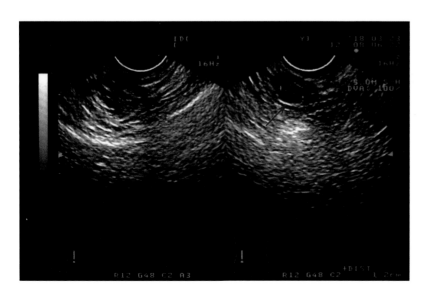

◀ 图3-7　第2次复诊生殖超声检查，左侧卵巢内窦卵泡计数增多，回声清晰，右侧卵巢内见优势卵泡发育（箭）

础上，加用大量黄芪、党参补益正气，配伍方中的当归、地黄，促进气足血旺，气血运行通畅，癥瘕得到慢慢消除，正所谓"气足养正积自消"。

② 肾虚血瘀证：多因房事过早过频或多次反复流产或先天禀赋不足，表现为经期经后腹痛、腰脊酸痛、经量或多或少，舌质暗，或者有瘀点、瘀斑，属于中医"痛经""癥瘕"的范畴，依据其临床表现，分析其病理特点，并结合生殖超声诊断"微观辨病"，判断子宫内膜异位症属于中医所指的"离经之血"。离经之血，血不归经而致经脉瘀阻，治疗应活血化瘀，软坚散结。

子宫内膜异位症患者多为久婚不孕，病程日久，非一般活血祛瘀药物所能治愈，破瘀搜剔通络之虫类药应选用水蛭 8g，土鳖虫 10g，地龙 15g，虻虫 5g；化痰消癥、软坚散结可用海藻 15g，夏枯草 15g，昆布 10g，贝母 8g 等；补肾常用菟丝子 15g，杜仲 10g，淫羊藿 15g，女贞子 15g，肉苁蓉 10g 等。

在众多的活血化瘀药物中加入黄芪、党参等以扶正求元，正如清代明医张锡纯所述"若治瘀血积久过坚硬者，原非数剂所能愈，必以补药佐之，方能久服无弊"。子宫内膜异位症患者的治疗过程中，应遵循"消补结合"的原则，避免一味祛瘀攻伐，而导致正气受损，加重病情恶化反复。在本病例中还加入了温补肾阳之品，意在鼓舞人体元气，使气壮血流活跃，气血流畅则癥瘕快速消失。

3. 第 3 次复诊

复诊时间：2018 年 3 月 25 日（D14）。

生殖超声评估结果：子宫内膜有不典型三线征表现，内膜中心线宫底段不清晰，子宫内膜交界区（内膜基底层）不规则，子宫内膜厚度 7mm；右侧卵巢内可见大小为 15mm×14mm 的无回声（图 3-8）。

医嘱：①观察到右侧卵巢内卵泡发育迟缓，建议使用尿促性素注射液，150U，每日 1 次，肌内注射，连续 2 天；②隔日复诊。

4. 第 4 次复诊

复诊时间：2018 年 3 月 27 日（D16）。

生殖超声评估结果：子宫内膜呈不典型三线

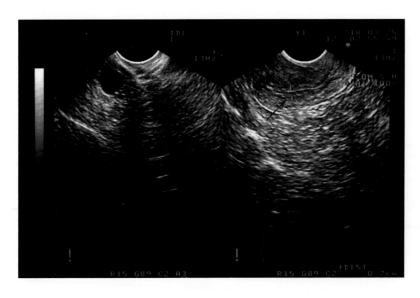

◀ 图 3-8　第 3 次复诊生殖超声检查，子宫内膜出现不典型三线征表现（箭），右侧卵巢内见优势卵泡发育（患者多项指标正在恢复中）

征，内膜回声紊乱，右侧图片显示放大后子宫肌层呈现"鼠洞征"表现（子宫肌层深部子宫内膜异位症），右侧卵巢内优势卵泡消失（自然排卵）（图 3-9）。

医嘱：①自月经周期第 16 天开始，黄体酮注射液 40mg，每日 1 次，肌内注射，连续 10 天，之后等待月经自然来潮；②效不更方，中药继续服用。

【临床剖析】

生殖超声连续动态监测评估分析：患者月经周期自发生长优势卵泡，并且能够自发排卵，说明卵巢型子宫内膜异位症较轻。后续处理原则为在活血化瘀、软坚散结的基础上增加补肾填精来增强体质；动态监测子宫内膜生长缓慢（子宫内膜炎），间接说明患者肾精不足。

5. 第 5 次复诊

复诊时间：2018 年 4 月 19 日（D10）。

生殖超声评估结果：子宫肌层回声较前均质，子宫内膜薄，内膜中心线宫底段模糊；左侧卵巢窦卵泡显影较前清晰，且有卵泡生长发育迹象（临床医生需要长期观察学习，提高生殖超声

观察能力）（图 3-10）。

医嘱：隔日复诊。

6. 第 6 次复诊

复诊时间：2018 年 4 月 21 日（D12）。

生殖超声评估结果：左侧卵巢内可见约 12mm 无回声，子宫内膜待观察。

医嘱：隔日复诊。

7. 第 7 次复诊

复诊时间：2018 年 4 月 23 日（D14）。

生殖超声评估结果：子宫内膜呈较典型三线征表现（A 型），内膜厚度为 5mm，内膜交界区较前规则，左侧卵巢内可见大小为 16mm×15mm 无回声，左侧卵巢内窦卵泡计数为 6～7 个（图 3-11）。

医嘱：①戊酸雌二醇 1mg，每日 2 次，口服；②隔日复诊；③效不更方，中药继续服用。

8. 第 8 次复诊

复诊时间：2018 年 4 月 25 日（D16）。

生殖超声评估结果：子宫内膜呈典型三线征（A 型）表现，内膜厚度约 11mm，子宫内膜交界区基本规则（子宫内膜基底层恢复正常），子宫内膜回声基本均质；左侧卵巢内可见大小为 18mm×18mm 无回声（成熟卵泡），卵泡张力尚可（图 3-12）。

医嘱：绒毛膜促性腺激素注射液 5000U+ 尿

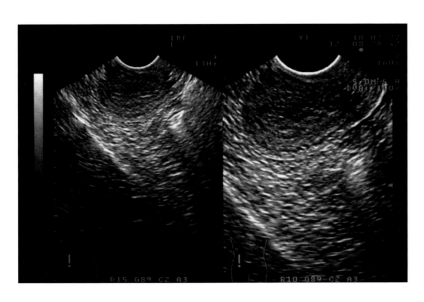

◀ 图 3-9　第 4 次复诊生殖超声检查，右图显示浆膜下"鼠洞征"（子宫内膜异位症），子宫内膜回声紊乱，内膜中心线不显示（慢性子宫内膜炎，箭）

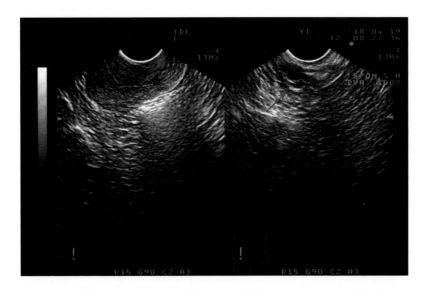

◀ 图 3-10　第 5 次复诊生殖超声检查，子宫内膜中心线较前清晰，内膜交界区显影不清晰，左侧卵巢内窦卵泡显影清晰（箭）

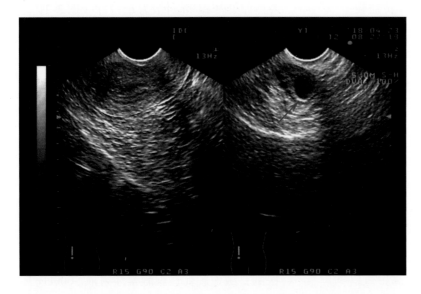

◀ 图 3-11　第 7 次复诊生殖超声检查，子宫内膜呈不典型三线征表现，左侧卵巢内见优势卵泡发育，窦卵泡显影清晰（箭）

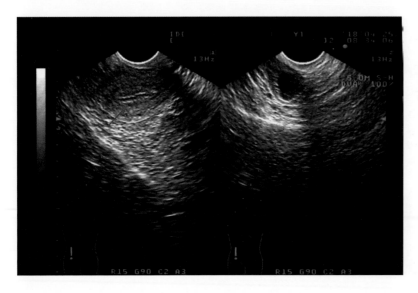

◀ 图 3-12　第 8 次复诊生殖超声检查，子宫内膜呈典型三线征，内膜厚度约 **11mm**，内膜交界区尚清晰（箭），左侧卵巢内可见成熟卵泡发育

促性素注射液 150U，1 次肌内注射，人工诱导排卵，48h 观察排卵与否，隔日复诊。

9. 第 9 次复诊

复诊时间：2018 年 4 月 27 日（D18）。

生殖超声评估结果：左侧卵巢内成熟卵泡消失（卵泡破裂）。双侧卵巢包膜较初诊时光滑清晰，窦卵泡显示清晰（说明慢性卵巢炎症正在消退）（图 3-13）。

医嘱：黄体酮注射液 40mg，每日 1 次，肌内注射，连续 10 天。待月经结束后第 2 天复诊。加强锻炼，增强体质。

【临床剖析】

中医学中没有慢性子宫内膜炎这个病名，而西医常常把慢性子宫内膜炎归纳在慢性附件炎或慢性盆腔炎的范围，妇产科专著也很少有独立解读慢性子宫内膜炎的章节，但该病患者临床却非常常见。

目前明确慢性子宫内膜炎，需子宫内膜的病理学诊断，属有创伤性检查。

慢性子宫内膜炎生殖超声诊断可以表现为子宫内膜偏薄（<7mm）、子宫内膜回声紊乱、缺乏三线征表现、子宫内膜血供不足、子宫内膜交界区消失或紊乱。

慢性卵巢炎生殖超声诊断可以从双侧卵巢检查的软指标来评估慢性卵巢炎的严重程度，其中包括卵巢的大小、卵巢包膜的光滑度、卵巢实质的回声、卵巢的移动度，以及卵巢特定部位压痛等。窦卵泡的形态、窦卵泡的回声、窦卵泡的多少和优势卵泡的发育状态等指标，可间接评估慢性卵巢炎。

慢性卵巢炎症的消退，在生殖超声诊断中表现为基础窦卵泡回声逐渐清晰，卵泡张力饱满、形态规则。

10. 第 10 次复诊

复诊时间：2018 年 5 月 21 日（D11）。

生殖超声评估结果：子宫浆膜较初诊时的光滑度明显好转，肌层点状强回声有减弱的表现，肌层"鼠洞征"存在；子宫内膜薄，有不典型的三线征表现（图 3-14）；双侧卵巢体积增大，卵巢形态均有转变，卵巢包膜较前规整，左侧卵巢内窦卵泡呈多囊样改变（窦卵泡计数 >15 个），且窦卵泡回声清晰，张力饱满，右侧卵巢内窦卵泡较左侧表现差（图 3-15）。

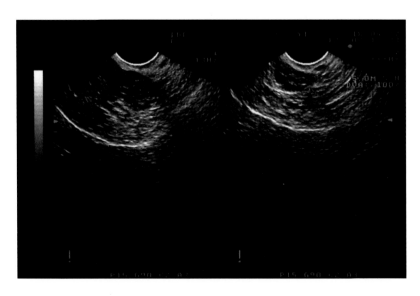

◀ 图 3-13 第 9 次复诊生殖超声检查
左侧卵巢内成熟卵泡消失，双侧卵巢包膜较前规整，窦卵泡计数增多

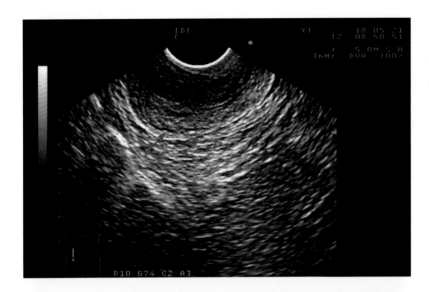

◀ 图 3-14 第 10 次复诊子宫浆膜下无回声带清晰（箭），子宫内膜薄，形态欠规则

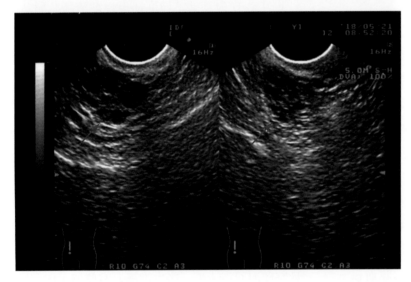

◀ 图 3-15 第 10 次复诊生殖超声检查，双侧卵巢体积均有增大的表现，左侧卵巢内窦卵泡呈现多囊样改变（箭）（慢性卵巢炎消退后，卵巢内窦前卵泡凋亡减少，窦卵泡计数增多），卵巢包膜规整，右侧卵巢内窦卵泡回声模糊，卵巢包膜不规整（箭）

医嘱：①戊酸雌二醇 1mg，每日 2 次，口服；②尿促性素注射液，150U，每日 1 次，肌内注射，连续 2 天；③隔日复诊；④效不更方，中药继续治疗。

11. 第 11 次复诊

复诊时间：2018 年 5 月 23 日（D13）。

生殖超声评估结果：左侧卵巢内有优势卵泡发育迹象。

医嘱：尿促性素注射液 150U，每日 1 次，肌内注射，连续 2 天。

12. 第 12 次复诊

复诊时间：2018 年 5 月 25 日（D15）。

生殖超声评估结果：左侧卵巢内可见 2 个大

小为 15mm×14mm、14mm×14mm 的无回声，右侧卵巢未见优势卵泡发育；子宫内膜呈现三线征表现（A 型），子宫内膜厚度约 9mm（图 3-16）。

医嘱：①尿促性素注射液 150U，每日 1 次，肌内注射，连续 2 天；②隔日复诊。

13. 第 13 次复诊

复诊时间：2018 年 5 月 27 日（D17）。

生殖超声评估结果：左侧卵巢内可见 2 个大小为 18mm×18mm 的无回声；子宫内膜呈现三线征表现（A 型），子宫内膜厚度约 10mm（图 3-17）。

宫颈黏液评分 =8 分。

医嘱：①绒毛膜促性腺激素注射液 5000U+

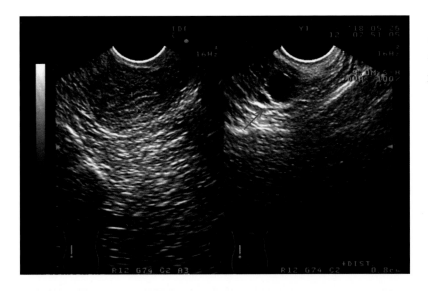

◀ 图 3-16　第 12 次复诊生殖超声检查，子宫内膜呈三线征表现，左侧卵巢内见 **2 个优势卵泡发育**（箭）

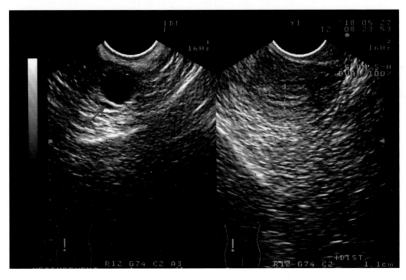

◀ 图 3-17　第 13 次复诊生殖超声检查，子宫内膜呈典型三线征表现，内膜厚度约 **10mm**，左侧卵巢内见 **2 个成熟卵泡发育**（箭）

尿促性素注射液 150U，1 次肌内注射，人工形成 LH 峰诱导成熟卵泡排卵；②隔日复诊。

【临床剖析】

当符合"女性三八征"时为受孕最佳窗口期，此时安排试孕，成功率极高，但该患者有些可惜，其输卵管不通。

经过近 3 个月的综合治疗观察，女性内生殖器官的慢性炎症基本消退，建议患者月经结束后第 2 天，安排宫腔镜检查并实施输卵管插管通液治疗。

14. 第 14 次复诊

复诊时间：2018 年 5 月 29 日（D19）。

生殖超声评估结果：左侧卵巢内 2 个成熟卵泡消失，直肠子宫陷凹内积液迅速增多。

医嘱：①黄体酮注射液 40mg，每日 1 次，肌内注射，连续 10 天，药物性剥脱子宫内膜，有利于慢性子宫内膜炎彻底康复；②效不更方，中药继续治疗。

15. 第 15 次复诊

复诊时间：2018 年 6 月 23 日（D10）。

生殖超声评估结果：子宫肌壁"鼠洞征"可见，内膜薄，厚度 4mm，内膜呈三线征表现；左侧卵巢内可见窦卵泡约 18 个，右侧卵巢内可见窦卵泡约 6 个，双侧窦卵泡显影清晰（图 3-18）。

宫腔镜下输卵管通液术：子宫腔大小、形态正常，双侧输卵管通而不畅。

医嘱：①尿促性素注射液 150U，每日 1 次，肌内注射，连续 2 天；②戊酸雌二醇 1mg，每日 2 次，口服；③效不更方，中药继续治疗。

16. 第 16 次复诊

复诊时间：2018 年 6 月 25 日（D12）。

生殖超声评估结果：右侧卵巢内可见大小为 17mm×15mm 无回声，子宫内膜呈三线征表现（A 型），子宫内膜厚度约 7mm（图 3-19）。

医嘱：①尿促性素注射液 75U，每日 1 次，连续 2 天。

由于患者家里有事不能复诊，建议院外监测后告知，月经周期第 15 天排卵。

17. 第 17 次复诊

复诊时间：2018 年 7 月 24 日（D13）。

生殖超声评估结果：子宫内膜典型三线征表现（A 型），子宫内膜厚度约 7mm；左侧卵巢内可见大小为 16mm×15mm 无回声，形态规则，张力饱满（图 3-20）。

生殖超声监测下输卵管通液术：术前 15min 肌内注射阿托品 0.5mg，在常规消毒外阴、阴道的基础上，无菌操作吸取 30～50ml 药液备用（左氧氟沙星注射液 + 地塞米松 5mg），将一次性输卵管通液管送入子宫内口处，气囊固定，之后将

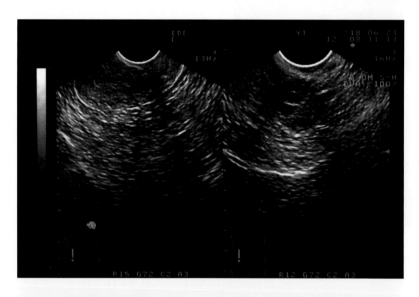

◀ 图 3-18　第 15 次复诊生殖超声检查，子宫内膜有三线征表现，卵巢内窦卵泡显影清晰（箭）

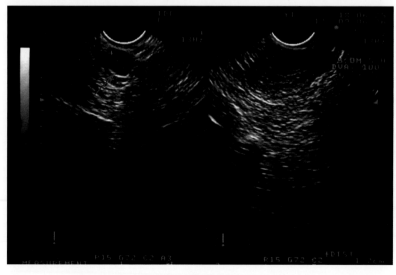

◀ 图 3-19　第 16 次复诊生殖超声检查，子宫内膜呈典型三线征，内膜回声均质，内膜交界区清晰规则，右侧卵巢内见优势卵泡，形态规则，张力饱满（箭）

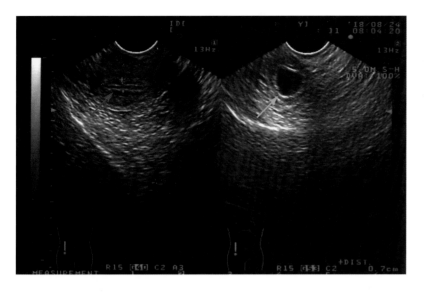

◀ 图 3-20　第 17 次复诊生殖超声检查，子宫内膜呈典型三线征，内膜厚度约 7mm，内膜交界区规则（红箭），左侧卵巢内见优势卵泡，卵泡形态规则（蓝箭）

备用药液缓慢注入子宫。在阴道超声的监视下，清晰可见子宫腔大小正常，在子宫角处可见有强回声带快速流动，稍后双侧卵巢旁均可以观察到有不规则的无回声区出现，随着肠管的蠕动，无回声区很快消失。

医嘱：隔日复诊。

18. 第 18 次复诊

复诊时间：2018 年 7 月 26 日（D15）。

生殖超声评估结果：子宫内膜呈典型三线征表现（A 型），形态规则，回声均匀，子宫内膜厚度约 11mm（女性三八征之一达标）；左侧卵巢内可见大小为 20mm×20mm 无回声，形态规则，张力饱满（女性三八征之一达标）（图 3-21）。

宫颈黏液评分 =12 分（女性三八征之一达标）。

医嘱：①绒毛膜促性腺激素注射液 10 000U+尿促性素注射液 150U，1 次肌内注射，形成人工 LH 峰，诱导成熟卵泡破裂；②效不更方，中药持续治疗。

【临床剖析】

笔者经过长期大量的临床研究发现，在调理女性不孕的过程中，在"女性三八征"同时达标时，指导患者 24h 后同房，一次性试孕成功率很高。

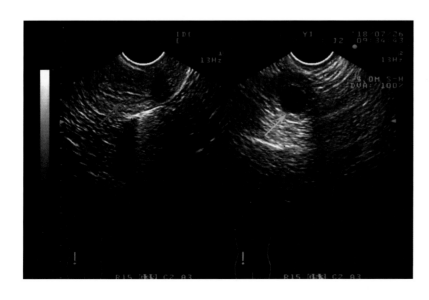

◀ 图 3-21　第 18 次复诊生殖超声检查，子宫内膜呈典型三线征，内膜厚度约为 **11mm**（红箭），子宫肌层较前明显均质，左侧卵巢内见成熟卵泡，形态规则，张力饱满（蓝箭）

19. 第 19 次复诊

复诊时间：2018 年 7 月 28 日（D17）。

生殖超声评估结果：左侧卵巢内成熟卵泡消失。

医嘱：地屈孕酮片 10mg，每日 2 次，口服，连续 10 天。

特别嘱咐：2 周后若月经不能如期来潮，应抽血检查人绒毛膜促性腺激素值。

2018 年 8 月 16 日上午，患者来电告知早早孕试验阳性，β-hCG 为 367U/L。

【探索与发现】

子宫内膜异位症是妇产科常见的、复杂的、难治性疾病，它涉及妇科慢性炎症、慢性盆腔痛、肿瘤、内分泌紊乱、不孕、胎儿宫内窘迫、胎儿宫内感染、宫口松弛等妇产科问题和生殖健康问题。

子宫内膜异位症的诊疗技巧剖析

(1) 子宫内膜异位症患者输卵管检查提示输卵管通畅，并不完全代表其运输功能正常。此时输卵管有可能与周围盆腔组织粘连，影响输卵管对卵子的捡拾和对受精卵的输送，这类疾病非常隐蔽，常被误诊。

(2) 子宫内膜异位到卵巢，常可引起卵巢巧克力囊肿和卵巢未破卵泡黄素化综合征，这些疾病均是女性不孕症的常见原因。手术剥离巧克力囊肿，容易发生术后卵巢储备功能下降的风险。对有生育要求的患者，首先推荐采用生殖超声介入技术，微创抽吸囊液，最大限度地保留卵巢储备功能，这类疾病临床诊断相对容易，误诊率较低。

子宫内膜异位到卵巢表面时，通常情况下会出现卵泡成熟后不破裂，临床称之为未破卵泡黄素化综合征。

(3) 子宫内膜异位到子宫肌层时，临床表现更是丰富多样，常见的有典型的子宫腺肌病，还可表现为子宫肌层深部的"鼠洞征""岛屿征""栅栏征""雪花征"等，这类患者有的伴随痛经表现，并呈进行性加重；一些患者几乎没有任何不适症状，通常因婚后不孕而就医，该类患者往往会被误诊误治，延误最佳受孕时机。生殖超声诊断技术针对子宫肌层深部浸润型子宫内膜异位症能够快速明确诊断，但是临床治愈难度较大，需要医患紧密配合。

(4) 异位的子宫内膜，可诱导机体产生抗子宫内膜抗体，抗子宫内膜抗体易攻击在位子宫内膜，降低子宫内膜的容受性，干扰胚胎的正常着床，临床诊断相对容易，治疗效果好。

(5) 尽管子宫内膜异位症的发病机制尚未完全阐明，但是子宫内膜异位症所导致的免疫功能紊乱正在被医学界广泛关注，子宫内膜异位症患者盆腔非特异性炎性反应，实际上是由子宫内膜异位症特异的免疫反应所致，临床最典型的表现是盆腔积液异常增多，增多的盆腔积液中核心变化是巨噬细胞、自然杀伤细胞、T 淋巴细胞的活性增强。巨噬细胞是机体重要的免疫细胞，可产生各种免疫球蛋白、多种蛋白酶和多种细胞因子，这些变化对生殖系统的多个环节均有不同程度的不良影响。

(6) 子宫内膜异位症患者腹腔积液中的巨噬细胞可降低精子的活动能力，同时还可降低精子穿过透明带的能力；盆腔积液中的炎性因子还会损害输卵管的蠕动功能，降低输卵管纤毛的活动能力，同时能够引起子宫肌层的异常收缩，这些均是子宫内膜异位症患者容易发生异位妊娠的重要原因。

(7) 盆腔积液中的巨噬细胞可降低卵泡颗粒细胞分泌孕酮的功能，导致子宫内膜异位症患者黄体功能持续低下，临床干预过程中即便使用大剂量外源性黄体酮支持保胎，最终的保胎成功率也不尽人意。治疗黄体功能低下、反复生化妊娠、反复胚胎移植失败的最佳干预模式是中医妇科的"预培其损"。

(8) 子宫颈内口周围出现子宫内膜异位病灶，严重者可以导致宫口松弛，容易引起早产。孕前明确诊断，可以有效降低早产率。

(9) 子宫内膜异位症病灶出现在子宫韧带，可以导致子宫位置异常，常表现为子宫过度后屈、子宫过度前屈、子宫后位、子宫左右扭曲位或子宫脱垂，这些子宫位置的改变，均在不同程度上影响女性的受孕能力，该疾病的特点是诊断容易治疗难。

(10) 异位子宫内膜还可以迁徙至正常子宫内膜的基底层（内膜交界区），基底层的病理改变常表现在基底层增厚或断裂，多数临床医生往往把关注重点放在子宫内膜厚度上，而忽视基底层病变所导致的子宫内膜容受性持续低下。在临床诊断方面，传统超声诊断很难做到精准定位，而生殖超声诊断能够快速明确子宫内膜基底层生理或病理状态，同时综合子宫内膜的厚度与形态，准确评估子宫内膜容受性的高低，以有效预防胚胎移植反复失败，这类疾病诊断难治疗难，误诊率高。

(11) 子宫内膜异位症是导致育龄期女性不孕的常见原因之一，临床治疗效果不尽人意，无论是手术（腹腔镜）治疗，药物（激素）治疗，还是辅助生殖技术均不能有效提高子宫内膜异位症患者的抱婴回家成功率，而中医妇科在子宫内膜异位症（中医称为癥瘕）治疗方面有其独到的治疗效果，中医治疗既能够消除临床症状，同时也能够提高女性生殖能力。

二、子宫腺肌病合并慢性卵巢炎、慢性子宫内膜炎

病例：王某，女性，22 岁，原发性不孕症，婚后 2 年不孕就诊，自诉月经不规律、白带多、痛经，但不需服用止痛药，经色暗，有血块，经量少，经前乳房胀痛，经期小腹坠胀，肥胖，颈部有轻度黑棘皮症，黑眼圈严重，类似熊猫眼，孕 0 产 0 流 0（G0P0A0）。

（一）初诊

初诊时间：2020 年 4 月 7 日，月经第 11 天（D6）。

1. 生殖专科检查

(1) 生殖超声检查：女性不孕症一站式生殖超声评估结果：子宫体积大小正常，子宫前位，子宫肌层回声不均质，在子宫前壁肌层内见大小为 20mm×20mm 强回声团（子宫腺肌病），子宫后壁厚度约 8mm，子宫前后壁厚度不均等，子宫内膜回声紊乱，被前壁强回声团挤压变形呈月牙状，内膜形态呈 C 型，子宫内膜薄，内膜交界区消失（慢性子宫内膜炎），于宫颈内口处见 6～7 个无回声，最大 1 个为 10mm（慢性宫颈炎导致多个子宫颈腺囊肿），子宫浆膜光滑度欠佳，直肠子宫陷凹见少量积液（图 3-22）；左侧卵巢体积大小正常，卵巢包膜消失，卵巢内回声不均

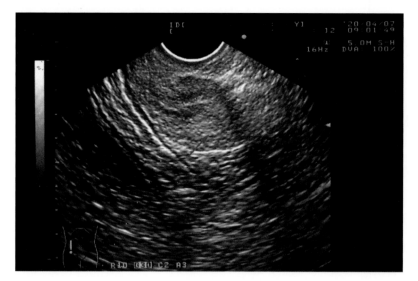

◀ 图 3-22 初诊生殖超声检查，子宫大小正常，肌层回声不均质，子宫前壁内见 **20mm×20mm** 强回声团，前后壁厚度不均等（箭），内膜薄，内膜回声紊乱

质，有带状强回声，窦卵泡回声消失，探头推压卵巢有压痛，卵巢移动征阴性（慢性卵巢炎，怀疑与周围组织粘连）；右侧卵巢体积大小正常，卵巢包膜部分尚清晰（图 3-23），但是欠光滑，卵巢内有较少的强回声带，窦卵泡回声模糊，窦卵泡计数约 20 个，探头推压卵巢有轻度压痛，卵巢移动征阳性。

(2) 生殖超声监视下输卵管通液术：通液结果显示子宫腔未见异常，双侧输卵管通而不畅，液体盆腔弥散延迟。

(3) 中医舌诊：舌质暗，舌尖红，有瘀点，舌苔薄白（图 3-24）。

2. 临床诊断

(1) 西医诊断

诊断结果：①子宫腺肌病合并子宫肌层深部浸润型子宫内膜异位症；②多囊卵巢综合征；③慢性子宫内膜炎；④慢性卵巢炎合并盆腔粘连；⑤子宫颈腺囊肿。

诊断依据：①子宫前后壁厚度不均等，前壁有局灶性病变（子宫腺肌病），肌壁回声不均（深部病变），子宫浆膜欠光滑（浅表病变），提示浅表型与深部浸润型子宫内膜异位症并存；②窦卵泡计数 >15 个，提示多囊卵巢综合征；③子宫内膜交界区消失，提示子宫内膜炎；④双侧卵巢

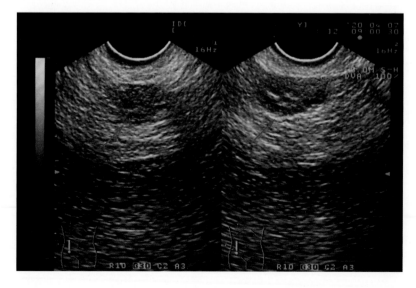

◀ 图 3-23 初诊生殖超声检查，双侧卵巢体积大小正常，卵巢包膜欠规则，窦卵泡显影模糊，窦卵泡计数约 20 个（箭）

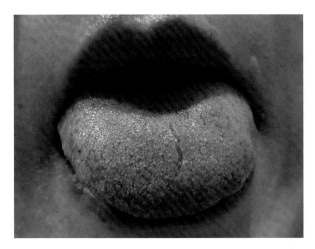

▲ 图 3-24　中医舌诊

内回声不均质，卵巢包膜欠光滑，窦卵泡回声模糊，卵巢移动度差，提示慢性卵巢炎。

(2) 中医诊断

辩证分型：肝肾阴虚，气滞血瘀（癥瘕）。

辩证依据：①舌质紫暗，有瘀点；②经色暗，有血块，黑眼圈，痛经。

3. 治疗

(1) 西医治疗：①减轻体重；②择机去除子宫颈腺囊肿，有利于精子顺利通过宫颈管，到达宫腔与卵子汇合；③黄体酮的应用，药物性剥脱子宫内膜，有利于慢性子宫内膜炎快速康复；④促排卵药的应用；⑤月经结束后使用输卵管通液术，治疗输卵管慢性炎症，疏通输卵管。

(2) 中医治疗原则：疏肝通络，补益气血。

组方：郁金 10g，香附 10g，白芍 12g，大黄 3g，当归 15g，丹参 20g，党参 20g，白术 10g，茯苓 12g，地龙 15g，路路通 20g，女贞子 15g，枸杞子 10g，淫羊藿 15g，鱼腥草 20g，鸡内金 10g，甘草 10g。水煎服，每日 1 剂。

医嘱：月经期中药不停，继续服用。

（二）复诊

1. 第 1 次复诊

复诊时间：2020 年 4 月 27 日（D26）。

生殖超声评估结果：子宫内膜回声不均质，内膜厚度约 15mm，内膜呈 B 型，子宫内膜交界区不规则，子宫内口处多个子宫颈腺囊肿清晰可见，子宫浆膜线欠光滑（图 3-25）；双侧卵巢内窦卵泡显影模糊（图 3-26）。

医嘱：①黄体酮诱导月经来潮；②阴道外用药治疗阴道炎；③效不更方，中药持续治疗。

2. 第 2 次复诊

复诊时间：2020 年 5 月 21 日（D14）。

生殖超声评估结果：子宫肌层回声较前清晰，子宫内膜薄，呈不典型三线征表现；左侧卵巢内窦卵泡显影模糊，窦卵泡计数 18～20 个，右侧卵巢内窦卵泡较前显影清晰，有卵泡发育迹象（图 3-27）。

医嘱：①戊酸雌二醇 1mg，每日 2 次，口服；②效不更方，中药持续治疗。

3. 第 3 次复诊

复诊时间：2020 年 5 月 28 日（D21）。

生殖超声评估结果：子宫内膜未见明显增厚（慢性炎症导致内膜对雌激素不敏感）（图 3-28）；双侧卵巢内窦卵泡显影明显清晰（慢性炎症在消退中）（图 3-29）。

超声监视下微波消融术，消除子宫颈腺囊肿占位，恢复精子进入宫腔的通道。

医嘱：①注射用黄体酮 40mg，每日 1 次，肌内注射，连续 10 天；②效不更方，中药持续治疗。

【临床剖析】

子宫腺肌病合并子宫肌层深部浸润型子宫内膜异位症（癥瘕）患者，由于大量炎性因子导致子宫内膜组织中激素受体数量下降，致使外源性激素补充治疗失败。

4. 第 4 次复诊

复诊时间：2020 年 6 月 23 日（D13）。

生殖超声评估结果：子宫肌层回声较前明

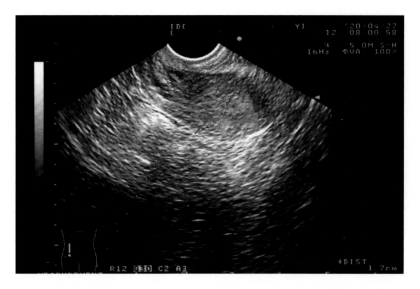

◀ 图 3-25 第 1 次复诊生殖超声检查，子宫肌层回声不均质，子宫内膜回声紊乱，内膜交界区不规则（箭）

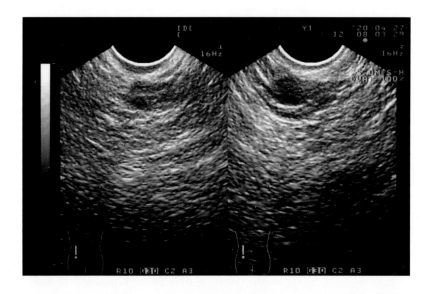

◀ 图 3-26 第 1 次复诊生殖超声检查，窦卵泡回声模糊，卵巢包膜不规则（箭）

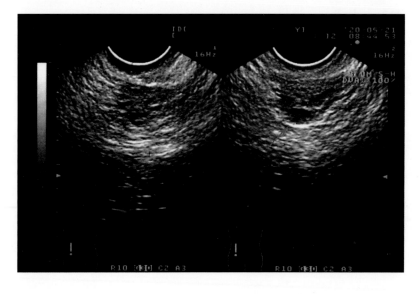

◀ 图 3-27 第 2 次复诊生殖超声检查，双侧卵巢内窦卵泡回声模糊，右侧卵巢内有卵泡发育迹象（箭）

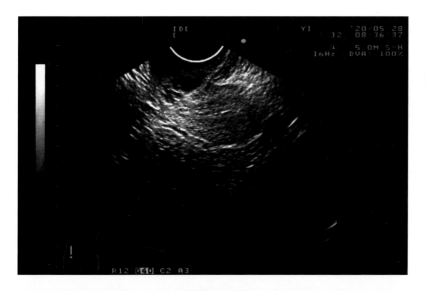

◀ 图 3-28　第 3 次复诊生殖超声检查子宫内膜未见增厚，呈三线征表现，宫颈内口处见 6～7 个子宫颈腺囊肿（箭）

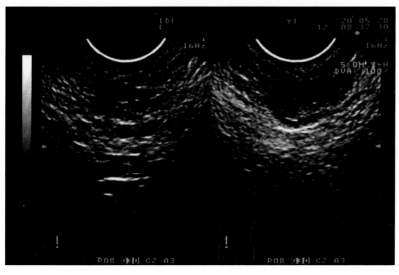

◀ 图 3-29　第 3 次复诊生殖超声检查双侧窦卵泡显影较前清晰，未见优势卵泡发育（箭）

显均质，肌壁间强回声团较前减小，子宫内膜回声均质度较前明显好转，内膜交界区较前明显光滑、规整，内膜呈三线征表现，宫颈内口子宫颈腺囊肿残余 1 个，其余均消失（图 3-30）；双侧卵巢包膜显影清晰，卵巢内回声均质度较前明显好转（慢性炎症消退中），双侧卵巢内均未发现优势卵泡（图 3-31）。

组方：当归 12g，赤芍 15g，黄芪 30g，三棱 15g，莪术 12g，土鳖虫 15g，水蛭 12g，牡蛎 20g，熟地黄 20g，菟丝子 20g，黄精 10g，牛膝 12g，枸杞子 15g，郁金 10g，淫羊藿 15g。水煎服，每日 1 剂。

【临床剖析】

该患者生殖超声诊断评估显示，经过 2 个多月的治疗，女性生殖内环境均有不同程度的改善，患者自诉月经颜色由暗转变为红色，血块减少，痛经减轻过半，乳房胀痛几乎消失，小腹坠胀减轻，黑眼圈消退过半，舌质转红，瘀点消失，说明疏肝益气通络已经达到了预期目的，但子宫肌层内"癥瘕"还未去除，"癥瘕"会直接影响子宫内膜的容受性，导致胚胎着床障碍，中医后续治疗原则改为软坚散结，补肾填精，更此组方进行调整。

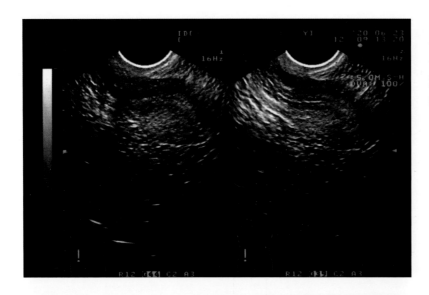

◀ 图 3-30　第 4 次复诊生殖超声检查，子宫肌层较前均质，子宫内膜回声较前均质，呈三线征表现，近宫底处内膜显示欠清晰（箭）

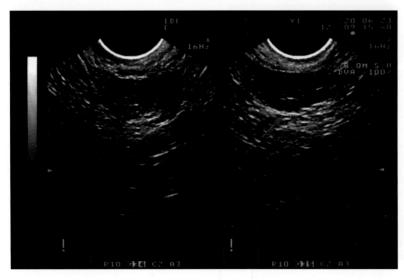

◀ 图 3-31　第 4 次复诊生殖超声检查，双侧卵巢内窦卵泡显影较前清晰，卵巢包膜较前光滑（箭）

5. 第 5 次复诊

复诊时间：2020 年 7 月 23 日（D15）。

生殖超声评估结果：双侧未见成熟卵泡发育，子宫内膜呈 B 型，内膜厚度约 8mm。

医嘱：①本周期月经第 16 天开始黄体酮注射液 40mg，每日 1 次，连续 10 天，停药后等待月经来潮；②下周期月经来潮第 3 天开始口服来曲唑 5.0mg，每日 1 次，连续 5 天，待生殖超声检查后，根据卵泡发育大小决定尿促性素的应用剂量；③效不更方，中药继续服用。

6. 第 6 次复诊

复诊时间：2020 年 8 月 23 日（D12）。

生殖超声评估结果：子宫体积大小正常，子宫肌壁回声基本均质，子宫前后壁厚度不均等，子宫浆膜光滑度基本恢复正常，子宫内膜厚度约 5mm，内膜形态呈三线征，内膜交界区清晰、规则（图 3-32）；双侧卵巢内未见优势卵泡发育（图 3-33）。

医嘱：①尿促性素注射液 150U，每日 1 次，肌内注射，连续 2 天；②戊酸雌二醇 1mg，每日 2 次，口服；③效不更方，中药继续服用。

7. 第 7 次复诊

复诊时间：2020 年 8 月 25 日（D14）。

生殖超声评估结果：子宫内膜回声均质，内膜形态呈三线征表现，内膜厚度约 9mm，子宫内膜中心线清晰，内膜交界区清晰（图 3-34）；双

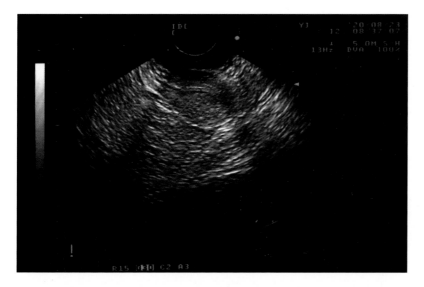

◀ 图 3-32　第 6 次复诊生殖超声检查，子宫肌层回声较前明显均质，子宫浆膜光滑，子宫内膜回声均质，呈三线征表现（箭）

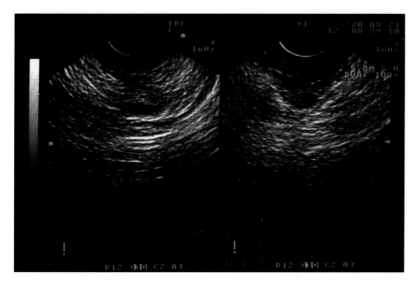

◀ 图 3-33　第 6 次复诊生殖超声检查，双侧卵巢内未见优势卵泡发育（箭）

侧卵巢内均未见优势卵泡（图 3-35）。

医嘱：尿促性素注射液 150U，每日 1 次，肌内注射，连续 2 天。

8. 第 8 次复诊

复诊时间：2020 年 8 月 27 日（D16）。

生殖超声评估结果：双侧卵巢内均未见成熟卵泡发育（图 3-36）。

医嘱：①本周期月经第 16 天起，用黄体酮注射液 40mg，每日 1 次，肌内注射，连续 10 天；②下周期月经来潮第 3 天开始口服来曲唑 5.0mg，每日 1 次，连续口服至复诊（改良促排卵方案）；③效不更方，中药持续治疗。

【临床剖析】

该患者求子愿望迫切，精神压力大，处于不良的心理状态，这不仅会引起植物神经功能失调，严重的还会导致女性生殖内分泌功能紊乱。笔者在临床上经常发现微刺激促排卵失败的病例，分析原因可能是精神因素和卵巢局部病变一同导致卵巢低反应。针对这类患者，第一，鼓励其正确面对疾病，回避现实不是解决问题的办法；第二，要彻底消除病因，才能够达到好的治疗效果。

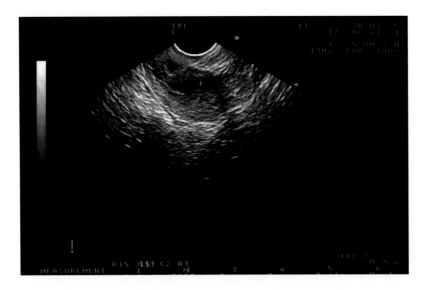

◀ 图 3-34　第 7 次复诊生殖超声检查，子宫内膜回声均质，内膜厚度约 9mm，呈三线征表现（箭）

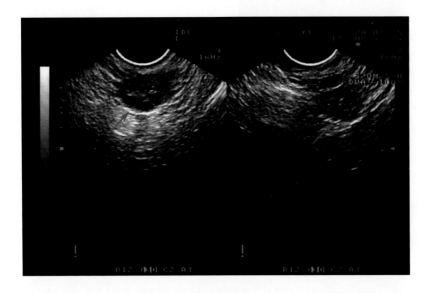

◀ 图 3-35　第 7 次复诊生殖超声检查，双侧卵巢内未见优势卵泡发育，窦卵泡显影清晰（箭）

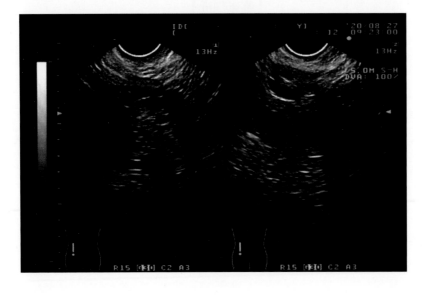

◀ 图 3-36　第 8 次复诊生殖超声检查，双侧卵巢内未见成熟卵泡发育

9. 第 9 次复诊

复诊时间：2020 年 9 月 22 日（D12）。

生殖超声评估结果：子宫大小正常，子宫前壁回声基本均质，子宫前后肌壁厚度尚没有完全均等，子宫内膜回声均质，子宫内膜呈典型三线征，内膜厚度约 8mm（女性三八征之一达标，此时子宫内膜容受性最佳）；右侧卵巢内见大小为 20mm×20mm 无回声（女性三八征之一达标，卵泡成熟），张力饱满，无回声清亮（卵母细胞质量优良）（图 3-37）。

宫颈黏液评分 =10 分（女性三八征之一达标），黏液拉丝度 >100mm，黏液清亮，镜检羊齿状结晶典型，宫颈口开约 2mm。

医嘱：① 绒毛膜促性腺激素注射液 10 000U+ 尿促性素注射液 150U，1 次肌内注射，人工诱导 LH 峰，促进成熟卵泡破裂。②指导患者 24h 后同房。

【临床剖析】

该患者"女性三八征"已达到的最佳标准：①初级卵母细胞经过漫长的生长发育，直到卵泡直径 >18mm 后，才预示着成熟卵泡中的卵母细胞真正具有与精子结合的能力。②在卵泡发育的早期，仅有少量雌激素生成，释放入外周血液，作用于性激素器官；由优势卵泡发育到成熟卵泡后，成熟卵泡会产生大量雌激素，释放进入外周血，并作用于靶器官。在雌激素的作用下，子宫内膜快速生长为能够接纳胚胎的最佳状态（内膜厚度 >8mm、内膜形态呈三线征表现）。③同时，雌激素还会作用于宫颈管腺体，促使宫颈管腺体分泌大量的稀薄黏液，排卵期的宫颈黏液呈弱碱性，有利于精子在宫颈管中存活和游动，助力精子快速通过宫颈管天然屏障，临床上常把宫颈黏液的稀释度进行评分，评分越高（宫颈黏液评分 >8 分），精卵结合概率越高。

10. 第 10 次复诊

复诊时间：2020 年 9 月 24 日（D14）。

生殖超声评估结果：右侧卵巢内成熟卵泡破裂。

医嘱：①地屈孕酮片 10mg，每日 2 次，口服，连续 10 天；②2 周后若月经未能来潮，晨尿查早早孕。

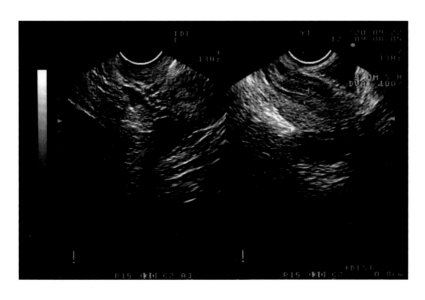

◀ 图 3-37 第 9 次复诊生殖超声检查，子宫内膜呈三线征，内膜厚度约 8mm，右侧卵巢内见成熟卵泡发育，卵泡回声透亮（箭）

11. 第 11 次复诊

复诊时间：2020 年 10 月 11 日。

排卵后 17 天，晨尿早早孕阳性。抽血检查 β-hCG 值为 327.38U/L。

生殖超声评估结果：子宫体增大，子宫内膜蜕膜样变，宫内可见一微小无回声（图 3-38）。

初步诊断：生化妊娠。宫内妊娠囊，比腹部超声诊断提前约 10 天。

医嘱：应用地屈孕酮片、黄体酮针、绒毛膜促性腺激素、保胎丸等保胎。

12. 第 12 次复诊

复诊时间：2020 年 10 月 17 日。

生殖超声评估结果：子宫内可见大小为 4mm×3mm 无回声，且有"双环征"表现（图 3-39）。

临床诊断：临床妊娠。

医嘱：按照原方案继续保胎。

13. 第 13 次复诊

复诊时间：2020 年 10 月 26 日。

生殖超声评估结果：宫内可见 15mm×5mm 无回声，其间可见胎芽、胎心搏动（图 3-40）。

医嘱：按照原方案继续保胎。

14. 第 14 次复诊

复诊时间：2020 年 11 月 16 日。

生殖超声评估结果：于子宫内可见单胎儿，双顶径、股骨长、胎心率等指标在正常范围内（图 3-41）。

医嘱：10 周后逐渐减少药物剂量。

2021 年 7 月，患者来电告知，顺产一健康女婴。

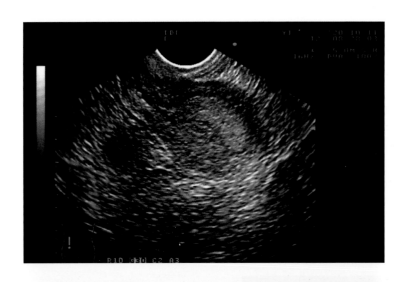

◀ 图 3-38 第 11 次复诊生殖超声检查，子宫内膜蜕膜样变，宫内可见微小无回声（箭）

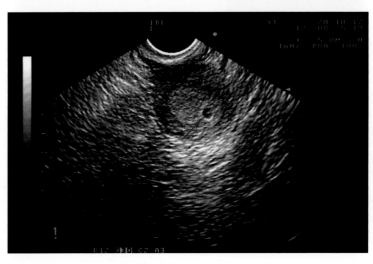

◀ 图 3-39 第 12 次复诊生殖超声检查，宫内见 4mm×3mm 无回声（箭）

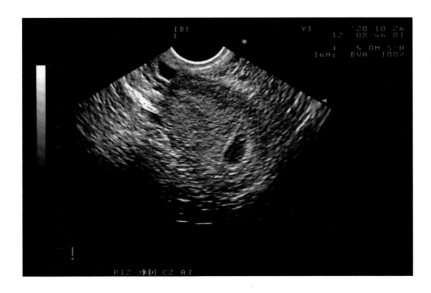

◀ 图 3-40　第 13 次复诊生殖超声检查，宫内单胎妊娠囊（箭）

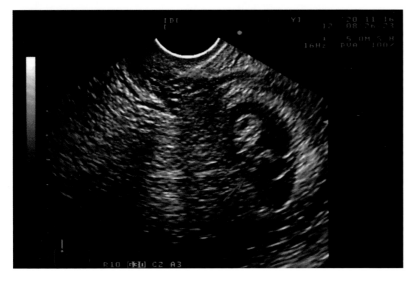

◀ 图 3-41　第 14 次复诊生殖超声检查，怀孕第 64 天图像（箭）

【探索与发现】

著名的医学家威廉·奥斯勒爵士明确指出"谁懂得了子宫内膜异位症，谁就懂得了妇科学"。时至今日，妇科学针对子宫内膜异位症的认知度和临床处置策略仍需进一步探索。

宫颈疾病是导致女性受孕障碍的重要因素，宫颈黏液性状的不良改变，能够阻碍精子进入宫腔。精神因素在不同程度上可以引起女性生殖内分泌紊乱，女性疑难不孕症治疗过程中，心理疏导至关重要、不容忽视，需要帮助患者建立战胜疾病的信心。

女性内生殖系统隐匿性慢性炎症是导致不孕症的重要因素之一，患者无痛苦，致使临床诊断难、辨证治疗难，甚至有的患者无任何症状，特别是患者内分泌检查结果正常时。传统不孕症诊断归属于无原因性不孕症范围，随着生殖超声诊断技术在临床上的广泛应用，无原因性不孕症患者的诊断将会大幅度减少。

生殖超声诊断技术将以独特的诊断模式服务于生殖医学的发展。

三、子宫内膜异位症合并肥胖型多囊卵巢综合征

病例：文某，女性，33 岁，15 岁初潮，经期 5～6 天、月经周期延后 10 天左右、月经色暗、血块多，腰痛，小腹坠胀，乳房胀痛，烦躁易怒，肥胖，面部毛孔粗大，脸色黑青，颈部黑棘皮症明显，轻度多毛，继发性不孕症，有 2 岁男孩，健康，婚后自然流产 1 次，孕 50 天，孕 2 产 1 流 1（G2P1A1）。

（一）初诊

初诊时间：2020 年 10 月 18 日（D23）。

1. 生殖专科检查

(1) 生殖超声检查：女性不孕症一站式生殖超声评估结果：子宫体积为 65mm×55mm×54mm，子宫形态呈球形，子宫肌层回声不均，其间有"冻豆腐"样小无回声，同时，可见强回声带（深部浸润型子宫内膜异位症），子宫浆膜光滑带消失，浆膜线粗糙（浅表型子宫内膜异位症），子宫有推压痛，子宫内膜呈强回声，回声尚均质，子宫内膜交界区欠光滑（图 3-42）；左侧卵巢体积偏大，卵巢包膜不规则，双侧卵巢内基础窦卵泡计数约 25 个（多囊卵巢综合征），窦卵泡回声不清晰，左侧卵巢内可见大小为 17mm×17mm 无回声，包膜欠光滑，张力不佳，双侧卵巢有推压痛，移动征阴性；直肠子宫陷凹可见形态不规则的无回声区，最大径 30mm（图 3-43）。

(2) 中医舌诊：舌质暗、舌尖红、齿痕、舌苔薄白。

2. 临床诊断

(1) 西医诊断

诊断结果：①子宫内膜异位症（深部浸润型、浅表型）；②肥胖型多囊卵巢综合征。

诊断依据：①子宫肌壁回声不均质，有强回声带，有"冻豆腐"样小无回声，子宫呈球形（深部浸润型子宫内膜异位症）；②子宫浆膜层欠光滑，有多处不规则回声（浅表型子宫内膜异位症），双侧卵巢包膜消失，推压痛阳性（慢性炎症），移动征阴性（疑粘连）；③双侧卵巢内窦卵泡计数约 25 个（卵巢"二五征"界定，窦卵泡计数阈值＞15 个时，即可以诊断为多囊卵巢综合征），颈部有典型黑棘皮症（胰岛素抵抗的临床表现），阴毛、腋毛多（高雄激素血症的临床表现），月经不调，肥胖等。

(2) 中医诊断

辩证分型：肝肾阴虚，脾虚痰瘀。

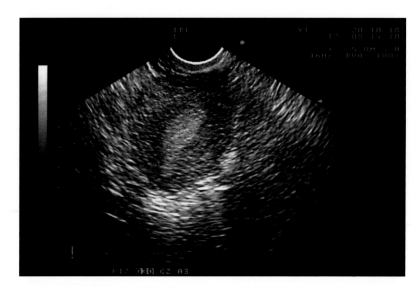

◀ 图 3-42 初诊生殖超声检查，子宫大小正常，子宫后屈位，肌层回声不均质，子宫浆膜线不规则，子宫内膜呈强回声（箭）

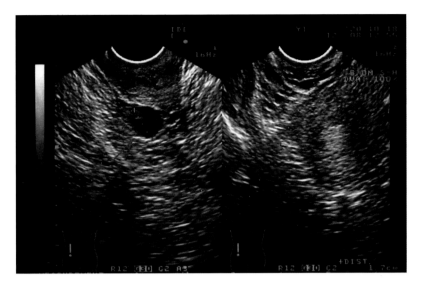

◄ 图 3-43 初诊生殖超声检查，左侧卵巢体积偏大，右侧卵巢大小正常，卵巢包膜欠光滑，窦卵泡回声模糊，左侧卵巢内见 17mm×17mm 无回声，形态欠规则，张力欠佳（箭）

辩证依据：①舌质暗、舌尖红、齿痕、舌苔薄白（图 3-44）；②经色暗，血块多；③烦躁易怒，乳房胀痛。

3. 治疗

(1) 西医治疗：①锻炼身体，增强体质，减轻体重 5%～10%；②择期应用促排卵药；③治疗 3 个月经周期后，在阴道超声监视下行输卵管通液术，检查输卵管通畅度。

(2) 选方用药：桃红四物汤加减。

组方：桃仁 10g，红花 15g，当归 15g，生地黄 20g，川芎 10g，赤芍 15g，白芍 15g，墨旱莲 25g，女贞子 20g，连翘 12g，丹皮 15g，黄柏 5g，黄芪 30g。水煎服，每日 1 剂。

医嘱：①黄体酮注射液 40mg，每日 1 次，肌内注射，连续 5 天；②月经期不停中药，连续治疗 2 个月后复诊。

【临床剖析】

针对疑难性不孕患者，如多囊卵巢综合征、子宫内膜异位症和卵巢早衰等患者，临床病因复杂，虚实夹杂，单纯"调周法"不能解决患者根本问题，需长时间治疗"病本"。该患者子宫内膜异位症的病机是"血瘀"，"瘀久生热""瘀久必虚"，导致患者阴虚火旺，治疗原则为滋阴清热、补血活血化瘀、祛邪与扶正兼施。

笔者在临床上很少使用"调周法"，多以现代医学生殖超声诊断技术与实验室检查为手段，局部精准"辨病"与整体"辨证"相互融合，快速明确病因，动态观察内生殖器官形态学的变化，及时反馈治疗效果。例如，排卵期超声检查发现，该患者子宫内膜厚度达标、卵泡发育成熟，说明患者精气旺盛；月经结束后超声检查发现，宫腔内有占位（有形之瘀），子宫肌层回声不均质时，无论患者有没有"血瘀证"的表现，临床治疗时都不要忽视"无

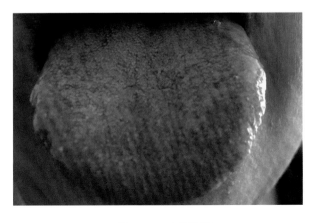

▲ 图 3-44 中医舌诊

形之瘀"，如果"无形之瘀"不能彻底清除，将会导致"有形之瘀"的复发，此时，如果使用单纯"调周法"，往往临床治疗效果不佳。

针对病因复杂的患者，如何把握寒热虚实夹杂的病证，精准把控辨证施治法则，是先扶正后祛邪，还是先祛邪后扶正，亦或是攻补兼施，又或是攻补兼施中有所侧重？在选择治疗策略时，需要主诊医生不但要详细斟酌"病"与"证"的关系，还要有运筹帷幄、决胜千里的智慧，这也正是中医辨证施治的精髓。

（二）复诊

1. 第 1 次复诊

复诊时间：2020 年 12 月 16 日（D15）。

生殖超声评估结果：子宫体积大小同前，子宫浆膜线光滑（浆膜小病灶消失）；子宫内膜有三线征表现（A 型），回声尚均质，内膜厚度约 14mm，交界区不规则（子宫内膜炎）（图 3-45）；双侧卵巢包膜光滑度较前好转，双侧窦卵泡显影较前清晰（慢性卵巢炎）（图 3-46）。

中医舌诊：舌质颜色好转，舌尖红色消退，舌痕减少（图 3-47）。

医嘱：①黄体酮注射液 40mg，每日 1 次，肌内注射，连续 10 天；②月经第 3 天开始，来

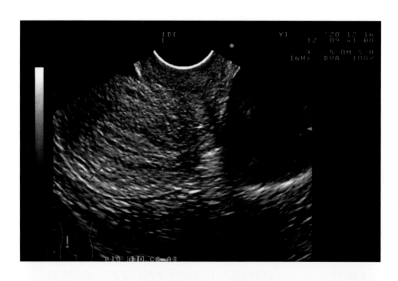

◀ 图 3-45　第 1 次复诊生殖超声检查，子宫肌层回声不均质，子宫内膜呈三线征表现（慢性子宫内膜炎消退中），中心线尚清晰，内膜厚度约 14mm（箭）

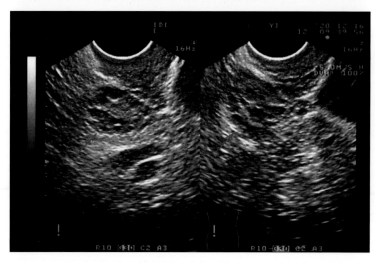

◀ 图 3-46　第 1 次复诊生殖超声检查双侧卵巢内窦卵泡显影较前清晰，未见优势卵泡发育（箭）

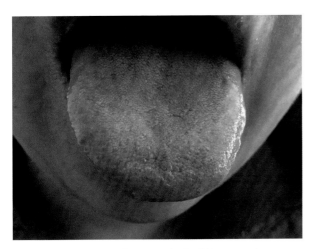

▲ 图 3-47　中医舌诊

曲唑 5.0mg，每日 1 次，口服，连续使用至复诊，视优势卵泡发育情况决定尿促性素（human menopausal gonadotropin，HMG）注射液的用量；③患者舌质暗淡，舌尖红减轻，郁热减轻，组方变更。

组方：当归 20g，生地黄 25g，川芎 10g，赤芍 15g，郁金 12g，墨旱莲 25g，女贞子 20g，菟丝子 20g，北沙参 20g，川牛膝 12g，牡丹皮 15g，路路通 25g，皂角刺 20g，水蛭 10g，黄芪 30g，三棱 12g，莪术 12g。水煎服，每日 1 剂。

【临床剖析】

子宫内膜异位症是目前生殖医学领域的难题之一，其生理病理表现具有恶性肿瘤的破坏力和杀伤力。目前，不论是手术治疗，还是药物（中药、西药）治疗很难达到根除病灶的目的，故有人将其称为"妇科良性癌症"。

手术治疗子宫内膜异位症，只能去除肉眼可见的病灶（如浅表型子宫内膜异位症、局灶型子宫腺肌病、卵巢巧克力样囊肿和盆腔粘连等），而肉眼不可见的病灶或深部浸润型子宫内膜异位症病灶，往往不

能彻底清除干净，术后残留病灶复发率较高；对于盆腔粘连严重的患者，即使是手术恢复了内脏器官的解剖结构，其生育能力也未必能够恢复正常。

西医治疗可以有效抑制子宫内膜异位症病灶，改善患者的症状与不适，但对于有生育要求的女性而言，一定要综合评估其生育能力，对于女性卵巢储备功能低下者，西医治疗可能会进一步抑制女性生育能力和延迟女性生育时机。

中医治疗也不能根治子宫内膜异位症，但可以采用个体化治疗方案，有效缓解症状（如痛经）、改善盆腔生殖内环境、调节免疫功能紊乱、降低炎性细胞因子的水平、增加子宫内膜的容受性、增加卵巢血流，有助于卵巢功能的恢复。首都医科大学附属北京中医医院柴松岩教授认为，对此顽疾虽不能根除，但作为医者应尽力帮助患者，缓解和消除病痛，减少和避免疾病复发，满足女性生育要求、提高女性生活质量，这也是医生应具有的思维模式和责任。

2. 第 2 次复诊

复诊时间：2021 年 1 月 7 日（D10）。

生殖超声评估结果：子宫后屈位（子宫内膜异位症导致子宫韧带松弛），子宫肌层回声较前均质，子宫浆膜线光滑（浅表子宫内膜异位症局灶消退中），子宫内膜呈三线征表现，子宫内膜厚度约 5mm（图 3-48）；右侧卵巢内可见 15mm×14mm 的无回声（优势卵泡），左侧卵巢内基础窦卵泡显影清晰（卵巢炎症消退中）（图 3-49）。

医嘱：①月经第 13 天复诊；②效不更方，中药持续治疗。

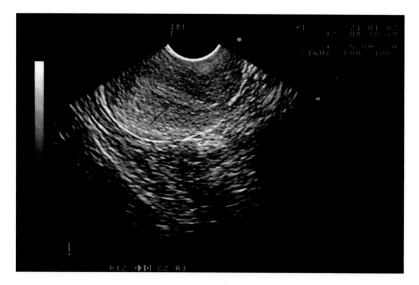

◀ 图 3-48 第 2 次复诊生殖超声检查，子宫肌层后壁见强回声带，子宫内膜呈三线征表现，内膜回声均质，内膜厚度约 5mm（箭）

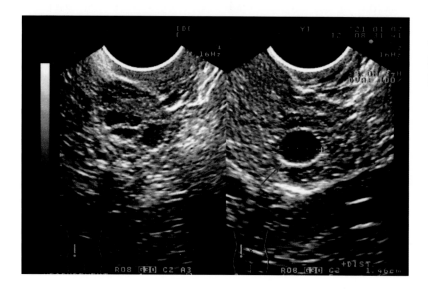

◀ 图 3-49 第 2 次复诊生殖超声检查，左侧卵巢内窦卵泡显影较前清晰，右侧卵巢内见优势卵泡发育（箭）

3. 第 3 次复诊

复诊时间：2021 年 1 月 10 日（D13）。

生殖超声评估结果：子宫内膜呈三线征表现，内膜回声基本均质，子宫内膜中心线无断裂，子宫内膜交界区模糊（慢性子宫内膜炎），子宫内膜厚度约 11mm（女性三八征之一）（图 3-50）；右侧卵巢内见大小为 22mm × 20mm 形态欠规则的无回声（卵泡形态欠规则，代表卵母细胞质量不良，女性三八征之一）（图 3-51）。

宫颈黏液评分 =8 分。

医嘱：①绒毛膜促性腺激素注射液 10 000U+ 尿促性素注射液 150U，1 次肌内注射，人工形成 LH 峰诱导成熟卵泡破裂；②患者出现"女性三八征"说明达到受孕标准，但是要告知患者此时没有达到最佳的受孕标准［如子宫内膜交界区欠光滑，回声模糊（慢性子宫内膜炎症）］，若怀孕则流产风险很高，要继续避孕。

【临床剖析】

该患者从表面上看，女性自然受孕的条件已经具备，但细节上检查可发现，子宫内膜依然存在炎症（此时若急于试孕，流

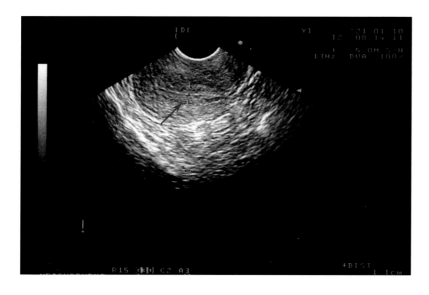

◀ 图 3–50　第 3 次复诊生殖超声检查，子宫肌层回声不均质，子宫内膜呈三线征表现，内膜回声均质，内膜厚度约 **11mm**（箭）

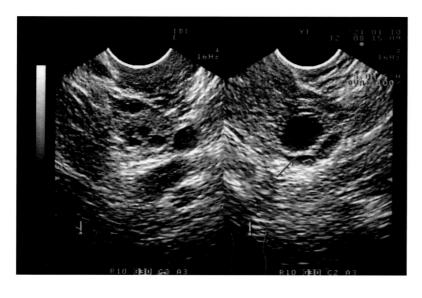

◀ 图 3–51　第 3 次复诊生殖超声检查，双侧卵巢内窦卵泡显影清晰，右侧卵巢内见成熟卵泡，卵泡形态欠规则（箭）

产概率很高；待子宫内膜炎彻底消退后试孕，可有效防止胚胎丢失及滋养型疾病的发生率），成熟卵泡形态不规则，在很大的程度上说明卵子质量欠佳，从优生学的角度来讲不适合试孕。

　　子宫内膜异位症合并多囊卵巢综合征患者是生殖医学的顽疾，经过近 3 个月的治疗，患者内分泌紊乱、免疫功能紊乱、代谢功能紊乱状态没有彻底恢复，建议继续调理 3 个月后试孕。

4. 第 4 次复诊

复诊时间：2021 年 1 月 12 日（D15）。

生殖超声评估结果：右侧卵巢内成熟卵泡消失，直肠子宫陷凹突显积液。

医嘱：①黄体酮注射液 40mg，每日 1 次，肌内注射，连续 10 天；②来曲唑，5.0mg，每日 1 次，口服，连续 5 天；③中药治疗，效不更方。

5. 第 5 次复诊

复诊时间：2021 年 2 月 3 日（D9）。

生殖超声评估结果：子宫后屈位，子宫肌层回声欠均质，子宫浆膜线较前更为光滑，子宫内膜呈典型三线征表现（A 型易受孕型），子宫内膜回声均质，子宫内膜中心线清晰无断裂（子宫内无占位），子宫内膜交界区显影清晰（慢性子宫内膜炎消退），子宫内膜厚度约6mm（图3-52）；右侧卵巢内见大小为15mm×15mm无回声，形态饱满，回声清晰（卵泡质量较佳），左侧卵巢内窦卵泡较前显影清晰（慢性炎症消退）（图3-53）。

生殖超声监视下输卵管通液术：术前30min注射阿托品0.5mg。在常规外阴、阴道消毒彻底后，放置阴道窥器，把一次性双腔输卵管通液管放入子宫内口处，用5ml生理盐水固定通液管；然后，从通液管的另一通道把30～50ml液

体（生理盐水＋庆大霉素注射液80 000U＋地塞米松注射液5.0mg的混悬液）在缓慢而持续压力下送入宫腔，在此过程中无液体外溢宫腔。同时，在生殖超声的监视下观察双侧卵巢旁不规则无回声汇集速度与大小及其消散的速度，准确判断输卵管的通畅度，盆腔的粘连度；配合阴道探头推压下生殖器官的滑动征，准确判断输卵管、盆腔的病变。该患者无回声汇集速度较慢（输卵管通畅度不佳），不规则无回声区较小，消退速度较慢，生殖器官滑动征弱阴性（盆腔粘连尚存在）。

医嘱：月经第12天复诊。

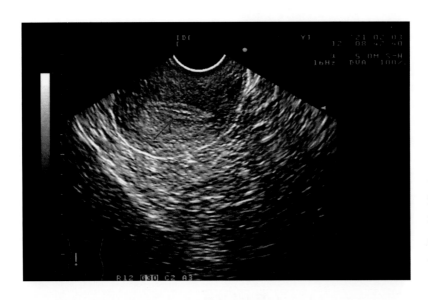

◀ 图3-52　第5次复诊生殖超声检查，子宫肌层回声不均质，子宫浆膜线光滑，子宫内膜呈三线征，内膜回声均质，内膜厚度约6mm，内膜交界区规则（箭）

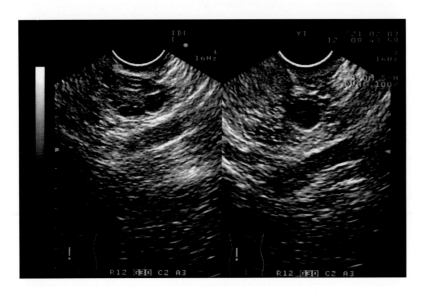

◀ 图3-53　第5次复诊生殖超声检查，窦卵泡显影清晰，右侧卵巢内见优势卵泡发育（箭）

【临床剖析】

生殖超声诊断评估技术可以连续动态监测女性内生殖器官的周期性变化，能够把生殖器官、生殖细胞的生理或病理变化指标准确反馈给临床医生，医生利用内生殖器官的形态学改变，来准确评判临床治疗效果，指导临床医生制订个性化治疗策略。

6. 第 6 次复诊

复诊时间：2021 年 2 月 6 日（D12）。

生殖超声评估结果：子宫内膜呈三线征（A 型），内膜厚度约 12mm（女性三八征之一），内膜回声均质（图 3-54）；右侧卵巢内见大小为 24mm×24mm 的无回声（成熟卵泡，女性三八征之一），卵泡形态饱满，透亮度高，卵泡膜张力高（优质卵泡、优质卵母细胞），左侧卵巢内窦卵泡显影清晰（图 3-55）。

医嘱：①绒毛膜促性腺激素注射液 10 000U+

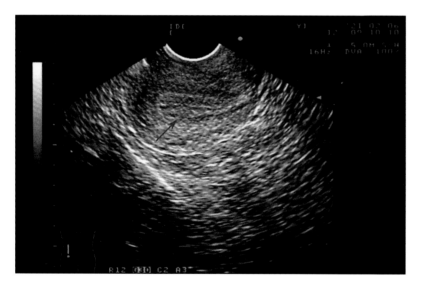

◀ 图 3-54　第 6 次复诊生殖超声检查，子宫内膜呈典型三线征表现，内膜回声均质，内膜厚度约 **12mm**（箭）

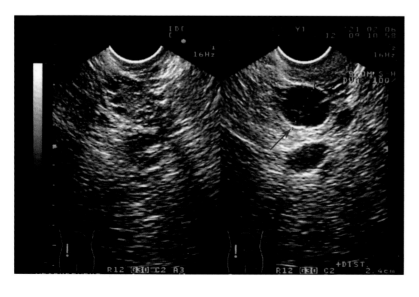

◀ 图 3-55　第 6 次复诊生殖超声检查，双侧窦卵泡显影清晰，右侧卵巢内见成熟卵泡，形态规则，张力饱满（优质卵泡，箭）

尿促性素注射液 150U，1 次肌内注射，人工诱导成熟卵泡破裂；②禁止同房；③月经第 14 天复诊。

7. 第 7 次复诊

复诊时间：2021 年 2 月 8 日（D14）。

生殖超声评估结果：右侧卵巢内无回声消失（成熟卵泡破裂），直肠子宫陷凹有大量积液（图 3-56）。

医嘱：①月经第 16 天开始，黄体酮注射液 40mg，每日 1 次，肌内注射，连续 10 天；②月经第 3 天开始，来曲唑 2.5mg，每日 1 次，口服，连续服用 5 天；③效不更方，中药持续治疗。

8. 第 8 次复诊

复诊时间：2021 年 3 月 2 日（D8）。

生殖超声评估结果：子宫肌层回声欠均质，子宫内膜呈三线征表现，内膜回声均质，内膜厚度约 6mm，子宫内膜交界区清晰（图 3-57）；左侧卵巢内见大小为 15mm×15mm 无回声，形态饱满，张力佳，右侧卵巢内见大小为 12mm×10mm 无回声，形态饱满度欠佳（图 3-58）。

医嘱：月经第 11 天复诊。

9. 第 9 次复诊

复诊时间：2021 年 3 月 5 日（D11）。

生殖超声评估结果：子宫内膜呈三线征表

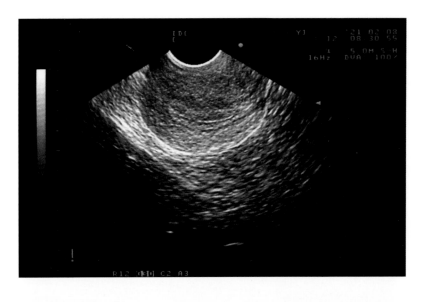

◀ 图 3-56 第 7 次复诊生殖超声检查，右侧卵巢内成熟卵泡破裂，直肠子宫陷凹积液

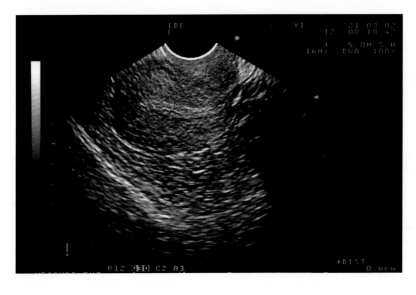

◀ 图 3-57 第 8 次复诊生殖超声检查，子宫肌层较前均质，子宫内膜呈三线征，内膜回声均质，内膜厚度约 6mm，内膜交界区规则（慢性内膜炎消退，箭）

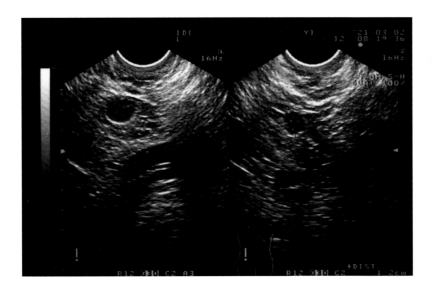

◀ 图 3–58　第 8 次复诊生殖超声检查 双侧卵巢内均见 1 个优势卵泡发育，左 侧卵巢内卵泡形态更佳（箭）

现，内膜回声均质，内膜中心线无断裂，子宫内膜厚度 11mm（女性三八征之一达标），子宫后壁浆膜下有"鼠洞征"样表现（图 3-59）；左侧卵巢内见大小为 20mm×20mm 无回声（成熟卵泡，女性三八征之一达标），右侧卵巢内未见成熟卵泡（卵泡闭锁）（图 3-60）。

医嘱：①绒毛膜促性腺激素注射液 10 000U+尿促性素注射液 150U，1 次肌内注射，形成人工 LH 峰诱导成熟卵泡破裂；②效不更方，中药持续治疗。

10. 第 10 次复诊

复诊时间：2021 年 3 月 9 日（D15）。

生殖超声评估结果：左侧卵巢内成熟卵泡破裂。

医嘱：①黄体酮注射液 40mg，每日 1 次，肌内注射，连续 10 天；②禁止同房，等生殖内环境完全恢复正常后试孕；③跳绳、跳楼梯台阶，按摩小腹部，减少盆腔粘连；④月经第 3 天开始，来曲唑 2.5mg，每日 1 次，口服，连续服用；⑤效不更方，中药持续治疗。

11. 第 11 次复诊

复诊时间：2021 年 3 月 29 日（D9）。

生殖超声评估结果：子宫肌层回声欠均质，子宫内膜薄（图 3-61）；右侧卵巢内有卵泡发育

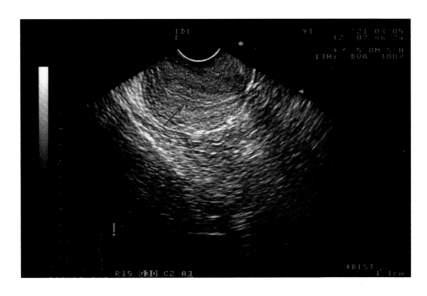

◀ 图 3–59　第 9 次复诊生殖超声检查，子宫肌层回声欠规则，子宫内膜形态规则，内膜回声均质，内膜厚度约 11mm（箭）

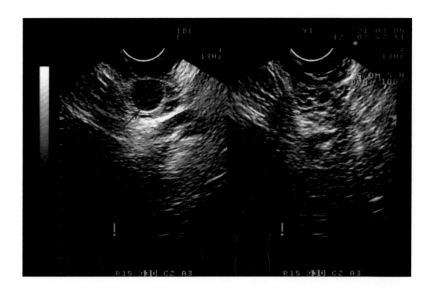

◀ 图 3-60　第 9 次复诊生殖超声检查 左侧卵巢内见成熟卵泡发育，卵泡形态规则，卵泡张力饱满（优质卵泡，箭）

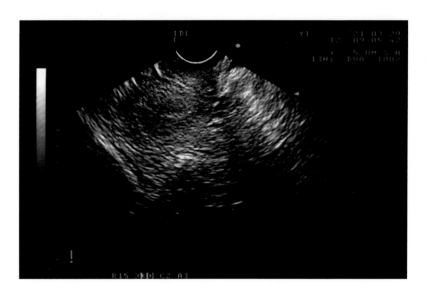

◀ 图 3-61　第 11 次复诊生殖超声检查，子宫肌层回声欠均质，子宫内膜薄（箭）

迹象，双侧窦卵泡显影清晰（图 3-62）。

医嘱：①戊酸雌二醇 1mg，每日 2 次，口服；②月经第 12 天复诊。

12. 第 12 次复诊

复诊时间：2021 年 4 月 1 日（D12）。

生殖超声评估结果：子宫大小正常，子宫形态规则，子宫内膜回声均质，呈典型三线征，子宫内膜交界区规则，内膜厚度约 7mm（图 3-63）；右侧卵巢内见大小为 19mm×18mm 无回声，形态饱满，回声透亮，卵泡膜张力佳，左侧卵巢内窦卵泡显影清晰（卵巢慢性炎症消退，已经具备试孕条件）（图 3-64）。

医嘱：①绒毛膜促性腺激素注射液 10 000U+尿促性素注射液 150U，1 次肌内注射，人工形成 LH 峰，诱导成熟卵泡破裂；②指导 24h 后同房；③隔日复诊，检查成熟卵泡是否破裂，子宫内膜是否继续生长变化。

13. 第 13 次复诊

复诊时间：2021 年 4 月 3 日（D14）。

生殖超声评估结果：右侧卵巢内成熟卵泡破裂，子宫内膜厚度约 11mm，内膜形态呈典型三线征表现（A 型）。直肠子宫陷凹见大量积液（卵泡破裂）（图 3-65）。

医嘱：①月经第 16 天开始地屈孕酮片 10mg，

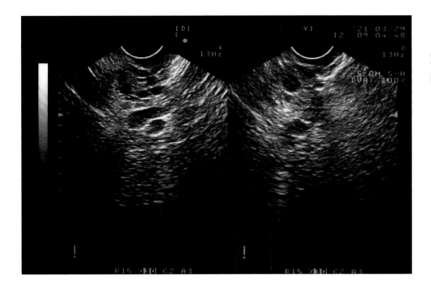

◀ 图 3-62　第 11 次复诊生殖超声检查，双侧卵巢内窦卵泡回声清晰，未见优势卵泡（箭）

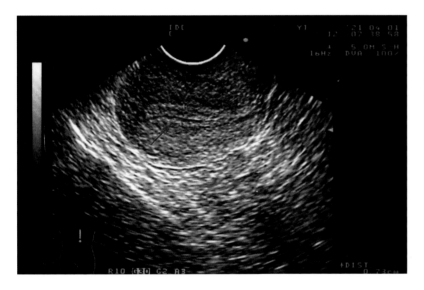

◀ 图 3-63　第 12 次复诊生殖超声检查，子宫肌层回声尚均质，子宫内膜呈典型三线征，子宫内膜回声均质，内膜厚度约 7mm，内膜交界区规则（箭）

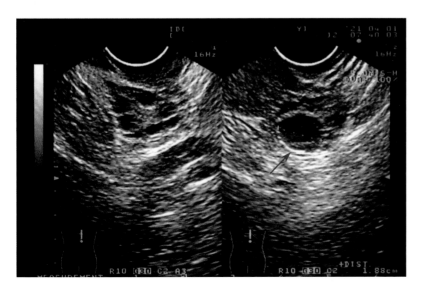

◀ 图 3-64　第 12 次复诊生殖超声检查，右侧卵巢内见 19mm×18mm 无回声，形态规则，张力饱满（箭）

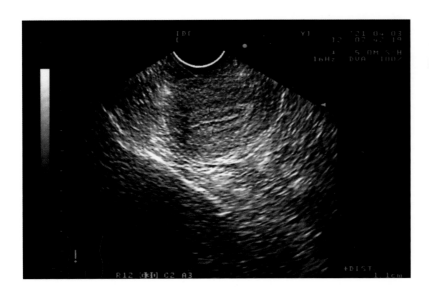

◀ 图 3-65　第 13 次复诊生殖超声检查，卵泡破裂，直肠子宫陷凹大量积液

每日 2 次，口服，连续 10 天；②排卵 2 周后若月经不能如期来潮，留晨尿做早早孕试验，若早早孕试验阳性，尽早确定宫内妊娠后，积极保胎。

14. 第 14 次复诊

复诊时间：2021 年 4 月 21 日。

晨尿早早孕试验强阳性，早孕血液检查 β-hCG 值为 480U/L。

医嘱：黄体酮、地屈孕酮、绒毛膜促性腺激素、保胎丸等常规保胎。

15. 第 15 次复诊

复诊时间：2021 年 5 月 16 日。

生殖超声评估结果：宫内单胎妊娠，双附件区未见异常（图 3-66）。

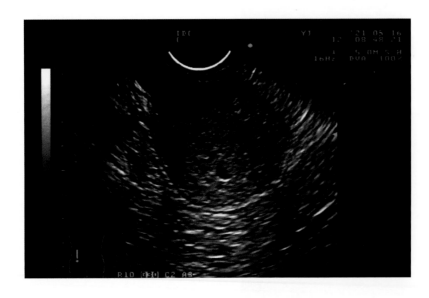

◀ 图 3-66　第 15 次复诊生殖超声检查，内膜蜕膜样变，宫内单胎妊娠（箭）

【探索与发现】

子宫内膜异位症的病因不明,严重影响女性的生活质量。在临床上常表现为"无原因性的不孕症",特别是隐匿性子宫内膜异位症患者,无痛经表现,可能被长期误诊误治。

任何疾病都不是孤立存在的,子宫内膜异位症患者也常合并多囊卵巢综合征、卵巢储备功能下降、卵巢早衰等,这类疾病导致婚后不孕的病情更为复杂,在临床表现上更是虚虚实实。

生殖超声诊断技术对于子宫内膜异位症、多囊卵巢综合征、卵巢早衰患者有其独到的量化诊断标准,对于初筛检查不孕症病因有其重要的临床实用价值。

隐匿性子宫内膜异位症是导致复发性流产的重要原因之一,也是辅助生殖技术抱婴回家成功率低下的重要原因之一。

传统中医与现代医学两大诊疗体系,在女性不孕诊断与治疗方面,各有其特色,中西合璧是促进现代生殖医学健康发展的必经之路。

第4章 复发性流产

流产是指怀孕未达到28孕周前发生的胚胎与胎儿的丢失，其中发生于12孕周前者，称为早期流产，发生于12孕周后者称为晚期流产，也有一些国家将20孕周前的流产都归为"早产"范畴。

我国于2016年已经形成了复发性流产诊治的专家共识，即28孕周前胎儿丢失3次或3次以上，以及连续发生2次流产应引起重视。

近几年，复发性流产的发生率呈明显上升态势。导致复发性流产的病因复杂，通常认为与遗传因素、内生殖器官解剖因素、内分泌因素、感染因素、免疫因素、血栓因素和男性少弱畸精子因素等有关。

笔者经过大量的生殖超声研究发现，子宫肌层深部浸润型子宫内膜异位症（特别是隐匿性子宫内膜异位症）是复发性流产的重要因素之一。因为子宫肌层的健康状态会直接影响子宫内膜（土壤）的血供，当子宫肌层病变严重到一定程度时，会阻碍子宫内膜血液供应，直接导致子宫内膜生长发育不良，降低子宫内膜的容受性，最终导致胚胎反复丢失。此外，还有一个更重要的因素就是卵巢，卵巢是卵子（种子）的家园，如果卵子生长的家园受到严重破坏（如慢性卵巢炎、卵巢巧克力囊肿、卵巢与周围组织严重粘连等），卵子的质量也会明显下降。卵巢的很多疾病是没有临床症状的（如慢性卵巢炎、卵巢储备功能下降、卵巢早衰等），这就需要临床经验丰富的医师或高年资医师指导低年资医师或经验不丰富的医师，以便早日发现卵巢病变避免拖延日久引发严重后果。

病例：毕某，女性，30岁，13岁初潮，经期5~7天、月经周期30天、经色暗、无痛经，无性交痛，白带黏稠有异味，手脚冰凉，小腹冰凉，婚后怀孕第1胎无胎心，第2胎保胎成功，出生一健康女婴，第3胎胎儿罹患肺部肿瘤，夫妇外周染色体检查结果正常，孕3产1流2（G3P1A2）。

（一）初诊

初诊时间：2020年10月28日（D17）。

1. 生殖专科检查

（1）生殖超声检查：女性不孕症一站式生殖超声评估结果：子宫体积大小为55mm×50mm×48mm，形态呈球形，呈前屈位，子宫肌层回声不均，强回声光点与小无回声布满子宫肌层（深部浸润型子宫内膜异位症），子宫内膜厚度约13mm，呈B型内膜，子宫内膜呈强回声带，内膜交界区模糊（慢性子宫内膜炎）；子宫浆膜光滑度消失，与周围组织分界不清晰，推压子宫体呈现滑动征阴性（盆腔粘连）（图4-1）；左侧卵巢大小正常，卵巢包膜欠光滑，窦卵泡显影模糊，窦卵泡计数约 10 个，有轻度推压痛，卵巢滑动征阳性；右侧卵巢体积较左侧减小，卵巢包膜几乎消失，窦卵泡显影较左侧更加模糊，窦卵泡计数 6～7 个，有明显推压痛，卵巢滑动征阴性，直肠子宫陷凹有少量积液（图 4-2）。

（2）生殖超声监视下输卵管通液术：结果显示子宫腔形态未见异常，双侧输卵管通而不畅。

（3）中医舌诊：舌质暗淡，有齿痕，舌苔白腻（图 4-3）。

2. 临床诊断

（1）西医诊断

诊断结果：①隐匿性深部浸润型子宫内膜异位症；②慢性卵巢炎；③慢性子宫内膜炎；④输卵管通而不畅；⑤继发性不孕症。

诊断依据：①子宫体呈球形，子宫肌层内强回声光点与小无回声（深部浸润型子宫内膜异位症）；②子宫内膜交界区消失（慢性子宫内膜炎）；③卵巢包膜不规则、窦卵泡显影模糊（慢性卵巢炎）。

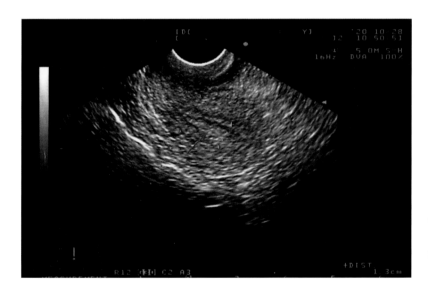

◀ 图 4-1　初诊生殖超声检查，子宫肌层回声紊乱，子宫浆膜有断线，子宫内膜回声紊乱，内膜交界区显影不清晰（箭）

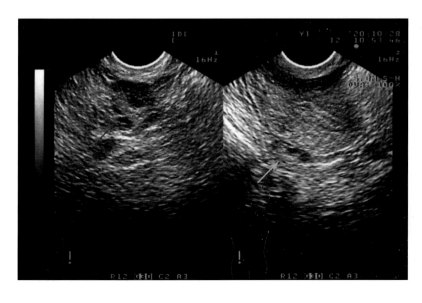

◀ 图 4-2　初诊生殖超声检查左侧卵巢体积正常，包膜欠光滑，窦卵泡显影模糊，基础窦卵泡计数约 10 个（红箭）；右侧卵巢体积减小，卵巢包膜不清晰，窦卵泡显影模糊，窦卵泡计数 6～7 个（蓝箭）

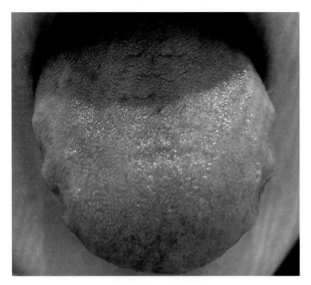

▲ 图 4-3　中医舌诊

(2) 中医诊断

诊断结果：脾肾阳虚血瘀型不孕症。

诊断依据：①有齿痕，舌苔白腻，白带多；②舌质暗淡，经色紫暗，手脚、小腹部冰凉。

3. 治疗

(1) 西医治疗：① 经期使用抗生素和活血化瘀类药物，控制慢性卵巢炎、子宫内膜炎等；② 使用黄体酮，形成药物性剥脱子宫内膜，有利于子宫内膜的快速恢复；③ 根据卵泡发育情况，决定促排卵药的使用。

(2) 中医治疗原则：扶正为主，健脾补肾，活血化瘀。

组方：当归 15g，熟地黄 20g，干姜 5g，益母草 20g，党参 15g，白术 12g，茯苓 12g，甘草 10g，丹参 25g，鹿角霜 20g，女贞子 20g，路路通 15g，郁金 12g，黄芪 30g，桃仁 10g，红花 10g。水煎服，每日 1 剂。

医嘱：经期不停药。

（二）复诊

1. 第 1 次复诊

复诊时间：2020 年 11 月 19 日（D8）。

生殖超声评估结果：子宫肌层回声有好转的趋势，子宫内膜回声较前清晰，宫底段内膜交界区不清晰（图 4-4）；双侧卵巢内窦卵泡显影较前清晰（慢性炎症消退中）（图 4-5）。

医嘱：①月经第 11 天复诊；②效不更方，中药持续治疗。

2. 第 2 次复诊

复诊时间：2020 年 11 月 22 日（D11）。

生殖超声评估结果：子宫内膜呈不典型三线征表现，双侧卵巢内没有优势卵泡发育（图 4-6）。

医嘱：月经第 14 天复诊。

3. 第 3 次复诊

复诊时间：2020 年 11 月 25 日（D14）

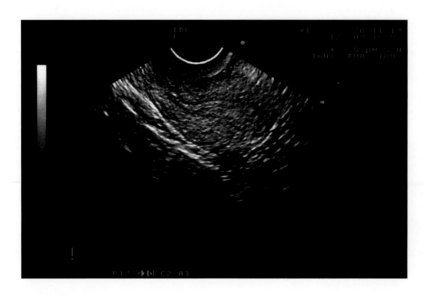

◀ 图 4-4　第 1 次复诊生殖超声检查，子宫肌层回声较初诊均质，子宫内膜显影较清晰，呈非三线征表现，内膜交界区欠规则（箭）

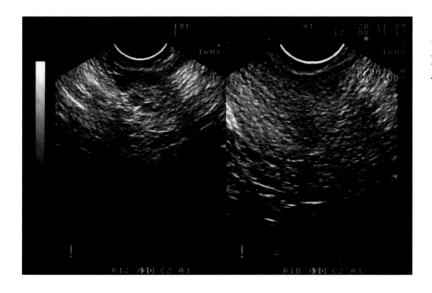

◀ 图 4-5　第 1 次复诊生殖超声检查，双侧卵巢内窦卵泡显影较前清晰，未见优势卵泡发育

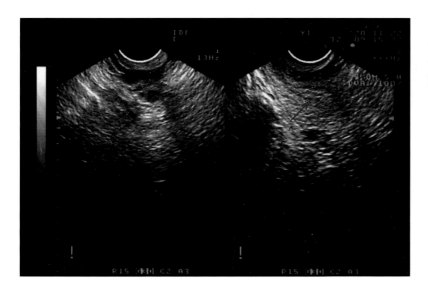

◀ 图 4-6　第 2 次复诊生殖超声检查，子宫内膜呈不典型三线征表现（箭），双侧卵巢内未见优势卵泡发育

生殖超声评估结果：子宫前壁浆膜下可见"鼠洞征"，余回声尚可，子宫浆膜线欠光滑，子宫内膜呈三线征表现，内膜回声均匀，内膜厚度约 9mm，内膜交界区较前清晰（图 4-7）；左侧卵巢内见大小为 14mm×13mm 无回声（图 4-8）。

医嘱：隔日复诊。

4. 第 4 次复诊

复诊时间：2020 年 11 月 27 日（D16）。

生殖超声评估结果：子宫内膜显影清晰，内膜形态呈三线征表现（A 型易受孕型），内膜厚度约 10mm（女性三八征之一，内膜厚度达

标），内膜中心线欠清晰；左侧卵巢内见大小为 18mm×17mm 无回声（女性三八征之一），卵泡回声欠清晰（卵母细胞质量欠佳）（图 4-9）。

医嘱：①绒毛膜促性腺激素注射液 10 000U+尿促性素注射液 150U，1 次肌内注射，形成人工 LH 峰，诱导成熟卵泡破裂；②禁止同房；③隔日复诊。

5. 第 5 次复诊

复诊时间：2020 年 11 月 30 日（D19）。

生殖超声评估结果：左侧卵巢内成熟卵泡消失；黄体期子宫内膜由 A 型转化为 B 型，同时

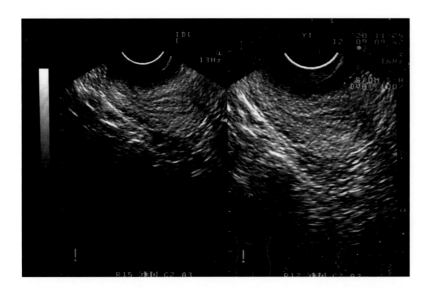

◀ 图4-7　第3次复诊生殖超声检查，子宫内膜呈三线征，回声尚均质，内膜交界区欠规则（箭）

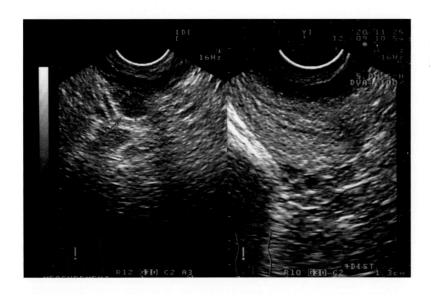

◀ 图4-8　第3次复诊生殖超声检查，左侧卵巢内见优势卵泡发育（箭）

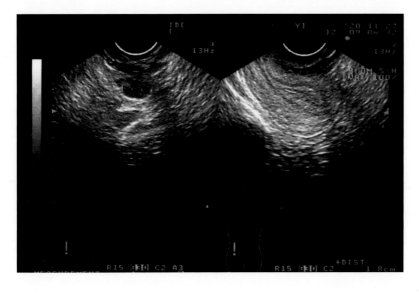

◀ 图4-9　第4次复诊生殖超声检查，子宫内膜呈三线征表现，内膜厚度约10mm，内膜中心线欠清晰，左侧卵巢内见成熟卵泡发育（箭）

【临床剖析】

从一些检查指标来讲，其结果虽然显示已经达到了"女性三八征的"标准，为什么还要禁止该患者同房？重要的原因为子宫内膜异位症是导致不孕的顽疾，1 个多月的治疗还未显著改变子宫内膜异位症引起的多种炎症反应与免疫功能紊乱的状态。这种状态正是导致隐匿性慢性卵巢炎、慢性子宫内膜炎的罪魁祸首，其中，慢性子宫内膜炎（土壤）可以降低子宫内膜容受性导致胚胎（即使是优质胚胎）反复着床失败。即使勉强着床，胎儿发育异常（胎停育）的概率也会明显增加。该例患者存在子宫肌层病变（子宫内膜异位症或子宫腺肌病），胎儿在整个围产期发生异常的概率要远远高于子宫健康女性，因此在患者还没有彻底康复之前一定要采取避孕措施。

卵巢是人类生育繁衍的源泉，卵巢也是女性生殖健康的"根"，卵巢的健康状况直接关系到胎儿的健康。

慢性卵巢炎往往被临床医生忽视。在临床诊断上慢性卵巢炎没有特异的临床表现，在分子生物学诊断方面也没有特异性的指标，生殖内分泌诊断也不能为慢性卵巢炎患者提供更多的帮助。目前能够确诊慢性卵巢炎的方法依然是卵巢组织活检，但是卵巢组织活检是创伤性诊断且取材困难，导致该方法在临床上使用受限。

生殖超声诊断技术能够在无创伤的情况下，对女性盆腔生殖器官（子宫、内膜、卵巢）和生殖细胞（窦卵泡、优势卵泡、成熟卵泡，均与卵母细胞关系密切）进行动态检查，观察随着月经周期性的变化而形成生理性或病理性的形态学改变；而这些形态学参数的变化，恰恰能够间接反映女性生育能力的状态。例如，子宫内膜的过度增厚或过度变薄，在很大的程度上能够反映子宫内膜的容受性高低；卵巢形态不规则、卵巢实质回声不均质、卵巢内窦卵泡回声模糊时，即使内分泌检查结果正常，也提示卵巢储备功能已经下降（卵泡代谢异常，可降低卵母细胞的质量）。

子宫内膜厚度在黄体期变薄，这是黄体期子宫内膜的特征（图 4-10）。

医嘱：①地屈孕酮片 10mg，每日 2 次，口服，连续 10 天；②月经第 3 天开始，来曲唑 2.5mg，每日 1 次，口服，连续 6 天；③效不更方，中药持续治疗。

6. 第 6 次复诊

复诊时间：2020 年 12 月 21 日（D7）。

生殖超声评估结果：子宫前壁"鼠洞征"样改变减少，子宫内膜显影模糊，内膜交界区模糊（患慢性子宫内膜炎时，会出现这类现象），子宫内膜偏薄（图 4-11）；双侧卵巢内窦卵泡显影较前清晰（慢性炎症消退中），未见优势卵泡发育（图 4-12）。

医嘱：①月经第 10 天复诊；②戊酸雌二醇 2mg，每日 2 次，口服。

7. 第 7 次复诊

复诊时间：2020 年 12 月 24 日（D10）。

生殖超声评估结果：子宫内膜显示清晰，内膜回声均质，内膜三线征清晰，内膜厚度约 6mm（图 4-13）；右侧卵巢内见大小为 14mm×13mm 无回声（图 4-14）。

医嘱：月经第 14 天复诊。

8. 第 8 次复诊

复诊时间：2020 年 12 月 28 日（D14）。

生殖超声评估结果：子宫内膜回声不均质，内膜三线征，内膜厚度为 10mm（图 4-15）；右

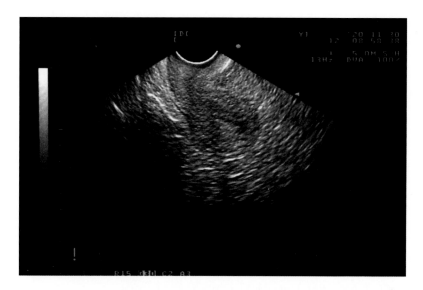

◀ 图 4-10　第 5 次复诊生殖超声检查，左侧卵巢内成熟卵泡破裂，子宫内膜回声增强

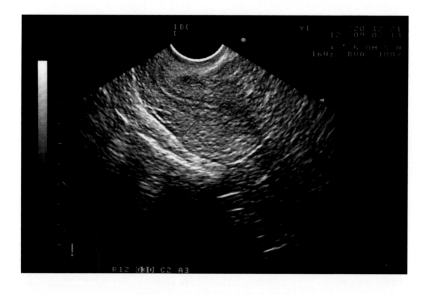

◀ 图 4-11　第 6 次复诊生殖超声检查，子宫肌层回声较前均质，子宫内膜薄，回声欠清晰（箭）

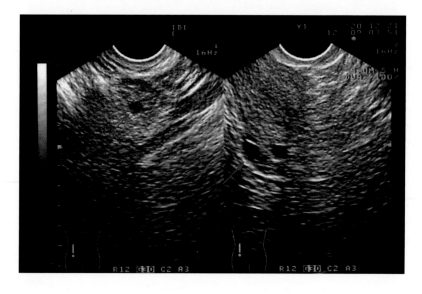

◀ 图 4-12　第 6 次复诊生殖超声检查，双侧卵巢内窦卵泡显影清晰（箭）

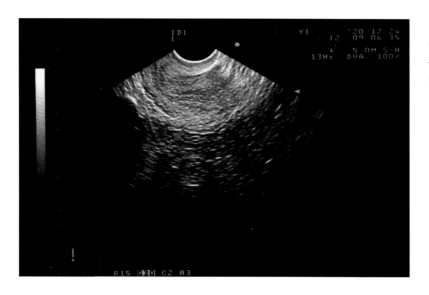

◀ 图 4-13 第 7 次复诊生殖超声检查，子宫内膜呈三线征，内膜回声均质，子宫浆膜欠光滑（箭）

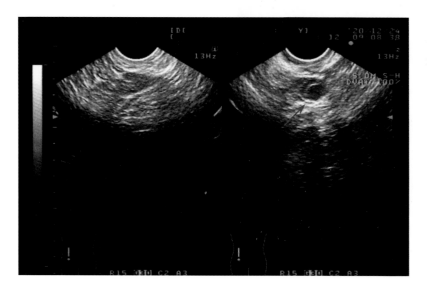

◀ 图 4-14 第 7 次复诊生殖超声检查，右侧卵巢内见优势卵泡发育（箭）

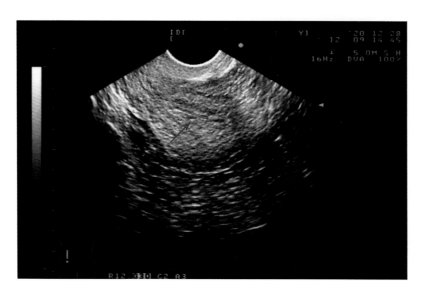

◀ 图 4-15 第 8 次复诊生殖超声检查，子宫内膜回声均质，内膜交界区欠清晰，内膜厚度约 10mm（箭）

侧卵巢内见大小为 22mm× 20mm 无回声，形态规则（图 4-16）。

医嘱：绒毛膜促性腺激素注射液 10 000U+ 尿促性素注射液 150U，1 次肌内注射，形成人工 LH 峰，诱导成熟卵泡破裂。

9. 第 9 次复诊

复诊时间：2020 年 12 月 30 日（D16）。

生殖超声评估结果：右侧卵巢内成熟卵泡消失。

医嘱：①月经第 16 天开始，黄体酮注射液 40mg，每日 1 次，肌内注射，连续 10 天；②月经第 3 天开始，来曲唑 2.5mg，每日 1 次，连续 6 天；③中药治疗由健脾补肾，活血化瘀的"扶正"，改为消除癥瘕为主导，补益为辅助，治疗原则以软坚散结、补肾活血为宜。

组方：黄芪 30g，当归 12g，生地黄 10g，川芎 10g，白芍 12g，三棱 15g，莪术 15g，土鳖虫 12g，地龙 12g，路路通 20g，浙贝母 10g，牡蛎 15g，丹参 15g，菟丝子 20g，淫羊藿 15g，枸杞子 20g，鹿角霜 10g。水煎服，每日 1 剂。

经治疗舌质由暗淡青紫转为红色，舌苔白腻转为薄白（图 4-17）。

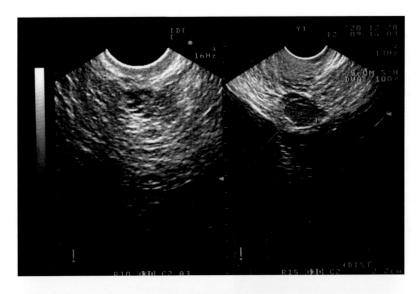

◀ 图 4-16　第 8 次复诊生殖超声检查，右侧卵巢内见成熟卵泡，卵泡形态规则，张力饱满（箭）

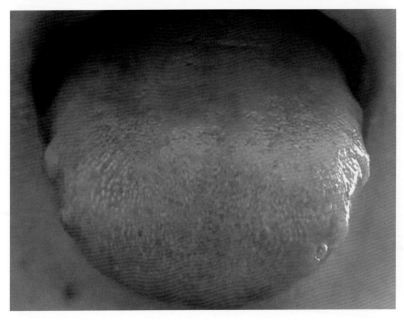

◀ 图 4-17　中医舌诊

【临床剖析】

子宫内膜异位症属于中医"癥瘕","癥瘕"的范畴是妇科或不孕不育科的顽疾，此病不仅临床常见而且治疗困难。一般情况下，中医治疗需要 2～3 个疗程（3 个月为 1 个疗程），患者才能达到受孕标准（女性三八征），根治"癥瘕"困难较大，解决患者生育问题才是当务之急。

女性卵子成熟经历了漫长的发育过程。最初的卵子以卵原细胞的状态存在于卵巢组织中。进入青春期后，卵子以卵泡的形式出现在卵巢内，卵子的生长成熟是伴随着卵泡发育成熟完成的，卵泡约经过 85 天的发育，才能够成为具有受精能力的成熟卵泡。卵泡发育先后经历了原始卵泡、生长卵泡、成熟卵泡 3 个发育阶段，在整个卵泡发育过程中，如果没有受到不良因素的影响，不但卵母细胞核能够发育成熟，卵母细胞胞质也能够充分发育成熟。卵巢一旦受到不良因素的影响，卵母细胞核与细胞质均会受到不同程度的损伤，从而降低卵子质量。目前的诊断技术尚不能对卵子质量的优劣作出明确诊断。

卵母细胞质的成熟对卵母细胞功能乃至胚胎功能至关重要。卵原细胞的直径约 13μm，而成熟卵母细胞直径可达 100～150μm，卵母细胞体积增加 500～1000 倍，排卵后卵子受精和胚胎早期发育所依赖的物质基础都来自卵母细胞胞质的储备，这是卵母细胞体型巨大的重要原因。卵巢功能受到损伤或卵泡发育不良时，均会导致卵母细胞胞质储备不足，这将直接影响到受精与胚胎发育，卵母细胞胞质储备不足也会导致胚胎发育不能维持到自身基因组启动或着床而导致胚胎死亡。生化妊娠、复发性流产是卵母细胞胞质量低下的临床表现。尽管卵母细胞胞质成熟对于卵母细胞功能十分重要，但预判卵母细胞胞质是否成熟仍缺乏可靠的无创检查措施。

笔者经过 30 余年的临床研究发现，可以通过生殖超声诊断技术的瞬时生殖超声检查与动态生殖超声检查组合，来综合评估女性月经周期变化过程中各项生育指标（子宫内膜厚度、窦卵泡计数、卵泡大小、卵巢血流等）的变化，从而发现导致女性生殖障碍的基础疾病。

反复性流产最常见的病因（也是最容易被忽视的病因）是慢性卵巢炎。慢性卵巢炎患者由于长期没有明确诊断，导致没有得到规范治疗，致使不孕症患者的卵子质量低下，而且处于隐匿状态，进而导致无原因性复发性流产的患者一直处在高发病率阶段。

就辅助生殖技术而言，明确不孕症患者的病因至关重要。超促排卵只是解决了卵子数量的问题，而没有解决卵子质量低下这一根本问题，虽然获卵率较高，但优质胚胎率较低、抱婴回家率偏低。解决这类问题的办法要突破传统的诊断与治疗理念，追溯导致不孕症的病因，真正做到治病溯源。

10. 第 10 次复诊

复诊时间：2021 年 1 月 21 日（D10）。

生殖超声评估结果：子宫肌层回声较前更为均质，子宫浆膜光滑度较前明显光滑，子宫内膜呈现非三线征表现，内膜厚度约 7mm（图 4-18）；双侧卵巢内窦卵泡显影较前更为清晰，推压双侧卵巢移动征均为阳性（粘连松解的表现），双侧卵巢内均未见优势卵泡（图 4-19）。

医嘱：①月经第 12 天复诊；②效不更方，中药持续治疗。

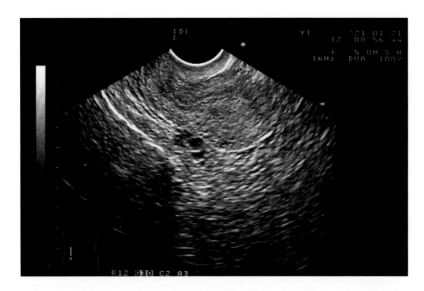

◀ 图 4-18 第 10 次复诊生殖超声检查，子宫肌层回声均质，子宫浆膜尚光滑，内膜呈非三线征（箭）

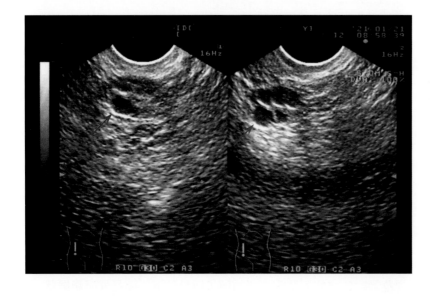

◀ 图 4-19 第 10 次复诊生殖超声检查，双侧卵巢内窦卵泡显影清晰，卵巢包膜较前光滑（箭），未见优势卵泡发育

11. 第 11 次复诊

复诊时间：2021 年 1 月 23 日（D12）。

生殖超声评估结果：子宫内膜厚度约 8mm，形态呈三线征，内膜交界区欠规则；双侧卵巢内均未见优势卵泡发育（图 4-20）。

医嘱：月经第 15 天复诊。

12. 第 12 次复诊

复诊时间：2021 年 1 月 26 日（D15）。

生殖超声评估结果：子宫形态的饱满度、光滑度较前好转，子宫内膜厚度约 12mm，内膜形态呈三线征（图 4-21）；双侧卵巢内窦卵泡显影清晰（慢性卵巢炎消退中），未见优势卵泡发育

（图 4-22）。

医嘱：①月经第 16 天开始黄体酮注射液 40mg，每日 1 次，肌内注射，连续 14 天；②月经第 3 天开始，来曲唑 5.0mg，每日 1 次，口服，连续 8 天；③效不更方，中药持续治疗。

13. 第 13 次复诊

复诊时间：2021 年 2 月 21 日（D12）。

生殖超声评估结果：子宫肌层与子宫形态较前明显好转，子宫内膜厚度 11mm，内膜形态呈典型三线征表现（A 型），子宫内膜回声均质（图 4-23）；右侧卵巢内见大小为 17mm×16mm 无回声（图 4-24）。

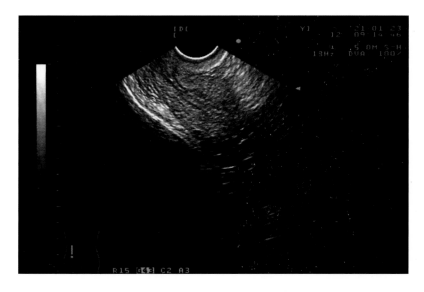

◀ 图 4-20 第 11 次复诊生殖超声检查，子宫内膜厚度约 **8mm**，内膜交界区尚规则，呈三线征内膜（箭）

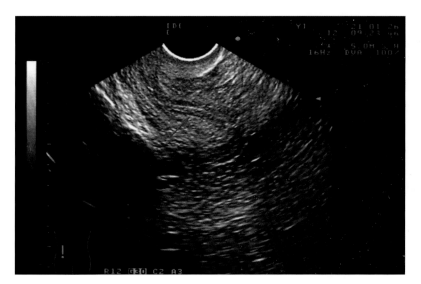

◀ 图 4-21 第 12 次复诊生殖超声检查，子宫内膜呈三线征，内膜厚度约 **12mm**，内膜回声均质（箭）

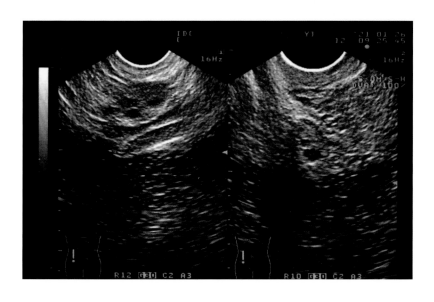

◀ 图 4-22 第 12 次复诊生殖超声检查，双侧窦卵泡显影清晰，未见优势卵泡发育

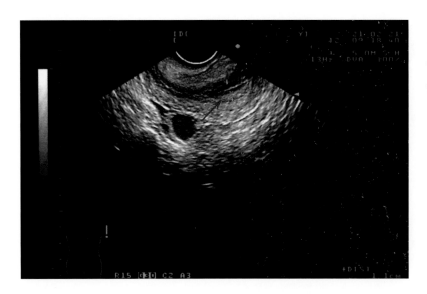

◀ 图 4-23　第 13 次复诊生殖超声检查，子宫内膜回声均质，内膜呈三线征，内膜厚度约 **11mm**（箭）

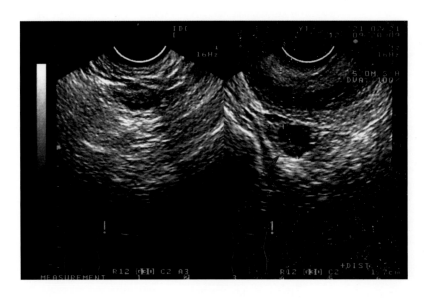

◀ 图 4-24　第 13 次复诊生殖超声检查，右侧卵巢内见优势卵泡发育（箭）

输卵管通液术：在常规外阴及阴道严格消毒后，放置窥器，固定宫颈，放置并固定一次性通液管，将 50ml 药液送入宫腔及输卵管，推注药物阻力较小。

14. 第 14 次复诊

复诊时间：2021 年 2 月 24 日（D15）。

生殖超声评估结果：子宫内膜厚度约 12mm（女性三八征之一达标），形态规则呈三线征表现（图 4-25）；右侧卵巢内见大小为 24mm×21mm 无回声（成熟卵泡），形态规则，回声透亮（成熟卵泡质量优）（图 4-26）。

医嘱：绒毛膜促性腺激素注射液 10 000U+ 尿促性素注射液 150U，1 次肌内注射，形成人工 LH 峰，诱导成熟卵泡破裂。

15. 第 15 次复诊

复诊时间：2021 年 2 月 26 日（D17）。

生殖超声评估结果：右侧卵巢内成熟卵泡消失。

医嘱：①自今日开始，黄体酮注射液 40mg，每日 1 次，肌内注射，连续 10 天；②月经第 3 天开始，来曲唑 2.5mg，每日 1 次，口服，连续 5 天；③效不更方，中药持续治疗。

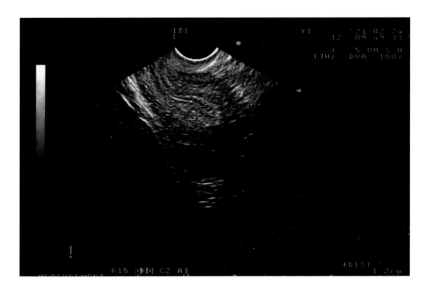

◀ 图 4-25 第 14 次复诊生殖超声检查，子宫内膜呈三线征，内膜回声均质，内膜厚度约 12mm，内膜交界区清晰（箭）

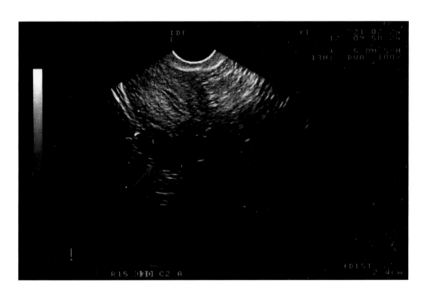

◀ 图 4-26 第 14 次复诊生殖超声检查，右侧卵巢内见成熟卵泡发育，形态规则，张力饱满（箭）

16. 第 16 次复诊

复诊时间：2021 年 3 月 23 日（D14）。

生殖超声评估结果：子宫肌层回声均质，内膜三线征清晰，内膜厚度约 8mm（图 4-27）；双侧卵巢内未见成熟卵泡发育，双侧卵巢内窦卵泡显影清晰，窦卵泡计数约为 20 个（图 4-28）。

医嘱：①月经第 16 天开始，黄体酮注射液 40mg，每日 1 次，肌内注射，连续 10 天；②月经第 3 天开始，来曲唑 2.5mg，每日 1 次，口服，连续 5 天；③效不更方，中药持续治疗。

17. 第 17 次复诊

复诊时间：2021 年 4 月 25 日（D10）。

生殖超声评估结果：子宫肌层回声均质，子宫内膜厚度约 8mm，内膜形态呈三线征表现（图 4-29）；左侧卵巢内见大小为 14mm×14mm 无回声（图 4-30）。

输卵管通液术：在常规外阴及阴道严格消毒后，放置窥器，固定宫颈，放置并固定一次性通液管后，将 50ml 药液送入宫腔及输卵管，推注药物稍有阻力。

医嘱：①尿促性素注射液 150U，每日 1 次，

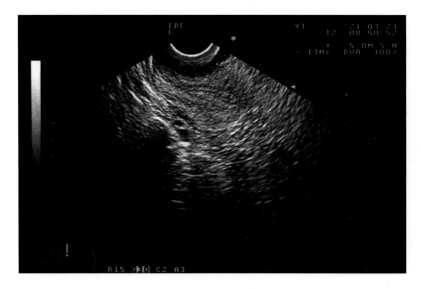

◀ 图 4-27　第 16 次复诊生殖超声检查子宫内膜呈三线征，内膜厚度约 8mm，内膜回声均质（箭）

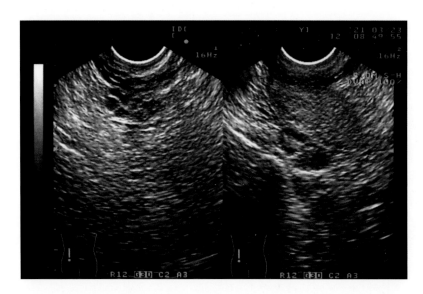

◀ 图 4-28　第 16 次复诊生殖超声检查，双侧窦卵泡显影清晰，未见优势卵泡发育，双侧卵巢包膜规则

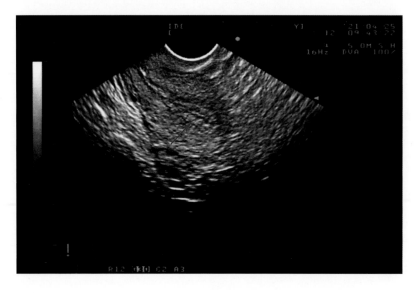

◀ 图 4-29　第 17 次复诊生殖超声检查，子宫呈三线征，内膜厚度约 8mm（箭）

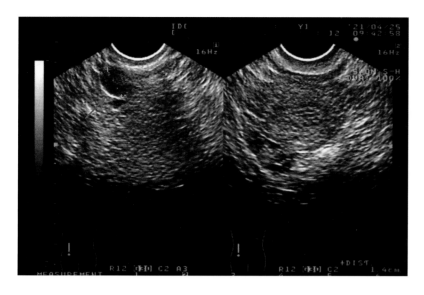

◀ 图 4–30　第 17 次复诊生殖超声检查，左侧卵巢内见优势卵泡发育，形态规则（箭）

肌内注射，连续 2 天；②隔日复诊。

18. 第 18 次复诊

复诊时间：2021 年 4 月 27 日（D12）。

生殖超声评估结果：左侧卵巢内见大小为 20mm×20mm 无回声（成熟卵泡）（图 4–31）。

医嘱：绒毛膜促性腺激素注射液 10 000U+ 尿促性素注射液 150U，1 次肌内注射，形成人工 LH 峰，诱导成熟卵泡破裂。

19. 第 19 次复诊

复诊时间：2021 年 4 月 29 日（D14）。

生殖超声评估结果：左侧卵巢内成熟卵泡破裂。

医嘱：①月经第 16 天开始，黄体酮注射液 40mg，每日 1 次，肌内注射，连续 10 天；②患者因家中有事 2 个月无法复诊，笔者建议患者使用中药继续治疗，电话复诊随证加减。

20. 第 20 次复诊

复诊时间：2021 年 7 月 21 日（D10）。

生殖超声评估结果：子宫形态规则，子宫肌层回声基本均质，子宫浆膜光滑度欠规则，子宫内膜呈三线征表现，内膜厚度约 4mm，内膜交界区尚清晰（图 4–32）；双侧卵巢内窦卵泡清晰，左侧卵巢内呈多囊样改变，双侧未见优势卵泡发育（图 4–33）。

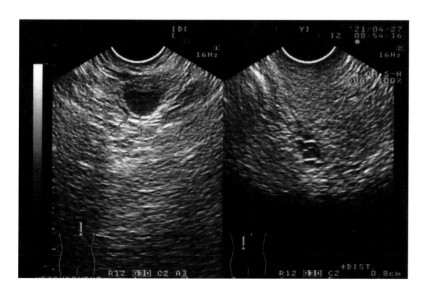

◀ 图 4–31　第 18 次复诊生殖超声检查，左侧卵巢内见成熟卵泡发育，形态规则（箭）

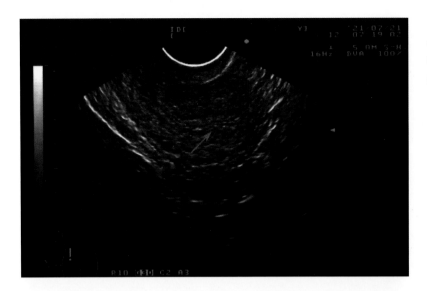

▶图4-32 第20次复诊生殖超声检查，子宫内膜呈三线征，内膜厚度约4mm（箭）

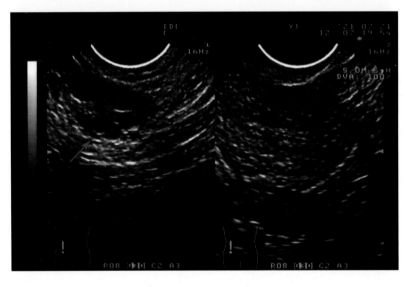

▶图4-33 第20次复诊生殖超声检查，双侧卵巢内未见优势卵泡发育，左侧卵巢呈多囊样改变（箭）

医嘱：①尿促性素注射液150U，每日1次，肌内注射，连续3天；②戊酸雌二醇2mg，每日2次，口服；③效不更方，中药持续治疗。

21. 第21次复诊

复诊时间：2021年7月24日（D13）。

生殖超声评估结果：子宫内膜厚度约6mm，内膜形态三线征表现（图4-34）；双侧卵巢内未见优势卵泡发育，窦卵泡显影清晰，有卵泡发育迹象（图4-35）。

医嘱：尿促性素注射液150U，每日1次，肌内注射，连续3天。

22. 第22次复诊

复诊时间：2021年7月27日（D16）。

生殖超声评估结果：子宫内膜厚度约8mm，内膜呈三线征表现（图4-36）；右侧卵巢内见15mm无回声（图4-37）。

医嘱：尿促性素注射液150U，每日1次，肌内注射，连续2天。

23. 第23次复诊

复诊时间：2021年7月29日（D18）。

生殖超声评估结果：子宫内膜形态规则，内膜呈典型三线征表现（A型易受孕型），内膜厚度约13mm（女性三八征之一达标），内膜回声均质（图4-38）；右侧卵巢内见大小为18mm×18mm无回声，形态饱满，回声透亮（卵泡质量优）（图4-39）。

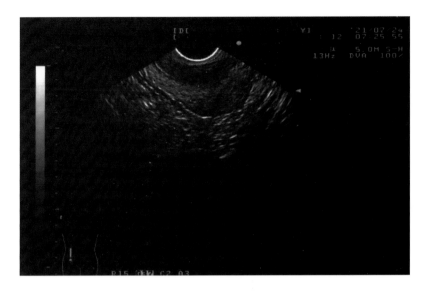

◀ 图 4-34　第 21 次复诊生殖超声检查，子宫内膜呈三线征，内膜厚度约 6mm

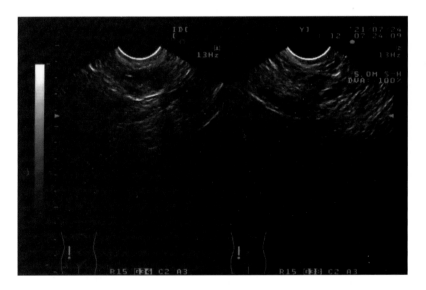

◀ 图 4-35　第 21 次复诊生殖超声检查，双侧卵巢内均有卵泡发育迹象

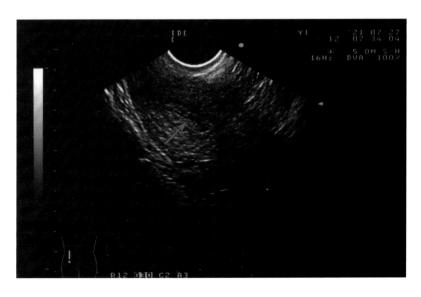

◀ 图 4-36　第 22 次复诊生殖超声检查，子宫内膜呈三线征，内膜厚度约 8mm（箭）

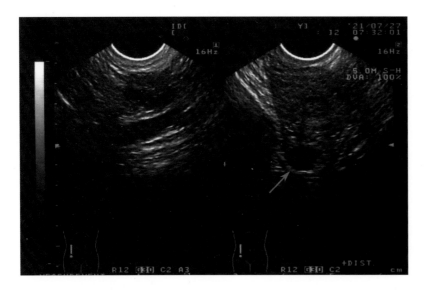

◀ 图 4-37　第 22 次复诊生殖超声检查，右侧卵巢内见优势卵泡发育（箭）

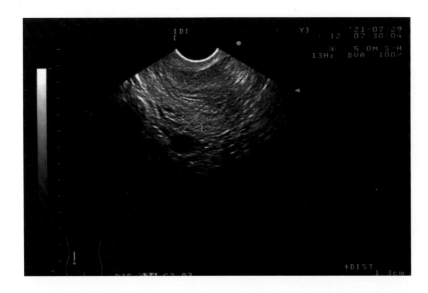

◀ 图 4-38　第 23 次复诊生殖超声检查，子宫内膜呈典型三线征，内膜厚度约 13mm，内膜回声均质，内膜交界区规则（箭）

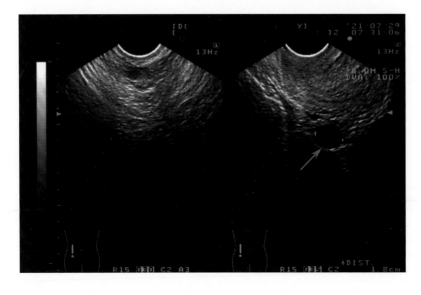

◀ 图 4-39　第 23 次复诊生殖超声检查，右侧卵巢内见成熟卵泡发育，形态规则，张力饱满（箭）

宫颈黏液评分＞8 分。

医嘱：①绒毛膜促性腺激素注射液 10 000U+尿促性素注射液 150U，1 次肌内注射，形成人工 LH 峰，诱导成熟卵泡破裂；②指导同房；③隔日复诊。

24. 第 24 次复诊

复诊时间：2021 年 7 月 31 日（D20）。

生殖超声评估结果：右侧卵巢内成熟卵泡破裂。

医嘱：①地屈孕酮片 10mg，每日 2 次，口服，连续 10 天；②2 周后查早早孕；③效不更方，中药持续治疗。

25. 第 25 次复诊

复诊时间：2021 年 8 月 18 日。

早早孕检查结果：患者于 8 月 14 日晨尿检查早早孕阳性。

生殖超声评估结果：子宫内宫底处见 4mm×3mm 无回声，子宫内膜呈蜕膜样变，双侧卵巢未见异常（图 4-40）。

检验结果：β-hCG 值为 1907U/L（图 4-41）。

临床诊断：单胎妊娠，宫内孕。

医嘱：中西医结合保胎。

随访，患者来电告知，顺产一健康男婴。

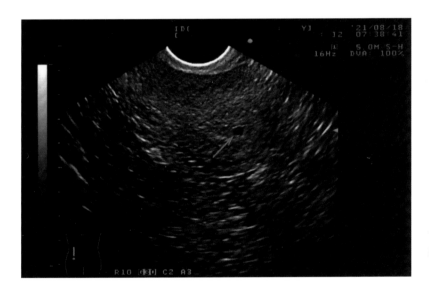

◀ 图 4-40　第 25 次复诊生殖超声检查子宫内见 4mm×3mm 无回声、内膜呈蜕膜样变（箭）

郑州艾迪康医学检验所
检验报告

姓　名：		条 形 码：	门诊/住院号：/	送检单位：
性　别：女		样品性状：外观正常	科室 / 病区：/	临床印象：/
年　龄：30 岁		样品类型：血清	床　号：/	送检医生：闫医生　采集时间：2021-08-18 11:12

简称	项目	结果	提示	单位	参考区间
β-HCG	β 人绒毛膜促性腺激素	1907.00		IU/L	非孕女性：0.00-5.30 绝经后妇女：0.00-8.30

建议和解释：
β-HCG：男性：0.00-2.60\非孕女性：0.00-5.30\绝经后妇女：0.00-8.30\孕3周：5.80-71.20\孕4周：9.50-750.00\孕5周：217.00-7138.00\孕6周：158.00-31795.00\孕7周：3697.00-163563.00\孕8周：32065.00-149571.00\孕9周：63803.00-151410.00\孕10-11周：46509.00-186977.00\孕12周：27832.00-210612.00\孕13-14周：13950.00-62530.00\孕15周：12039.00-70971.00\孕16周：9040.00-56451.00\孕17周：8175.00-55868.00\孕18周：8099.00-58176.00

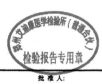
郑州艾迪康医学检验所（普瑞分院）
检验报告专用章

◀ 图 4-41　检验报告单

接收时间：2021-08-18 22:26　报告时间：2021-08-19 01:18　检验者：　审核者：　批准人：

【临床剖析】

笔者主张子宫内膜异位症患者成功妊娠后，以生殖超声评估早孕期孕囊及胎儿发育变化为主导，而不是以分子生物学诊断（孕酮、雌激素、β-hCG）为主导来评估孕囊及胎儿的发育变化。

生殖超声诊断评估早孕期孕囊及胎儿发育的优势。

(1) β-hCG 检查结果可以确定患者早期妊娠，但是不能确定患者是否为异位妊娠。

(2) 生殖超声诊断技术能够提前 1 周明确患者是否为宫内孕，如果没有发现宫内孕囊，建议 1 周后再次检查确定宫内是否有孕囊，如没有发现宫内孕囊，要高度怀疑异位妊娠，这样可以做到减少异位妊娠给女性患者带来的伤害，有效地保护女性的生育能力，为保守治疗争取宝贵时间。

(3) 一些患者的分子生物学检查结果正常，但生殖超声检查时没有发现胎心、胎芽，只见空囊存在则无法保胎。

(4) 一些患者，其分子生物学检查结果正常，但生殖超声检查发现胎儿胎心率过慢，要高度重视，及时治疗引起胎心率慢的基础疾病，如子宫腺肌病或子宫深部浸润型子宫内膜异位症等。在临床备孕的过程中，一定要把基础疾病对患者的影响控制到具备生育标准后，再允许患者试孕或胚胎移植，否则复发性流产、胚胎停育、空胎囊、胚胎移植失败等现象还会继续发生。

(5) β-hCG 检查结果联合生殖超声检查，可以较早发现并确诊葡萄胎。

【探索与发现】

随着腔内超声检查技术的快速发展，生殖超声诊断在生殖医学上的应用也越来越普及，针对女性内生殖器官与生殖细胞影像学的研究也越来越精细。例如，子宫肌层的深部浸润型子宫内膜异位症、宫内小息肉、慢性卵巢炎、卵巢浅表型子宫内膜异位症等疾病，是腹部超声诊断常被忽略的问题，这些问题是复发性流产和顽固性不孕症患者的病因。

针对复发性流产的治疗，不论是西医治疗还是中医治疗，均应以"预防为主"。

"预培其损"是中医治疗复发性流产的基本原则。笔者在数十年的临床应诊中发现，中医"补虚"与"祛实"治疗能够促使机体达到所谓的阴阳平衡状态，但通过生殖超声检查时发现，女性内生殖器官形态学异常并没有完全恢复到正常状态，这是传统中医治疗疑难不孕症的不足。针对不孕症患者，生殖超声诊断技术能够延展中医望诊的客观性与准确性，能够更直观地指导中医妇科与不孕不育科医生科学用药；具体体现在女性月经周期中子宫内膜的生长变化是否达到女性受孕标准、女性卵泡发育是否达到成熟状态、卵泡发育成熟后是否能够破裂，以及内生殖器官形态学异常是否恢复到适合受孕的状态，这些生殖超声检查参数还能够提示临床医生治疗不孕症的效果。

生殖超声诊断技术不但可以明确诊断不孕症患者的病因，还可以指导临床医生准确用药，有力促进生殖医学的健康发展。

第5章 子宫内膜病变

胚胎能够成功着床，除了与胚胎质量有密不可分的关系外，还与子宫内膜的容受性密切相关。慢性子宫内膜炎常表现为子宫内膜薄。经过临床研究发现，慢性子宫内膜炎是一种子宫内膜结构和功能被破坏的持续性炎症过程。子宫内膜局部炎性细胞浸润和炎症介质渗出，可直接破坏子宫内膜的微环境，从而导致子宫内膜容受性下降，不利于胚胎的着床，是引起复发性流产和反复胚胎移植失败的原因之一。

由于慢性子宫内膜炎临床症状轻微且缺乏特异性诊断，常被临床不孕不育科和生殖科医生所忽视。此外，慢性子宫内膜炎与急性子宫内膜炎导致不孕的发病机制不同。急性子宫内膜炎患者使用敏感抗生素治疗后，可以快速消除炎性反应，促使机体免疫功能恢复到平衡状态；而慢性子宫内膜炎患者的机体中不仅子宫内膜局部的免疫平衡被破坏，同时还触发了外周血中细胞因子（IL-6、IL-8、IL-10、TNF-α 和 IL-1β 等）的释放增加，造成机体免疫失衡。慢性子宫内膜炎用单纯抗生素的治疗不能达到调理免疫平衡的预期效果，这也是困扰现代生殖医学发展的难题。

中医治疗可以在一定程度上弥补西医治疗的不足。国内一些医院经过大量临床和实验研究证明中医药可以有效控制和减小"癥瘕"所导致的免疫紊乱和内分泌紊乱，有效增加子宫内膜厚度，提高子宫内膜容受性。针对不同患者的个体化表现，临床上常采用"同病异治"和"异病同治"的治疗理念。个体化治疗是中医妇科治疗不孕不育的金钥匙。

一、子宫内膜薄

病例：鲁某，女性，36 岁，12 岁初潮，体型偏胖，月经周期规律 30 天、经期 4～5 天、经前及经期无明显不适。离婚后赴国外做试管婴儿，获 9 枚胚胎，每次移植 2 枚胚胎，连续 3 次移植失败，原因是子宫内膜厚度 <7mm，多次使用戊酸雌二醇、雌二醇片 / 雌二醇地屈孕酮片和抗生素治疗，子宫内膜厚度未改变。患者随后就诊多家医院查找病因，多家三甲医院生殖中心给出的检查结果均是不明原因子宫内膜过薄。

（一）初诊

初诊时间：2020 年 3 月 16 日（D29）。

1. 生殖专科检查

（1）生殖超声检查：女性不孕症一站式生殖超声评估结果：子宫体积大小正常，形态呈球形，肌壁回声不均等（深部浸润型子宫内膜异位症），子宫后屈位，子宫浆膜光滑度差，子宫内膜近宫底 1/2 显示强回声，余呈线性回声（慢性子宫内膜炎）（图 5-1）；左侧卵巢大小为 33mm×28mm×22mm，卵巢包膜部分消失，卵

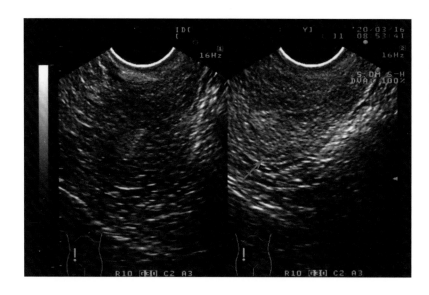

◀ 图 5-1　初诊生殖超声检查，子宫肌层回声欠均质（箭），子宫浆膜欠光滑，子宫内膜宫底段见强回声，余呈线性回声

巢实质有强回声光带（慢性炎性增生），窦卵泡显影模糊，窦卵泡计数约 30 个（高度怀疑多囊卵巢综合征），右侧卵巢大小为 24mm×24mm×21mm，卵巢包膜几乎消失，卵巢实质有强回声带，窦卵泡显影模糊，窦卵泡计数约 25 个，双侧卵巢推压移动征阴性（怀疑慢性炎症导致粘连），盆腔少量积液（图 5-2）。

(2) 中医舌诊：舌齿痕，舌瘀点，舌体大，暗淡，舌苔薄白（图 5-3）。

2. 临床诊断

(1) 西医诊断

诊断结果：①胚胎移植反复失败；②慢性子宫内膜炎；③深部浸润型子宫内膜异位症；④多囊卵巢综合征；⑤子宫内膜薄。

诊断依据：①内膜形态异常；②子宫肌层回声不均；③双侧卵巢内窦卵泡计数均＞15 个。

(2) 中医诊断

诊断结果：痰湿郁结型不孕症。

诊断依据：①舌齿痕，舌苔薄白；②舌瘀点，舌质暗淡。

3. 治疗

(1) 西医治疗：①减肥，增强体质，理疗；②雌激素，生长激素；③促排卵。

(2) 中医治疗原则：活血化瘀、软坚散结为

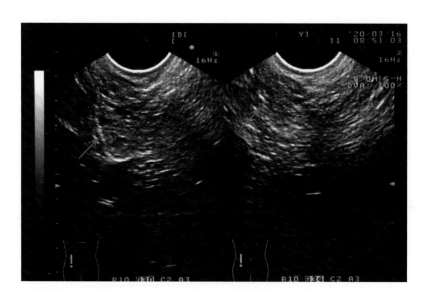

◀ 图 5-2　初诊生殖超声检查，双侧卵巢大小正常，卵巢包膜不规则，窦卵泡回声模糊（箭）

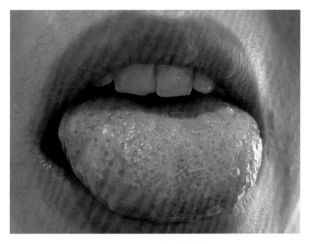

▲ 图 5-3　中医舌诊

主，健脾、疏肝、补肾为辅。

组方：三棱 15g，莪术 15g，益母草 25g，丹参 20g，桃仁 12g，红花 10g，党参 20g，山药 20g，茯苓 12g，枳壳 10g，山楂 10g。水煎服，每日 1 剂。

【临床剖析】

不论是自然受孕还是试管备孕，都要明确导致备孕反复失败的病因，在调理过程中，女性患者备孕必须符合"女性三八

征"的标准。

笔者经过"女性不孕症一站式生殖超声评估体系"检查发现，患者子宫内膜过薄的病因是子宫肌层深部浸润型子宫内膜异位症，由于该患者没有进行性痛经的典型临床表现，传统的超声检查也没有发现子宫肌层内"微小"病变，致使其长期被误诊误治。

（二）复诊

1. 第 1 次复诊

复诊时间：2020 年 3 月 25 日（D8）。

生殖超声评估结果：子宫后壁浆膜下（包括宫颈段）见大量的"鼠洞征"（子宫内膜异位症病灶），子宫宫底处浆膜下"鼠洞征"（子宫内膜异位症病灶）均可见，该段浆膜凸凹不平，子宫内膜呈三线征表现，内膜厚度约 2.5mm（图 5-4）；双侧卵巢内窦卵泡显影较为清晰，未见优势卵泡发育（图 5-5）。

医嘱：①戊酸雌二醇 1mg，每日 2 次，口服，以便于观察子宫内膜对雌激素的敏感性；②效不

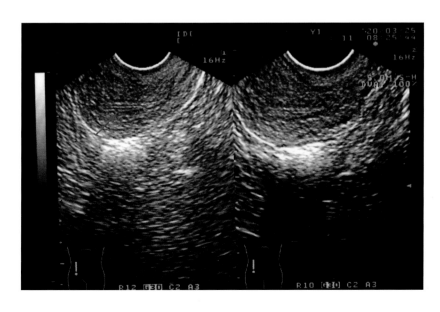

◀ 图 5-4　第 1 次复诊生殖超声检查，子宫肌层回声不均质，子宫后壁浆膜下见"鼠洞征"表现，子宫内膜薄，内膜呈三线征表现（箭）

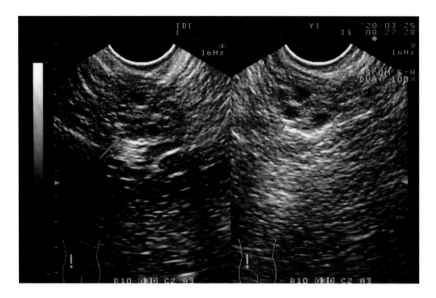

◀ 图 5-5　第 1 次复诊生殖超声检查，双侧卵巢内窦卵泡显影尚清晰，卵巢包膜消失（箭）

更方，中药持续治疗。

2. 第 2 次复诊

复诊时间：2020 年 3 月 29 日（D12）。

生殖超声评估结果：子宫浆膜下"鼠洞征"明显，子宫内膜呈三线征表现，内膜厚度约 4mm，内膜回声均质（排除子宫内占位），内膜交界区规则（图 5-6）；双侧卵巢内未见优势卵泡发育（图 5-7）。

医嘱：戊酸雌二醇，每次剂量由 1mg 改为 2mg，每日 2 次，口服。

3. 第 3 次复诊

复诊时间：2020 年 4 月 2 日（D16）。

生殖超声评估结果：子宫形态较前规则，子宫浆膜光滑度明显好转，子宫内膜厚度约 7mm（图 5-8）；双侧卵巢内未见优势卵泡发育，双侧窦卵泡回声清晰（图 5-9）。

医嘱：①月经第 16 天开始，黄体酮注射液 40mg，每日 1 次，肌内注射，连续 12 天；②自月经第 3 天开始，来曲唑 2.5mg，每日 1 次，口服，连续 10 天；③效不更方，中药持续治疗。

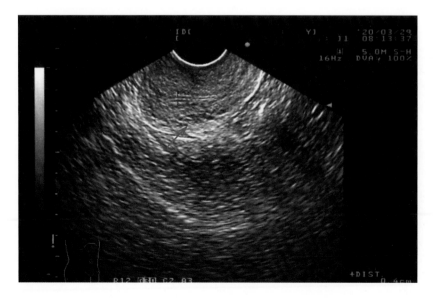

◀ 图 5-6　第 2 次复诊生殖超声检查，子宫内膜薄，内膜呈典型三线征表现，子宫后壁浆膜下见全段"鼠洞征"表现（箭）

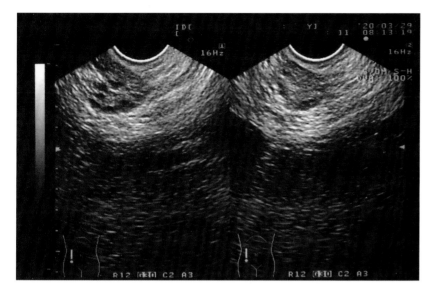

◀ 图 5-7　第 2 次复诊生殖超声检查，双侧卵巢内窦卵泡显影较前清晰，未见优势卵泡发育

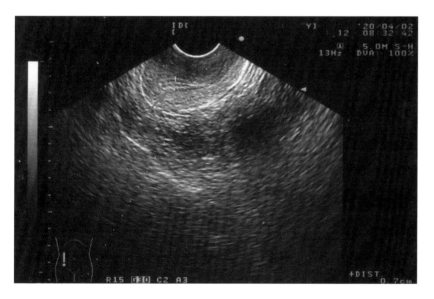

◀ 图 5-8　第 3 次复诊生殖超声检查，子宫形态规则，内膜呈三线征表现，内膜厚度约 7mm（箭）

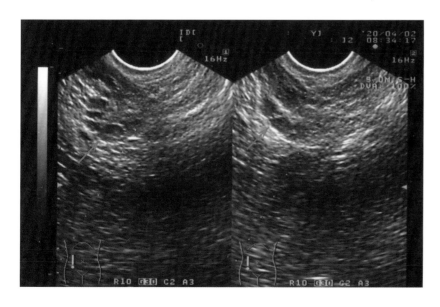

◀ 图 5-9　第 3 次复诊生殖超声检查，双侧卵巢内窦卵泡显影清晰，未见优势卵泡发育（箭）

【临床剖析】

　　子宫内膜赖以生长的基础就是子宫血液供应，在子宫肌壁受到子宫内膜异位症严重破坏的情况下，子宫内膜血液供应会大幅下降，同时子宫内膜异位症也为子宫内膜微生物致病提供了可乘之机。

　　Khan 等在一项研究中发现子宫内膜异位症患者的月经血被大肠杆菌高度污染，随后在子宫内膜异位症患者的子宫内膜涂片中发现了以加德纳菌属、肠球菌属、链球菌属和葡萄球菌属为主的细菌；也发现了其他分类的细菌，其中包括放线菌属、棒状杆菌属等。第二代测序技术对生殖道微生物群的研究表明，子宫内膜异位症致不孕症患者和非子宫内膜异位症致不孕症患者呈现不同的子宫内膜微生物组分布，支持子宫内膜异位症与子宫内膜感染的关联性。这些研究可能是该例患者在没有消除病因的情况下，反复外源性补充雌激素失败的原因。此外，有一些慢性子宫内膜炎患者，即使应用了抗生素仍会反复出现胚胎移植失败或复发性流产。

4. 第 4 次复诊

复诊时间：2020 年 4 月 22 日（D7）。

生殖超声评估结果：子宫后屈位，子宫肌层强回声带减少，子宫浆膜下"鼠洞征"有减少，子宫内膜呈线性（图 5-10）；双侧卵巢内窦卵泡显影清晰且有发育的迹象（图 5-11）。

医嘱：①戊酸雌二醇 1mg，每日 2 次，口服；②生长激素针 4U，每日 1 次，皮下注射；③4 月 26 日复诊；④效不更方，中药持续治疗。

5. 第 5 次复诊

复诊时间：2020 年 4 月 26 日（D11）。

生殖超声评估结果：子宫内膜呈三线征表现，内膜厚度约 6mm，内膜交界区清晰（图 5-12）；右侧卵巢内见大小为 16mm×15mm 无回声，双侧卵巢内窦卵泡显影清晰（慢性炎症消退中）（图 5-13）。

6. 第 6 次复诊

复诊时间：2020 年 4 月 29 日（D14）。

生殖超声评估结果：子宫浆膜下"鼠洞征"存在，子宫肌层回声较前均质，子宫内膜呈典型三线征（A 型易受孕型子宫内膜），内膜厚度约 8mm（女性三八征之一达标）（图 5-14）；左侧卵巢窦卵泡显影清晰（慢性炎症消退），右侧卵巢内优势卵泡消失（图 5-15）。

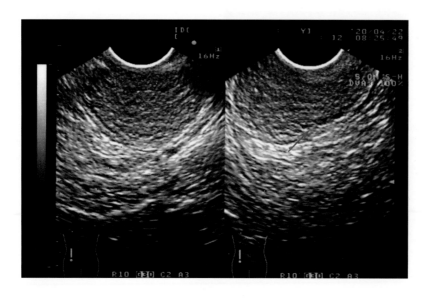

◀ 图 5-10　第 4 次复诊生殖超声检查，子宫肌层内见"鼠洞征"表现，子宫内膜呈线性（箭）

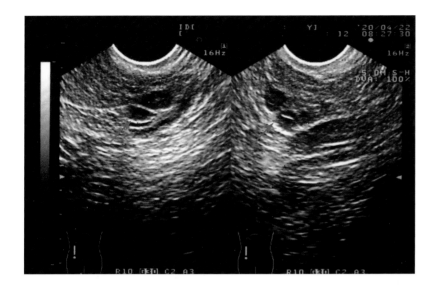

◀ 图 5-11 第 4 次复诊生殖超声检查，双侧卵巢内窦卵泡显影清晰，卵巢包膜显影较前清晰（箭）

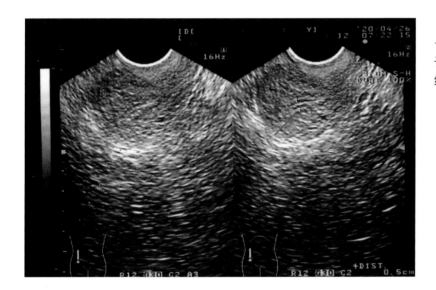

◀ 图 5-12 第 5 次复诊生殖超声检查，子宫内膜呈典型三线征表现，内膜厚度约 6mm（箭）

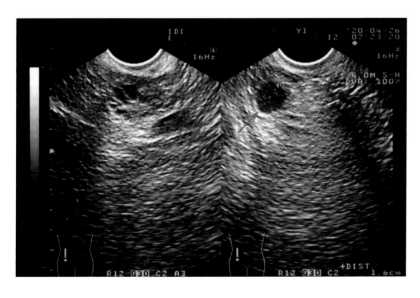

◀ 图 5-13 第 5 次复诊生殖超声检查，右侧卵巢内见优势卵泡发育，卵泡形态规则（箭）

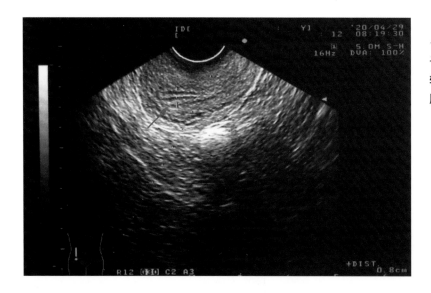

◀ 图 5-14　第 6 次复诊生殖超声检查，子宫肌层内"鼠洞征"存在，子宫浆膜较前光滑，子宫内膜呈典型三线征，内膜回声均质，内膜厚度约 8mm（箭）

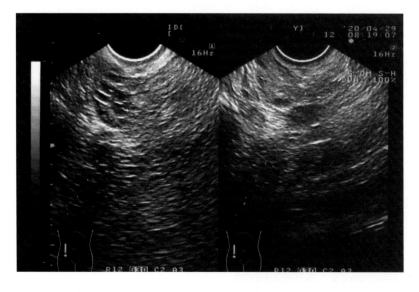

◀ 图 5-15　第 6 次复诊生殖超声检查，双侧卵巢内窦卵泡显影清晰，卵巢包膜较规整，右侧卵巢内优势卵泡消失

医嘱：①月经第 16 天开始，黄体酮注射液 40mg，每日 1 次，肌内注射，连续 10 天；②月经第 3 天开始，来曲唑 5.0mg，每日 1 次，口服，连续 5 天；③停用生长激素，卵泡生长期使用；④中医更换组方：当归 15g，生地黄 20g，黄芪 30g，血竭 1.5g，乳香 10g，没药 10g，水蛭 10g，地龙 12g，土鳖虫 12g，菟丝子 20g，淫羊藿 15g，首乌 10g，白芍 10g，皂角刺 20g，甘草 10g。水煎服，每日 1 剂。

【临床剖析】
　　经过一个半月的治疗，患者的子宫内膜厚度（8mm）达到了女性受孕最佳标准，从患者的临床治疗效果来讲，笔者采用"女性不孕症一站式生殖超声评估体系"确诊不孕症病因是正确的，治疗思路科学。针对中医妇科"癥瘕"，笔者建议使用虫类药物治疗效果更佳。

7. 第 7 次复诊

复诊时间：2020 年 5 月 21 日（D7）。

生殖超声评估结果：子宫后壁浆膜下见"鼠洞征"样不规则无回声，浆膜线欠光滑，子宫内膜呈三线征表现，内膜厚度约 3mm，内膜交界区清晰（图 5-16）；双侧卵巢内窦卵泡显影清晰，未见优势卵泡，但是有卵泡发育迹象（图 5-17）。

医嘱：①生长激素注射液 4U，每日 1 次，皮下注射，连续 10 天；②尿促性素注射液 150U，每日 1 次，肌内注射，监测卵泡大小决定尿促性素的用量；③戊酸雌二醇 1mg，每日 2 次，口服。

8. 第 8 次复诊

复诊时间：2020 年 5 月 25 日（D11）。

生殖超声评估结果：子宫内膜厚度约 5mm，内膜形态呈三线征表现；右侧卵巢内见 13mm×12mm、12mm×12mm，2 个无回声。

医嘱：尿促性素注射液 150U，每日 1 次，肌内注射，连续 2 天。

9. 第 9 次复诊

复诊时间：2020 年 5 月 27 日（D13）。

生殖超声评估结果：子宫肌层回声均质，子

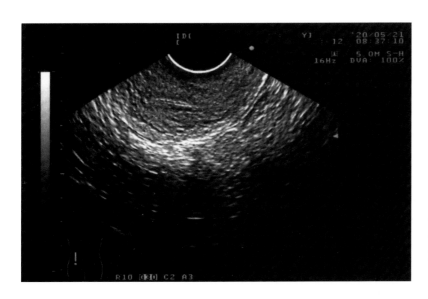

◀ 图 5-16 第 7 次复诊生殖超声检查，子宫内膜呈三线征表现，内膜厚度约 3mm，内膜交界区清晰（箭）

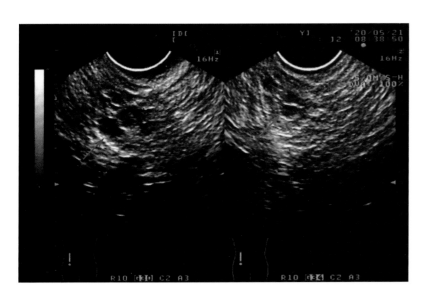

◀ 图 5-17 第 7 次复诊生殖超声检查，双侧卵巢内窦卵泡显影清晰（箭）

宫浆膜光滑度规则，子宫内膜形态规则呈三线征表现，回声均匀，子宫内膜厚度约 7mm，内膜交界区回声清晰、形态规则，右侧卵巢内见 2 个优势卵泡发育（图 5-18）。

医嘱：①尿促性素注射液 150U，每日 1 次，肌内注射，连续 2 天。

10. 第 10 次复诊

复诊时间：2020 年 5 月 29 日（15）。

生殖超声评估结果：子宫肌层回声均质，子宫浆膜光滑度规则，子宫内膜形态规则呈三线征表现，回声均匀，子宫内膜厚度约 9mm（女性三八征之一达标），内膜交界区回声清

晰、形态规则（图 5-19）；右侧卵巢内见 2 个 17mm×15mm 无回声（图 5-20）。

医嘱：尿促性素注射液 150U，每日 1 次，肌内注射，连续 2 天。

11. 第 11 次复诊

复诊时间：2020 年 5 月 31 日（D17）。

生殖超声评估结果：子宫内膜厚度约 10mm（女性三八征之一达标），内膜形态呈三线征表现（图 5-21）；右侧卵巢内见 19mm×18mm 无回声 2 个（女性三八征之一达标），形态规则，无回声透亮度佳（图 5-22）。

宫颈黏液评分＞8 分。

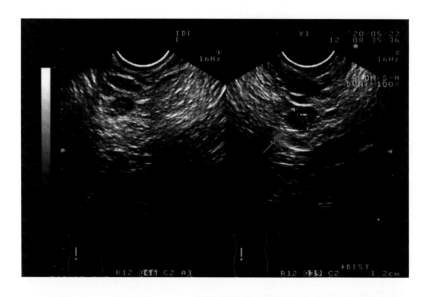

◀ 图 5-18　第 9 次复诊生殖超声检查，右侧卵巢内见 2 个优势卵泡发育（箭）

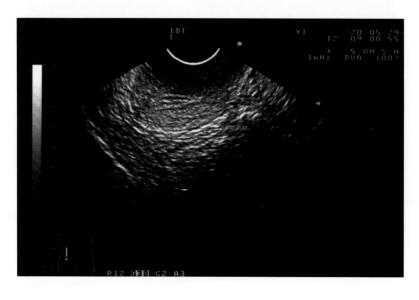

◀ 图 5-19　第 10 次复诊生殖超声检查，子宫肌层回声均质，子宫内膜呈典型三线征表现，子宫内膜厚度约 9mm，内膜交界区规则（箭）

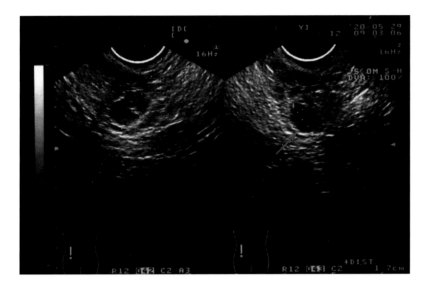

◀ 图 5–20　第 10 次复诊生殖超声检查，右侧卵巢内见 2 个优势卵泡发育，形态规则（箭）

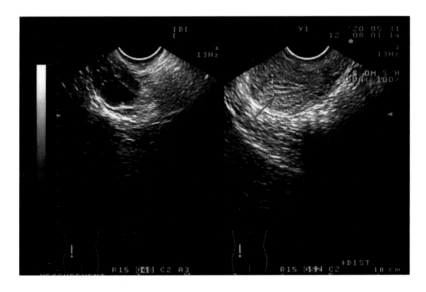

◀ 图 5–21　第 11 次复诊生殖超声检查，子宫内膜呈典型三线征表现，子宫内膜厚度约 10mm，内膜回声均质（箭）

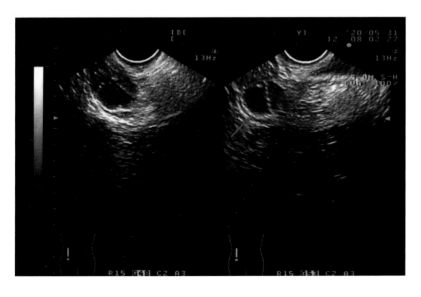

◀ 图 5–22　第 11 次复诊生殖超声检查，右侧卵巢内见 2 个成熟卵泡发育（箭）

医嘱：①绒毛膜促性腺激素注射液 10 000U+尿促性素注射液 150U，1 次肌内注射，形成人工 LH 峰，诱导成熟卵泡破裂。

【临床剖析】

"女性三八征"也是人工授精的最佳指征，还是胚胎移植的最佳指征。

笔者经过大量的生殖超声研究发现，当患者子宫内膜厚度>8mm 后，特别是子宫内膜形态呈典型三线征表现和宫颈黏液评分>8 分后，患者该周期的子宫内膜容受性达到最佳状态，不论是自然受孕还是胚胎移植（鲜胚、冻胚），一次性备孕成功率极高。

"女性三八征"是女性最佳受孕时机的量化标准，可以有效指导女性一次性备孕成功。

12. 第 12 次复诊

复诊时间：2020 年 6 月 2 日（D19）。

生殖超声评估结果：右侧卵巢内成熟卵泡破裂。

医嘱：①黄体酮注射液 40mg，每日 1 次，肌内注射，连续 14 天；②联系生殖中心，安排冻胚移植。

13. 第 13 次复诊

复诊时间：2020 年 6 月 18 日。

电话告知早早孕试验阳性，随后抽血检验，β-hCG 值为 381.00U/L。

后续随访，孕期平安，婴儿健康。

【探索与发现】

针对子宫内膜异位症患者的研究。

(1) 隐匿性子宫内膜异位症患者无不明原因性不孕、无痛经、无症状。

(2) 隐匿性子宫内膜异位症患者无不明

原因性不孕，长期被误诊、误治，导致病情逐渐加重。

(3) 即使确诊了子宫内膜异位症，西医治疗方案（手术、药物）均会不同程度地干扰和降低女性的生育能力。而中医治疗子宫内膜异位症的优势是既可以缓解症状又可以缩小病灶，同时还能够提高女性的生育能力。

(4) 在生殖中心，不论鲜胚移植或冻胚移植前，均应该进行胚胎移植前生殖超声评估，确定女性受孕的最佳量化指标是否达标，以提高辅助生殖技术的抱婴回家成功率。

二、子宫内膜厚

病例：石某，女性，21 岁，婚后 1 年未避孕，未孕，性生活正常，肥胖，多毛，月经周期 40～50 天、月经期 7～8 天、月经量大持续不断、月经颜色紫暗、血块多、大，腹痛，小腹坠胀明显，经前乳胀，本次就诊月经期 17 天，平时白带多，有异味，原发性不孕症。

（一）初诊

初诊时间：2020 年 3 月 30 日（D17）。

1. 生殖专科检查

(1) 生殖超声检查：女性不孕症一站式生殖超声评估结果：子宫大小为 50mm×48mm×35mm，子宫肌层回声不均质，有"鼠洞征"与强回声光点及光带（深部浸润型子宫内膜异位症），前位子宫，子宫浆膜层消失，子宫肌层回声与周围组织分界不清（浅表型子宫内膜异位症），阴道探头推压子宫无移动（滑动征阴性，盆腔粘连），子宫内膜呈强回声团（宫内占位），内膜交界区消失（慢性子宫内膜炎）（图5-23）。左侧卵巢大小为33mm×30mm×20mm，卵巢包膜消失，卵巢实质可见大小不等的强回声带，窦卵泡显影模糊，窦卵泡计数约为20个，用阴道探头推压卵巢移动征阴性（卵巢与周围组织粘连）；右侧卵巢大小为43mm×43mm×38mm，其间可见大小为38mm×33mm×28mm的无回声，形态不规则，其内有多条强回声带（未破卵泡黄素化综合征），右侧卵巢包膜不规则，卵巢推压疼，卵巢组织几乎不显示，有少量盆腔积液（图5-24）。

(2) 女性激素检查结果：促卵泡激素（follicle-stimulating hormone，FSH）4.4U/L，黄体生成素（luteinizing hormone，LH）12.6U/L，雌二醇（estradiol，E_2）45.20pg/ml，催乳素（prolactin，PRL）10.7ng/ml，睾酮88.0ng/dl。

(3) 中医舌诊：舌质紫暗，舌尖红，舌齿痕，舌苔薄白（图5-25）。

(4) 配偶精液常规检查：检查结果正常。

2. 临床诊断

(1) 西医诊断

诊断结果：①异常子宫出血；②不孕症；③深部浸润型子宫内膜异位症；④多囊卵巢综合征；⑤宫内占位；⑥浅表型子宫内膜异位症。

诊断依据：①患者经期延长2周，经量多，经

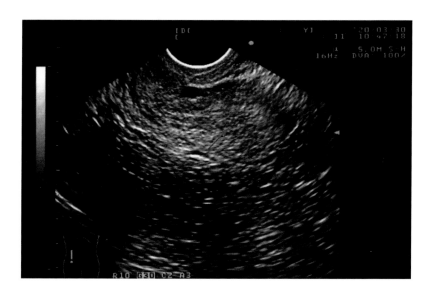

◀ 图5-23 初诊生殖超声检查，子宫肌层回声不均质，前壁见强回声带，子宫浆膜回声不规则，子宫内膜回声紊乱，内膜交界区消失（箭）

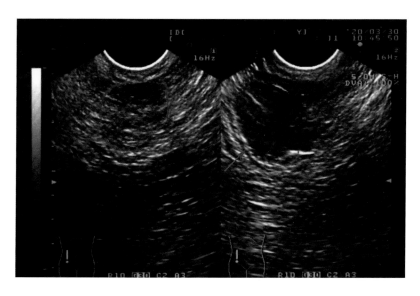

◀ 图5-24 初诊生殖超声检查，左侧卵巢体积大小正常，卵巢包膜消失，窦卵泡显影模糊，右侧卵巢体积增大，其间见形态不规则无回声，卵巢组织被挤压后几乎不显示，卵巢包膜模糊且不规则（箭）

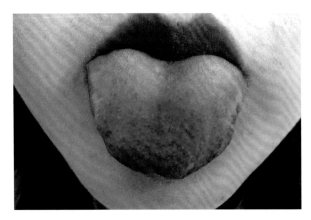

▲ 图 5-25 中医舌诊

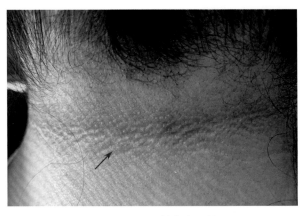

▲ 图 5-26 黑棘皮症（箭）

色暗；②未破卵泡黄素化综合征；③肥胖、多毛、黑棘皮症（图 5-26）、月经不调；④子宫肌层深部回声异常，子宫浅表回声异常，卵巢实质回声异常，子宫内膜回声异常。⑤窦卵泡计数＞15 个。

(2) 中医诊断

诊断结果：脾肾不足、热扰冲任致崩漏。

诊断依据：①气虚下坠，经色黑暗，痛经，经前乳胀，白带多；②肥胖，多毛，月经不调，黑棘皮症。

3. 治疗

(1) 西医治疗：①黄体酮注射液 40mg，每日 1 次，连续 14 天；②减轻体重 5%～10%，跳绳，锻炼身体。

(2) 中医治疗原则：急则治标缓则治本，本

患者以健脾补肾、清热凉血止血为宜。

组方：太子参 15g，黄芩 10g，连翘 10g，墨旱莲 15g，仙鹤草 15g，藕节 30g，益母草 15g，大蓟 20g，小蓟 20g，生牡蛎 30g，白术 10g，黄芪 30g，柴胡 5g，女贞子 12g，甘草 5g。水煎服，每日 1 剂。

（二）复诊

1. 第 1 次复诊

复诊时间：2020 年 4 月 20 日。

生殖超声评估结果：子宫大小正常，子宫肌层回声紊乱（图 5-27）。左侧卵巢及窦卵泡回声未见明显改变，右侧卵巢内无回声未见变化（图 5-28）。

医嘱：①生殖超声检查提示宫内占位，宫内出血停止后，建议门诊宫腔镜检查（图 5-29）、

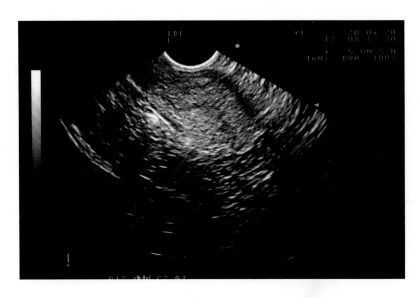

◀ 图 5-27 第 1 次复诊生殖超声检查，子宫肌层回声不均质，子宫内膜回声紊乱，内膜交界区消失（箭）

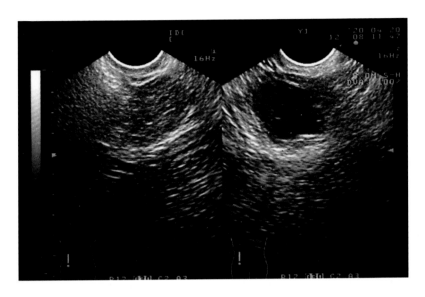

◀ 图 5-28　第 1 次复诊生殖超声检查，左侧卵巢回声较前清晰，右侧卵巢大小与回声同前

郑州大学第二附属医院
宫 腔 镜 图 文 报 告 单

姓　名：石某	性别：女	年　龄：21 岁	检查号：
门诊号：	住院号：	病　区：	床位号：
科　别：	手术日期：2020/4/21		检查设备：STORZ Image 1

颈管　　　　　左侧管口　　　　　右侧管口　　　　　右输卵管通液

左输卵管通液　　内膜局灶性增厚　　镜下摘除息肉　　术后宫腔

病人情况：婚后3年未孕。抗-HIV（-）、HBsAg（-）、抗-TP（-）、抗-HCV（-）。
宫腔：宫腔深度8cm，（宫体极度前倾前屈位）。
宫底：略内突。
宫角：双侧宫角略深。
输卵管口：双侧输卵管显示，
内膜：略厚，宫腔各壁见多处局灶性增厚宫内膜组织，后壁中段下见息肉生长。
宫颈：颈管前壁中段炎性增生。
诊断：1.颈管炎性增生2.双侧输卵管不全粘连？3.子宫内膜局灶性增生
处理：阴超监视下、镜下行双侧输卵管插管通液术，各注药40ml，双侧均有阻力，注药时子宫后方可见活动性液体、深度59x43mm；术后双侧输卵管内各注入医用几丁糖1ml。镜下摘除宫腔各壁局灶性增厚宫内膜组织及宫内膜息肉送验。

医生建议：4、建议避孕（避孕套隔离），药物治疗后复查。5、术后观察尿液，出现蓝、绿色为正常情况，提示输卵管远端通畅。1.禁房事，禁盆浴四周。2.抗生素预防感染。3.阴道出血超过月经量随诊。

医生（签名）：

▲ 图 5-29　宫腔镜检查图文报告单

宫腔镜手术（宫内占位去除）和输卵管插管通液术；②效不更方，中药持续治疗。

2. 第 2 次复诊

复诊时间：2020 年 4 月 29 日，宫腔镜术后第 8 天。

生殖超声评估结果：术后子宫内膜回声均匀，内膜交界区显示欠清晰（图 5-30）。左侧卵巢包膜较前清晰，窦卵泡显影较前清晰（慢性炎症消退中），右侧卵巢未见明显变化（图 5-31）。

中医舌诊：舌尖红消失，舌质紫暗减轻（图 5-32）。治疗原则改为软坚散结、活血化瘀。

组方：当归 12g，生地黄 15g，川芎 10g，赤芍 10g，白芍 10g，水蛭 10g，牡丹皮 12g，贝母 12g，夏枯草 20g，半夏 5g，生牡蛎 20g，鹿角 12g，桂枝 15g，甘草 10g。水煎服，每日 1 剂。

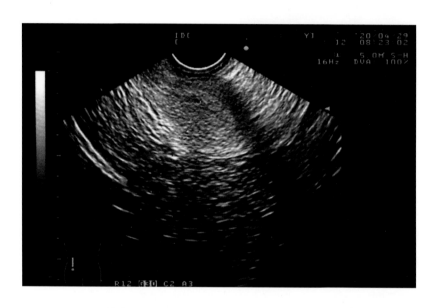

◀ 图 5-30　第 2 次复诊生殖超声检查，宫腔镜术后子宫内膜回声均质，内膜交界区欠清晰（箭）

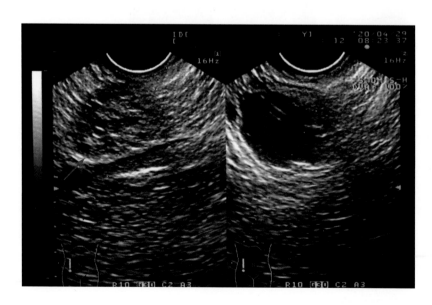

◀ 图 5-31　第 2 次复诊生殖超声检查，左侧卵巢内窦卵泡显影较前清晰，形态较前规则（箭），右侧卵巢组织有少量显示

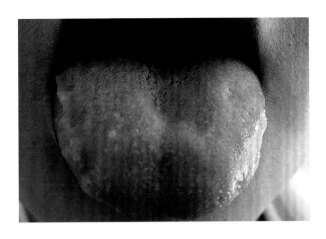

◀ 图 5-32　中医舌诊

【临床剖析】

"急则治标"与"缓则治本"。

"崩漏"属于妇科急症、疑难症，若出血已缓或出血已止，则宜正本清源，即辨证求因，审因论治，治病求本。

针对该例患者不但有异常出血，同时还有婚后不孕，故在出血停止后，需开展宫腔镜检查和宫腔镜手术，明确宫内病变，防止功能失调性异常子宫出血再次复发。

宫腔镜诊断结果：①宫腔内子宫内膜局灶性增生（处理方法为切除）；②宫腔内息肉（处理方法为切除）；③宫腔镜下双侧输卵管插管术，诊断为双侧输卵管通而不畅。

"暴崩多虚，久漏多瘀"，患者多周期反复经期淋漓不净、经色暗、血块多，所谓"瘀血不去，新血不能归经"。

对于子宫内膜增殖（西医辨病，宫腔镜诊断为宫内存在"有形之瘀"）引起阴道异常出血的治疗，在"急则治标"治疗原则指导下，控制子宫出血的同时也明确病因为"瘀证"。故此，调整中医治疗法则，以活血化瘀、软坚散结为主导，以补肾、调肝、健脾为辅助。药随证变，这样既可以抑制"有形之瘀"的复发，又可以提高子宫内膜的容受性，实现早日受孕。

中医学认为，子宫内膜增生过长、子宫内膜息肉、子宫内膜异位症、子宫腺肌病、子宫肌瘤、宫腔粘连、卵巢囊肿、多囊卵巢形态学改变等，均可以归属中医"癥瘕"范畴。癥瘕属于"有形之瘀"，在临床具体治疗时，即使祛除了"有形之瘀"，但"无形之瘀"未必可自然消退，在"无形之瘀"不能消退的情况下，"有形之瘀"必然会复生（宫内占位去除后复发的重要原因）。

多囊卵巢综合征、子宫内膜异位症皆可导致内分泌紊乱、自身免疫紊乱、代谢紊乱，从而引起血液流变性黏稠度的改变，造成"无形之瘀"的形成，"无形之瘀"是血液的浓、黏、凝、聚所导致的微循环障碍，容易引起女性内生殖器官功能障碍，临床表现为女性内生殖器官的形态学改变（如子宫肌层回声不均质、子宫内膜回声异常、卵巢体积与形态的改变、卵泡大小与形态的改变等）。生殖超声诊断技术（精准辨病）的发展可以为女性生殖健康保驾护航。

3. 第 3 次复诊

复诊时间：2020 年 5 月 13 日（D7）。

生殖超声评估结果：子宫大小正常，子宫肌层回声较前均质，子宫浆膜线较前光滑，子宫内膜形态规则呈三线征表现，内膜交界区较前规则（图 5-33）；左侧卵巢窦卵泡显影清晰（慢性炎症消退中），右侧卵巢内可见 33mm×32mm×31mm 无回声（图 5-34）。

医嘱：①中药治疗月经期不停；②月经第 16 天，黄体酮注射液 40mg，每日 1 次，肌内注射，连续 10 天；③由于患者介意超声介入治疗卵巢囊肿，所以目前不建议使用促排卵药避免刺激囊

肿生长；④效不更方，中药持续治疗。

4. 第 4 次复诊

复诊时间：2020 年 6 月 20 日（D11）。

生殖超声评估结果：子宫大小正常，子宫肌层回声均质，子宫浆膜线尚光滑，子宫内膜形态呈典型三线征表现（A 型子宫内膜），内膜厚度为 5mm，内膜回声均质（图 5-35）；左侧卵巢包膜较前明显规则，窦卵泡显影清晰，推压痛减轻，右侧卵巢内囊肿缩小后，囊肿周边有卵巢组织及窦卵泡显影（图 5-36）。

医嘱：①戊酸雌二醇 1mg，每日 2 次，口服，连续 10 天；②黄体酮注射液 40mg，每日 1 次，

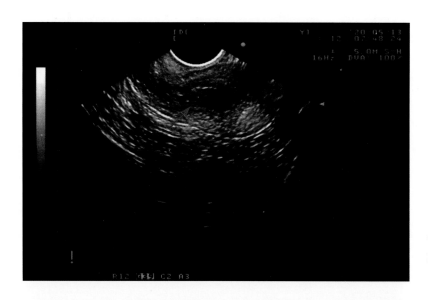

◀ 图 5-33　第 3 次复诊生殖超声检查，子宫肌层回声较前均质，子宫浆膜线光滑，子宫内膜呈三线征表现（箭）

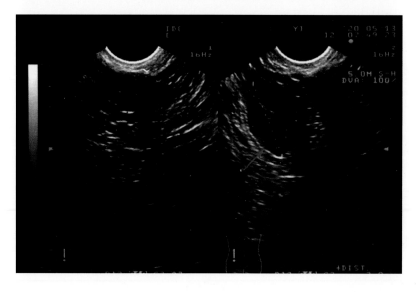

◀ 图 5-34　第 3 次复诊生殖超声检查，左侧卵巢内窦卵泡显影清晰，双侧卵巢包膜较前规则，右侧囊肿有缩小的表现（箭）

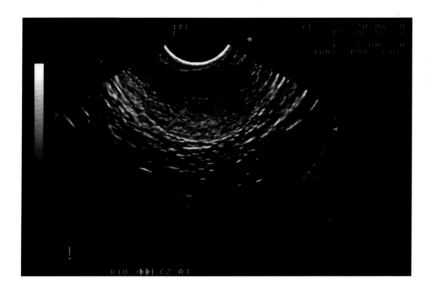

◀ 图 5-35　第 4 次复诊生殖超声检查，子宫内膜呈典型三线征表现，内膜回声均质，内膜厚度约 **5mm**（箭）

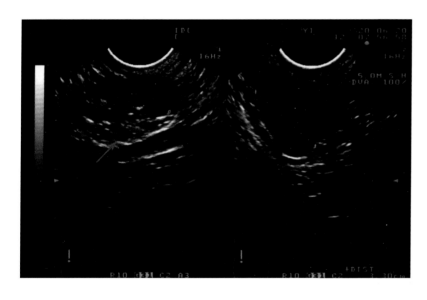

◀ 图 5-36　第 4 次复诊生殖超声检查，左侧卵巢显影清晰，卵巢内窦卵泡呈多囊卵巢样改变（箭），右侧卵巢内囊肿缩小，周边卵巢组织显示清晰，窦卵泡显示清晰（治疗康复中）

肌内注射，连续 10 天；③效不更方，中药持续治疗。

5. 第 5 次复诊

复诊时间：2020 年 7 月 19 日（D9）。

生殖超声评估结果：子宫内膜回声规则，内膜中心线呈波浪纹，内膜厚度约 6mm（图 5-37）；右侧卵巢内见大小为 34mm × 30mm × 22mm 无回声，囊肿旁见部分卵巢组织（图 5-38）。

输卵管通液术：输卵管通液的目的有两个，即疏通输卵管和输送药物进入腹腔治疗盆腔炎与粘连。常用药物为丹参注射液 200～300ml 或生

理盐水 200ml+ 左氧氟沙星液注射液 100ml+ 地塞米松注射液 5mg。

【临床剖析】

输卵管通液术是盆腔局部治疗的常用方法之一，其为无创方法，用药灵活，患者依从性好，治疗浅表型子宫内膜异位症、未破卵泡黄素化综合征，以及盆腔轻、中度粘连等均有一定的效果。

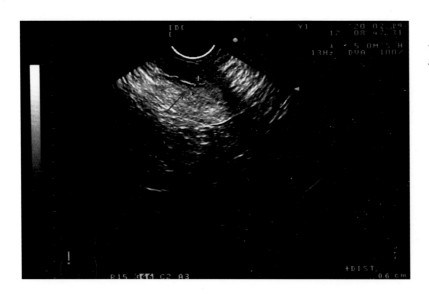

◀ 图 5-37 第 5 次复诊生殖超声检查，子宫肌层回声不均，内膜回声模糊（箭）

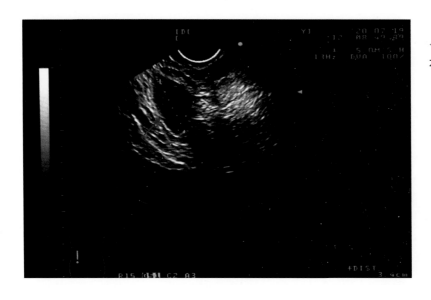

◀ 图 5-38 第 5 次复诊生殖超声检查，右侧卵巢继续缩小，卵巢组织显示清晰

6. 第 6 次复诊

复诊时间：2020 年 7 月 24 日（D14）。

生殖超声评估结果：子宫肌层回声均匀，子宫浆膜线光滑规则，子宫内膜呈三线征表现，内膜回声均匀，内膜交界区稍欠规则（图 5-39），双侧卵巢内未见优势卵泡。

医嘱：①月经第 16 天开始，黄体酮注射液 40mg，每日 1 次，肌内注射，连续 10 天；②中药继续治疗，效不更方。

7. 第 7 次复诊

复诊时间：2020 年 8 月 27 日（D9）。

生殖超声评估结果：子宫肌层回声均质，子宫内膜薄呈线性（图 5-40）；左侧卵巢皮质下见串珠样窦卵泡回声（多囊卵巢综合征），窦卵泡回声清晰（慢性卵巢炎消退后的表现），右侧卵巢内见 30mm×22mm×20mm 无回声，无回声周围均可见卵巢组织，窦卵泡回声显影清晰（卵巢囊肿吸收过程中）（图 5-41）。

输卵管通液术：治疗方法和药物同前，诊断结果为药物进入输卵管稍有阻力（输卵管具备自然受孕的能力）。

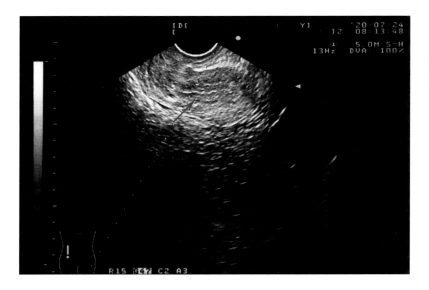

◀ 图 5-39　第 6 次复诊生殖超声检查，子宫内膜呈典型三线征表现，内膜交界区欠规则（有待进一步修复）

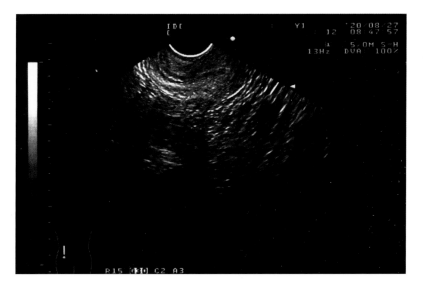

◀ 图 5-40　第 7 次复诊生殖超声检查，子宫肌层回声均质，子宫内膜薄（箭）

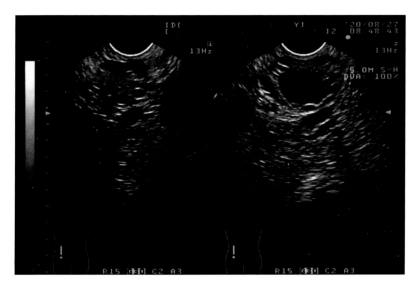

◀ 图 5-41　第 7 次复诊生殖超声检查，双侧卵巢内窦卵泡显影清晰，右侧卵巢内囊肿明显缩小（箭）

8. 第 8 次复诊

复诊时间：2020 年 8 月 29 日（D11）。

生殖超声评估结果：子宫肌层回声均质，子宫内膜厚度约 4mm，内膜回声均质，右侧卵巢内可见大小为 23mm×19mm×17mm 无回声（囊肿进一步缩小），无回声周围卵巢组织清晰显示（图 5-42）。

9. 第 9 次复诊

复诊时间：2020 年 9 月 1 日（D14）。

生殖超声评估结果：双侧卵巢内未见优势卵泡发育，子宫内膜厚度 8mm。

医嘱：①月经第 16 天开始黄体酮注射液40mg，每日 1 次，连续 10 天；②月经第 3 天，来曲唑 5.0mg，每日 1 次，口服，连续 5 天；③效不更方，中药继续治疗。

10. 第 10 次复诊

复诊时间：2020 年 9 月 22 日（D8）。

生殖超声评估结果：子宫大小正常，子宫肌层回声均质，子宫浆膜线光滑规则，子宫内膜回声均质，内膜厚度约 3mm（图 5-43）；左侧卵巢包膜清晰，窦卵泡显影清晰，未见优势卵泡发育，左侧卵巢移动征阳性（粘连松解），右侧卵巢包膜清晰，其内见 28mm×16mm 无回声，无回声周围卵巢组织显示清晰（图 5-44）。

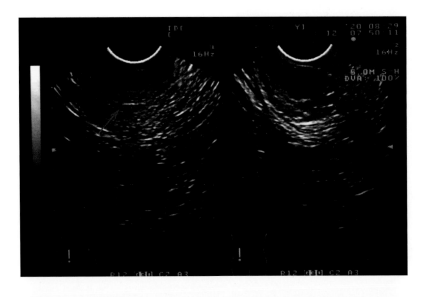

◀ 图 5-42　第 8 次复诊生殖超声检查，子宫内膜呈三线征，内膜厚度约 4mm（箭），右侧卵巢内窦卵泡显影清晰

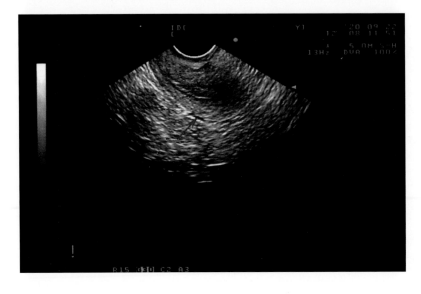

◀ 图 5-43　第 10 次复诊生殖超声检查，子宫内膜回声均质，内膜厚度约 3mm，子宫肌层回声均质，子宫浆膜线规则（箭）

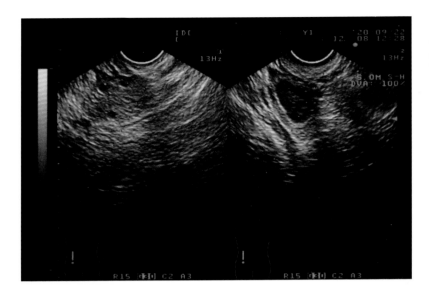

◀ 图 5-44 第 10 次复诊生殖超声检查，双侧卵巢内未见优势卵泡发育

输卵管通液术：常规外阴及阴道消毒准备后，将 200ml 药物推注进入宫腔及输卵管几乎无阻力（具备自然受孕能力）。

医嘱：尿促性素注射液 150U，每日 1 次，连续 4 天。

11. 第 11 次复诊

复诊时间：2020 年 9 月 26 日（D12）。

生殖超声评估结果：子宫肌层回声均质，子宫浆膜光滑规则，子宫内膜回声均匀，内膜呈三线征表现，内膜厚度为 7mm（图 5-45）；左侧卵巢见 2 个 13mm×12mm 无回声，右侧卵巢内见 14mm×13mm 无回声，余无回声，同前没有变化（图 5-46）。

医嘱：尿促性素注射液 150U，每日 1 次，肌内注射，连续 2 天。

12. 第 12 次复诊

复诊时间：2020 年 9 月 28 日（D14）。

生殖超声评估结果：左侧卵巢内见 17mm×16mm 无回声，右侧见 17mm×16mm 无回声，子宫内膜厚度约 10mm，内膜形态呈三线征表现（图 5-47）。

13. 第 13 次复诊

复诊时间：2020 年 9 月 30 日（D16）。

生殖超声评估结果：子宫内膜形态呈三

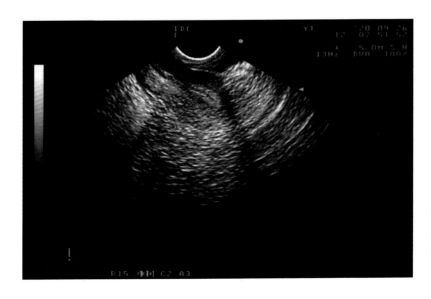

◀ 图 5-45 第 11 次复诊生殖超声检查，子宫内膜呈三线征表现，内膜回声均质，内膜厚度约 7mm，内膜交界区规则（箭）

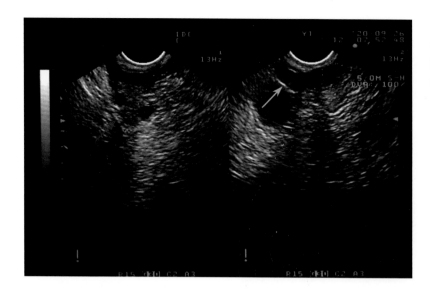

◀ 图 5-46 第 11 次复诊生殖超声检查，左侧卵巢内见 2 个优势卵泡发育（红箭），右侧卵巢内见 1 个优势卵泡发育（蓝箭）

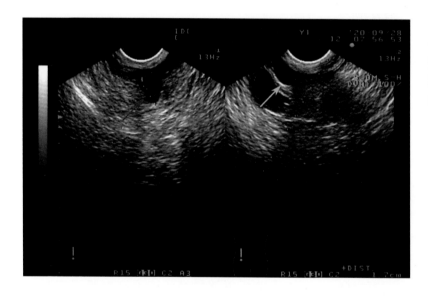

◀ 图 5-47 第 12 次复诊生殖超声检查，左侧卵巢内见 17mm×16mm 无回声（红箭），右侧卵巢内见 17mm×16mm 无回声（蓝箭）

线征，内膜厚度约 12mm（女性三八征之一达标）（图 5-48）；左侧卵巢内见 20mm×20mm 无回声（女性三八征之一达标），右侧卵巢内见 19mm×17mm 无回声（图 5-49）。

宫颈黏液评分 =10 分。

医嘱：①绒毛膜促性腺激素注射液 10 000U+ 尿促性素注射液 150U，1 次肌内注射，形成人工 LH 峰，诱导成熟卵泡破裂；②指导 24h 后同房。

14. 第 14 次复诊

复诊时间：2020 年 10 月 2 日（D18）。

生殖超声评估结果：左侧卵巢内成熟卵泡破裂，右侧卵巢内成熟卵泡未破裂。

医嘱：①黄体酮注射液 40mg，每日 1 次，肌内注射，连续 10 天；② 2 周后晨尿检查早早孕试验。

15. 第 15 次复诊

复诊时间：2020 年 10 月 19 日。

患者来电告知晨尿早早孕阳性，β-hCG 值为 480.13U/L。

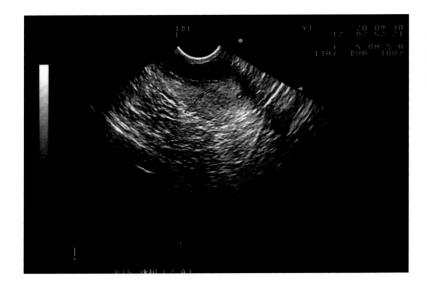

◀ 图 5-48　第 13 次复诊生殖超声检查，子宫内膜呈典型三线征，内膜厚度约 12mm，内膜回声均质（箭）

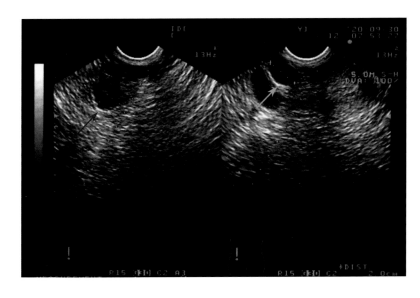

◀ 图 5-49　第 13 次复诊生殖超声检查，左侧卵巢内见 20mm×20mm 无回声（红箭），右侧卵巢内见 19mm×17mm 无回声（蓝箭）

【探索与发现】

中西医结合治疗不孕不育的优劣。

(1) 现代医学的优劣：①快速明确诊断。例如，子宫异常出血，中医治疗原则是见异常出血就止血，无法去除宫内占位病变，导致患者反复发作异常出血；而西医则不同，宫腔镜能够快速明确诊断，快速去除病变，达到立竿见影的效果，但是去除了宫内占位（有形之瘀），产生宫内病变的病因（无形之瘀）没有去除，在临床上经常会有祛除宫内占位后不久，宫内病变再次复发的病例。②现代医学有点对点的优势，但没有点对面的整体观。

(2) 传统中医的优劣：①中医治疗的优势在于"同病异治"和"异病同治"。例如，多囊卵巢综合征患者的卵巢体积增大、子宫肌层内的子宫腺肌病、子宫肌层内的深部浸润型子宫内膜异位症等病症都有一个共同的特点属于"癥瘕"，临床必须使用"软坚散结，活血化瘀"类的药，才能够彻底治疗。可是，同样都是子宫内膜异位症患者，由于年龄不同、致病原因不同、病程长短不同、体质胖瘦不同、卵巢储备功能不同，导致临床治疗方案都会大不相同，这些就是"同病异治"的治疗原则。②诊断不明确。不论是"辨证论治"还是"辨病论治"中医都有一定的局限性，无证可辨的患者临床经常可见。例如，女性无原因性不孕症患者，如果没有现代医学的实验室检查和超声影像形态学检查，单纯依靠中医四诊无法明确诊断。

(3) 中西医结合的优势：①中西医互补是治疗不孕不育的必经之路，中医辨病论治要同现代医学的科学检查手段（实验室检查、超声影像学检查等）及各种先进学科（现代免疫学、遗传学、辅助生殖技术等）相结合，取长补短。②中医辨病应借鉴现代医学先进的检查方法，拓展中医的诊断视野，在中医理论的指导下，去认知和发现人类生殖规律，更好地服务不孕症患者。

第6章 卵巢早衰与储备功能下降

卵巢早衰（premature ovarian failure，POF）是指女性在40岁以前出现的卵巢储备功能减退性闭经，同时伴有不同程度的阵发性潮热、多汗、心烦、失眠、焦虑、抑郁、多梦、阴道干涩、性功能下降等症状。

2008年，美国生殖医学会提出了用原发性卵巢功能不全（primary ovarian insufficiency，POI）代替卵巢早衰的倡议。

2015年，欧洲生殖医学协会起草的POI指南中，POI被重新定义为早发性卵巢功能不全（premature ovarian insufficiency，POI）。

2016年12月份，中华医学会妇产科学分会绝经学组发表《早发性卵巢功能不全的激素补充治疗专家共识》，明确了POI与POF的概念。

早发性卵巢功能不全是指女性在40岁以前出现卵巢功能减退，主要表现为月经紊乱（闭经、月经稀发、月经频发），促卵泡激素水平升高（FSH>25U/L），雌激素水平下降。停经或月经稀发4个月，间隔>4周，连续2次检查FSH>25U/L。

卵巢早衰是指40岁之前卵巢衰竭，闭经时间≥（4～6）个月，2次检查时间间隔4周以上，FSH>40U/L，同时伴有雌激素降低及绝经症状。

女性不孕症是早发性卵巢功能不全或卵巢早衰的主要临床表现之一，现代医学目前还没有效手段能让卵巢早衰的患者恢复正常卵巢功能，即使是辅助生殖技术助孕也不能达到令患者满意的结果。

随着卵巢早衰病因学的深入研究与大量临床病例的积累，人们逐渐发现卵巢衰竭是一组临床表现多样化，病因复杂化且呈进行性发展的疾病。目前卵巢早衰的诊断标准太过笼统，仅能代表卵巢衰竭的终末阶段，无法体现卵巢早衰的多样性和进展度。但是，在临床上有大量不孕症患者处于卵巢储备功能下降的不同阶段，每个阶段持续的时间长短也不一致，特别是患者促卵泡激素（FSH）水平没有升高时，往往不能引起医生与患者的高度重视，自认为卵巢储备功能正常，从而导致这类患者被长期误诊误治。

一、卵巢早衰

病例：孟某，女性，27岁（实际年龄），初潮13岁，婚前月经规律，婚后6年不孕就诊，2年来月经不规律、月经量减少、经色紫暗、有大血块、痛经，腰膝酸软，乏力，肥胖，多毛，体重指数（body mass index，BMI）30.07kg/m²。经前乳房胀痛，性功能正常，白带多，外阴瘙痒，原发性不孕。

（一）初诊

初诊时间：2018 年 11 月 6 日。

1. 生殖专科检查

（1）生殖超声检查：女性不孕症一站式生殖超声评估结果：子宫大小正常，平位，子宫肌层可见少量"雪花征"，子宫浆膜欠光滑，有水波纹样回声，与周围组织分界不清（粘连），子宫有特定压痛，滑动征阴性，推压时有质硬表现并伴有压痛；子宫颈内口处有多个小囊肿（慢性宫颈炎症）；子宫内膜呈现 C 型表现，子宫内膜交界区消失（慢性子宫内膜炎）（图 6-1）；双侧卵巢体积均有萎缩表现，且形态不规则、包膜消失（慢性卵巢炎），均可见 2～3 个基础窦卵泡，窦卵泡回声模糊（卵巢储备功能下降），卵巢滑动征阴性（粘连）（图 6-2）。

（2）实验室检查

① 女性生殖内分泌检查结果（图 6-3 和图 6-4）。

② 配偶精液常规检查结果：精液量约 2.0ml，精液液化时间 25min，精子浓度 2.5×10^7/ml，精子活动力＞40%，精子形态正常率＞60%。

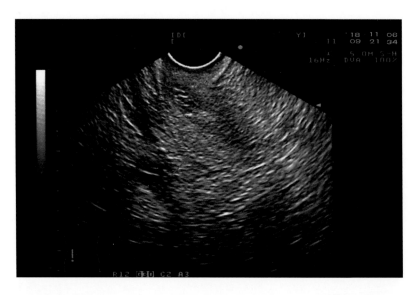

◀ 图 6-1　初诊生殖超声检查，子宫体积大小正常，子宫肌层回声不均质，子宫浆膜线不规则（箭），子宫内膜回声紊乱，内膜交界区消失

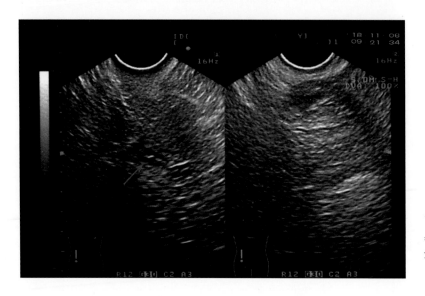

◀ 图 6-2　初诊生殖超声检查，双侧卵巢体积缩小，卵巢包膜消失，窦卵泡显影模糊（箭）

郑州艾迪康医学检验所
检验报告

姓　　名：	条 形 码：	门诊/住院号：/	送检单位：
性　　别：女	样品性状：外观正常	科室／病区：/	临床印象：/
年　　龄：27 岁	样品类型：血清	床　　号：/	送检医生：闫医生　采集时间：2018-11-06

简称	项目	结果	提示	单位	参考区间
E2	雌二醇	396.30		pmol/L	卵泡期：45.40-854.00 排卵期：151.00-1461.00 黄体期：81.90-1251.00 绝经期：<505.00
PROG	孕酮	0.93		nmol/L	卵泡期：0.181-2.84 排卵期：0.385-38.10 黄体期：5.82-75.90 绝经期后：≤0.401 妊娠早期：35.00-141.00 妊娠中期：80.80-264.00 妊娠后期：187.00-681.00
FSH	卵泡雌激素	2.29		IU/L	卵泡期：3.50-12.50 排卵期：4.70-21.50 黄体期：1.70-7.70 绝经期后：25.80-134.80
PRL	泌乳素	33.43		ug/L	非孕期女性：4.61-30.74
TTE	睾酮	0.83		nmol/L	0.29-1.67
LH	促黄体生成素	5.28		IU/L	卵泡期：2.40-12.60 排卵期：14.00-95.60 黄体期：1.00-11.40 绝经期后：7.70-58.50

备注：/　　　　　　　　　　　　　　　　　　　　　　院方条形码：

接收时间：2018-11-06 21:30　报告时间：2018-11-07 02:40　检验者：王辉丽　审核者：　批准人：

本检测结果仅对来样负责，供临床参考。如有疑问请在样品保存期内提出！

▲ 图 6-3　实验室检查结果（一）

郑州艾迪康医学检验所
检验报告

姓　　名：	条 形 码：	门诊/住院号：/	送检单位：
性　　别：女	样品性状：外观正常	科室／病区：/	临床印象：/
年　　龄：27 岁	样品类型：血清	床　　号：/	送检医生：闫医生　采集时间：2018-11-06

简称	项目	结果	提示	单位	参考区间
AMH	抗缪勒氏管激素	0.561	↓	ng/mL	0.890-9.85

备注：/　　　　　　　　　　　　　　　　　　　　　　院方条形码：

接收时间：2018-11-06 21:30　报告时间：2018-11-07 02:40　检验者：陈持平　审核者：　批准人：李丹

本检测结果仅对来样负责，供临床参考。如有疑问请在样品保存期内提出！

▲ 图 6-4　实验室检查结果（二）

（3）经 X 线子宫输卵管造影检查结果：子宫腔大小正常，双侧输卵管不通。

2. 诊断

（1）西医诊断

诊断结果：①慢性盆腔炎（宫颈炎、子宫内膜炎、卵巢炎、输卵管炎）；②卵巢早衰早期（POF）；③原发性不孕症。

诊断依据：①子宫内口有多个小囊肿（慢性宫颈管炎症）；②子宫内膜回声增强、不均质（慢性子宫内膜炎）；③卵巢体积缩小，形态不规则（隐匿慢性卵巢炎）；④输卵管不通（慢性输卵管炎）；⑤抗米勒管激素（AMH）值为 0.561ng/ml（正常值为 AMH＞1.2ng/ml）。

（2）中医诊断

诊断结果：脾肾阳虚、血瘀致不孕症。

诊断依据：①舌质淡、紫暗、舌苔薄白、齿痕（图 6-5）；②经色紫暗、经量少、血块、痛经、腰膝酸软、乏力、白带异常。

3. 治疗

（1）西医治疗：①脱氢表雄酮（dehydroepian-drosterone，DHEA）胶囊 25mg，每日 3 次，口服；②辅酶 Q10 软胶囊，100mg，每日 2 次，口服；③注射用重组人生长激素（growth hormone，GH）4U，隔日 1 次，肌内注射，连续使用 2～3 个月。

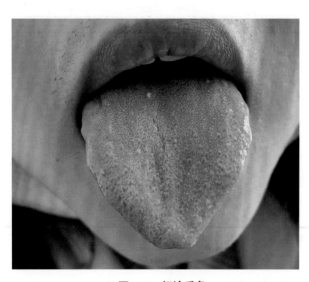

▲ 图 6-5　初诊舌象

（2）中医治疗原则：健脾化湿，益气补肾。

组方：黄芪 30g，党参 20g，白术 10g，怀山药 20g，茯苓 15g，当归 10g，丹参 20g，苍术 15g，木香 10g，郁金 10g，川牛膝 10g，川芎 10g，甘草 10g。水煎服，每日 1 剂，早晚服用。

苍术、党参、黄芪、白术、山药、茯苓、甘草健脾化湿益气，当归、丹参、木香、郁金、川牛膝、川芎养血活血化瘀、疏肝理气。

【临床剖析】

不论是卵巢早衰或是卵巢储备功能下降，中医认为其冲任二脉血海亏虚是根本。临床上卵巢功能减退是卵巢储备功能下降的动态变化过程，随着医学界对卵巢储备功能不断深入地研究，国内外学者普遍认为卵巢储备功能减退（diminished ovarian reserve，DOR）、早发性卵巢功能不全（POI）和卵巢早衰（POF）代表了卵巢功能下降的三个不同阶段且病程转化时间较长，有些患者疾病可以隐匿 10 年之久。

临床发现，患者病情复杂，存在多证夹杂现象，治疗过程漫长，不同治疗阶段辨证转化不同，并非单一治疗方案贯穿始终，需数种方药组合，交替使用。不同治疗方法的组方依据应参照生殖超声检查评估结果、生殖内分泌激素水平的高低、临床症状、舌象来综合判定。其中，生殖超声检查评估结果最为重要，更能客观、真实地反映女性生殖内环境的生理和病理的形态学变化。

脾为后天之本，气血化生之源。脾虚运化不利，气血化生无源，冲任血虚，血海满溢异常。本病例患者治疗首选健脾化湿益气兼配伍养血活血，超声检查显示卵巢实质呈现纤维化样强回声，基础窦卵泡计数减少，卵巢体积不同程度的缩小，卵巢血流供应降低。脾虚运化无力，湿阻脉络是患者持续存在的病理状态，适度配伍养血活血化瘀之法，可以有效改变脉络瘀滞之状态，促进功能衰退卵巢脉络的通畅度，冲任二脉气血通畅可以改善卵巢的局部营养，进而达到改善卵巢的病理状态，促进卵巢储备功能的康复。

（二）复诊

1. 第 1 次复诊

复诊时间：2018 年 12 月 6 日。

生殖超声评估结果：子宫形态好转，子宫内膜呈现 C 型，子宫内膜基底层不规则，左侧卵巢见 20mm×18mm 无回声，周边可见 2～3 个窦卵泡（图 6-6）。

实验室检查结果：AMH 从 0.561ng/ml 升高到 0.719ng/ml（图 6-7）。

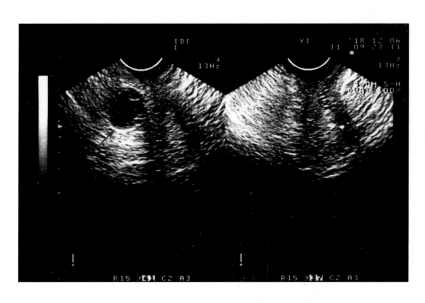

◀ 图 6-6 第 1 次复诊生殖超声检查，子宫形态好转，子宫肌层回声不均，左侧卵巢内见 **20mm×18mm** 无回声（箭）

郑州艾迪康医学检验所
检验报告

ADICON
艾迪康

姓 名：	条形码：	门诊/住院号：/	送检单位：
性 别：女	样品性状：外观正常	科室/病区：/	临床印象：/
年 龄：27 岁	样品类型：血清	床 号：/	送检医生：闫医生 采集时间：2018-12-06

简称	项目	结果	提示	单位	参考区间
AMH	抗缪勒氏管激素	0.719	↓	ng/mL	0.890-9.85

备注：/

院方条形码

检验报告专用章

接收时间：2018-12-06 20:30 报告时间：2018-12-07 01:40 检验者：陈静宇 审核者：郑喜玲 批准人：李丹

本检测结果仅对来样负责，供临床参考。如有疑问请在样品保存期内提出！

▲ 图 6-7 实验室检查结果

舌诊：舌质紫暗转化红润（图 6-8）。

医嘱：卵巢早衰属于妇科顽疾，原则上是效不更方，中药继续按原方治疗。

2. 第 2 次复诊

复诊时间：2019 年 1 月 25 日（D11）。

生殖超声评估结果：双侧卵巢内均可见多个窦卵泡，但是窦卵泡回声模糊（图 6-9）。

3. 第 3 次复诊

复诊时间：2019 年 1 月 27 日（D13）。

生殖超声评估结果：左侧卵巢可见 24mm×23mm 无回声，右侧卵巢清晰可见，窦卵泡显影模糊（图 6-10）。

4. 第 4 次复诊

复诊时间：2019 年 1 月 30 日（D16）。

生殖超声评估结果：左侧卵巢内无回声区

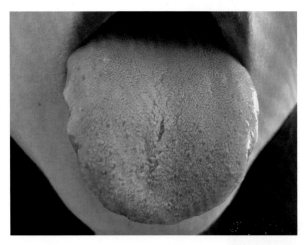

▲ 图 6-8 中医舌诊

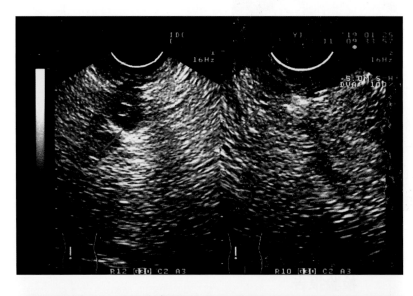

◀ 图 6-9 第 2 次复诊生殖超声检查，双侧卵巢内见多个窦卵泡回声（箭）

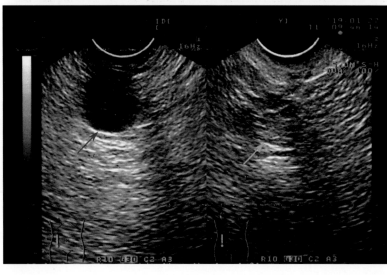

◀ 图 6-10 第 3 次复诊生殖超声检查，左侧卵巢内 24mm×23mm 无回声（红箭），右侧卵巢显影清晰，窦卵泡 5～6 个（蓝箭）

没有消失（未破卵泡黄素化综合征），一个切面出现 4 个窦卵泡；右侧卵巢内窦卵泡显影模糊，卵巢体积可达 30mm×21mm（慢性卵巢炎消退中）（图 6-11）。

医嘱：①下周期月经第 3 天（D3）开始，来曲唑 2.5mg，每日 1 次，连续 5 天，口服；②自今日开始黄体酮注射液 40mg，每日 1 次，肌内注射，连续 10 天；③效不更方，中药持续治疗。

5. 第 5 次复诊

复诊时间：2019 年 3 月 10 日（D14）。

生殖超声评估结果：子宫内膜厚度 9mm，子宫内膜形态 C 型（图 6-12）；双侧卵巢内均可见

成熟卵泡，左侧 20mm×18mm，右侧 19mm×19mm（图 6-13）。

宫腔镜下输卵管插管术：月经结束 2 天后，行宫腔镜下输卵管插管术，术后连续 2 个月经周期，月经结束后行通液术，检查输卵管插管术疏通效果。

医嘱：绒毛膜促性腺激素注射液 10 000U+尿促性素注射液 150U，1 次肌内注射，形成人工 LH 峰诱导成熟卵泡破裂。

6. 第 6 次复诊

复诊时间：2019 年 3 月 12 日（D16）。

生殖超声评估结果：左侧卵巢内见 25mm×

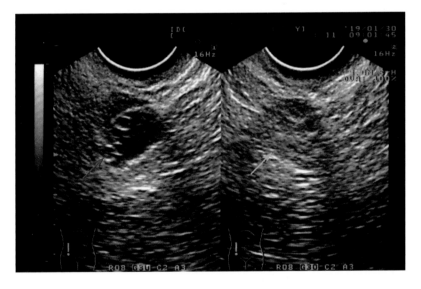

◀ 图 6-11　第 4 次复诊生殖超声检查，左侧卵巢内单切面见 4 个窦卵泡，右侧卵巢体积 30mm×21mm（红箭），其间见 5～6 个窦卵泡（蓝箭）

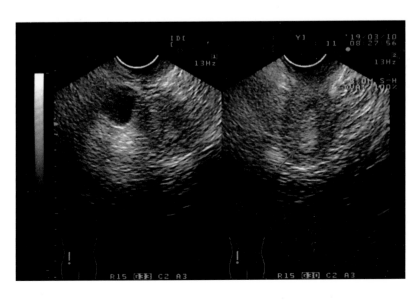

◀ 图 6-12　第 5 次复诊生殖超声检查，子宫内膜呈非三线征，内膜厚度约 9mm，内膜回声均质，内膜交界区尚清晰（箭）

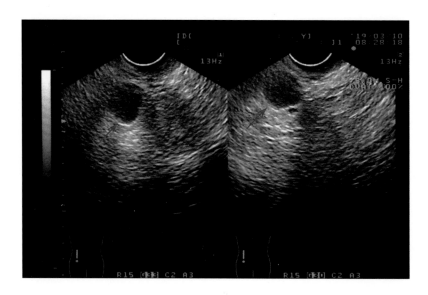

◀ 图 6-13　第 5 次复诊生殖超声检查，双侧卵巢内均见成熟卵泡发育，卵泡形态尚规则（箭）

24mm 无回声，疑未破卵泡黄素化综合征（LUFS）；右侧卵巢未见无回声（卵泡破裂）（图 6-14）。

医嘱：月经周期第 16 天（D16）开始，黄体酮注射液 40mg，每日 1 次，肌内注射，连续 10 天，药物性剥脱子宫内膜。

中医治疗原则改为以疏肝补肾、活血化瘀为主。

组方：当归 15g，熟地黄 20g，川芎 10g，白芍 10g，香附 8g，路路通 25g，皂角刺 25g，地龙 10g，山茱萸 10g，女贞子 20g，何首乌 15g，淫羊藿 20g，枸杞子 20g，桃仁 10g，红花 10g，甘草 10g，枳壳 10g，水煎服，每日 1 剂。

山茱萸、女贞子、何首乌、淫羊藿、枸杞子、熟地黄滋补肝肾；香附、枳壳、白芍、甘草疏肝柔肝；当归、川芎、路路通、皂刺、地龙、桃仁、红花活血化瘀。

【临床剖析】

经过 4 个月的综合治疗，双侧卵巢均可见成熟卵泡，该患者"种子"问题已经基本达标，但子宫内膜问题比较严重，子宫内膜形态依然是 C 型（C 型子宫内膜不容易受孕），内膜厚度基本达标（9mm），

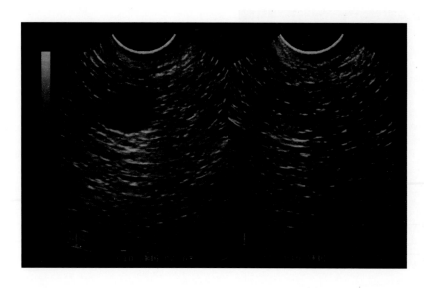

◀ 图 6-14　第 6 次复诊生殖超声检查，左侧卵巢内成熟卵泡存在，右侧卵巢内成熟卵泡破裂

提示子宫内膜容受性低下。

综观子宫内膜的影像学表现，患者初诊时，子宫内膜基底层交界区基本消失，说明慢性子宫内膜炎不但破坏了功能层，而且还影响到了基底层。通过本周期的生殖超声评估，可见子宫内膜基底层回声相对清晰，说明子宫内膜基底层的炎性状态处于恢复阶段，中医中药治疗原则应由原来的健脾化湿、养血活血改为滋补肝肾、活血化瘀，中西医结合促使子宫内膜由 C 型向 A 型转变，助力子宫内膜容受性达到最佳受孕状态。

7. 第 7 次复诊

复诊时间：2019 年 4 月 22 日（D15）。

生殖超声评估结果：子宫肌层均质，子宫内膜厚度 7mm，子宫内膜呈典型三线征（A 型），右侧卵巢一个平面可见 6 个窦卵泡（图 6-15）。

医嘱：①中药调理，效不更方；②自月经第 16 天开始，黄体酮注射液 40mg，每日 1 次，肌内注射，连续 10 天，药物性剥脱子宫内膜；③月经周期第 3 天开始，来曲唑 2.5mg，每日 1 次，口服，连续 5 天，生殖超声检测卵泡发育状态后

决定下一步促排卵药物的剂量；④在子宫内膜偏薄时，择机使用戊酸雌二醇，剂量视内膜厚度决定。

8. 第 8 次复诊

复诊时间：2019 年 5 月 20 日（D7）。

超声评估结果：月经结束后第 2 天，子宫内膜偏薄有三线征的表现。双侧卵巢均未见优势卵泡发育迹象（图 6-16）。

医嘱：①隔两日后再次检测卵泡、内膜；②效不更方，中药持续治疗。

9. 第 9 次复诊

复诊时间：2019 年 5 月 23 日（D10）。

生殖超声评估结果：子宫内膜呈三线征表现；右侧卵巢内有卵泡发育迹象（图 6-17）。

医嘱：①戊酸雌二醇由原来 1mg，每日 2 次，改为 2mg，每日 2 次；②在口服来曲唑的同时，增加尿促性素注射液 150U，每日 1 次，肌内注射，连续 2 天；③隔日复诊，检测卵泡、内膜发育变化。

10. 第 10 次复诊

复诊时间：2019 年 5 月 25 日（D12）。

生殖超声评估结果：子宫内膜呈三线征表现，内膜厚度约 6mm，右侧卵巢内可见 16mm×15mm 无回声（图 6-18）。

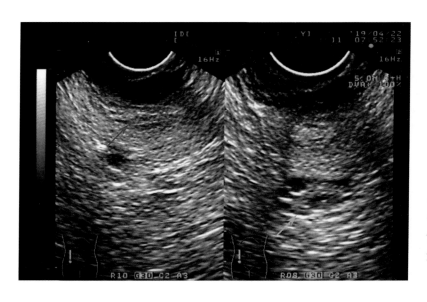

◀ 图 6-15　第 7 次复诊生殖超声检查，子宫内膜呈典型三线征，内膜厚度约 7mm（红箭），右侧卵巢及窦卵泡显影清晰（蓝箭）

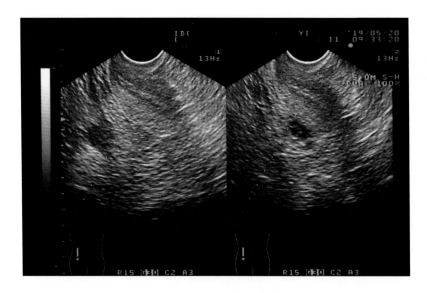

◀ 图 6-16　第 8 次复诊生殖超声检查，子宫肌层均质，内膜呈线性，双侧卵巢内未见优势卵泡发育

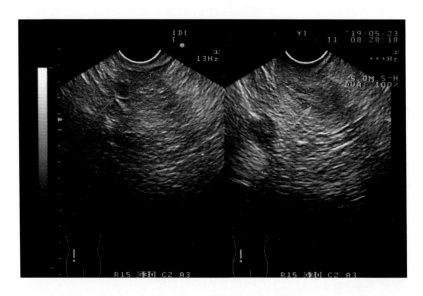

◀ 图 6-17　第 9 次复诊生殖超声检查，子宫肌层回声均质，子宫内膜呈三线征（蓝箭），右侧卵巢内有卵泡发育迹象（红箭）

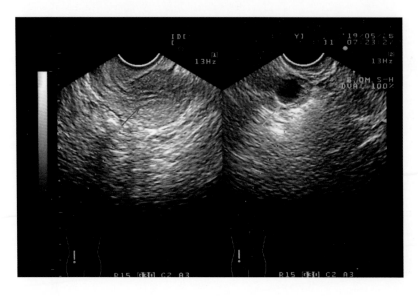

◀ 图 6-18　第 10 次复诊生殖超声检查，子宫内膜呈典型三线征，内膜厚度约 6mm，内膜回声均质，内膜交界区规则（红箭），右侧卵巢内见优势卵泡发育（蓝箭）

实验室检查结果：复查抗米勒管激素（AMH）为 1.170ng/ml（图 6–19）。

医嘱：尿促性素注射液 75U，每日 1 次，肌内注射，连续 2 天，隔日复诊。

11. 第 11 次复诊

复诊时间：2019 年 5 月 27 日（D14）。

生殖超声评估结果：子宫内膜厚度 8mm，内膜形态呈典型三线征表现；右侧卵巢内卵泡大小 20mm×20mm（图 6–20）。

宫颈黏液评分 =10 分。

医嘱：①绒毛膜促性腺激素注射液 10 000U+尿促性素注射液 150U，1 次肌内注射，人工形成 LH 峰，药物诱导成熟卵泡破裂；②指导患者 24h 后同房；③隔日复诊。

【临床剖析】

"女性三八征"是女性受孕的最佳指征，该患者受孕条件已经达标，指导患者 24h 后同房。一般使用药物诱导排卵，形成人工 LH 高峰值，大约 36h 左右诱发排卵。正确指导同房，一次性试孕成功率很高。

12. 第 12 次复诊

复诊时间：2019 年 5 月 29 日（D16）。

生殖超声评估结果：右侧卵巢内成熟卵泡破裂，子宫内膜厚度约 9mm。

医嘱：2 周后若月经不能如期来潮，晨尿检测早早孕。

13. 第 13 次复诊

复诊时间：2019 年 6 月 14 日。

晨尿早早孕试验阳性，抽血化验 β-hCG 值为 156.00U/L，确诊为生化妊娠。

医嘱：①常规保胎：地屈孕酮片 10mg，每日 2 次；嗣育保胎丸 2 丸，每日 3 次；②一周后生殖超声确定是否宫内妊娠。

郑州艾迪康医学检验所
检验报告

ADICON
艾迪康

姓　　名：	条 形 码：	门诊/住院号：/	送检单位：
性　　别：女	样品性状：外观正常	科室／病区：/	临床印象：/
年　　龄：27 岁	样品类型：血清	床　　号：/	送检医生：闫医生　采集时间：2019-05-25

简称	项目	结果	提示	单位	参考区间
AMH	抗缪勒氏管激素	1.170		ng/mL	0.890-9.85

备注：/

院方条形码

接收时间：2019-05-25 22:04　报告时间：2019-05-26 02:02　检验者：陈静宇　审核者：　批准人：李丹

本检测结果仅对来样负责，供临床参考。如有疑问请在样品保存期内提出！

▲ 图 6–19　实验室检查结果

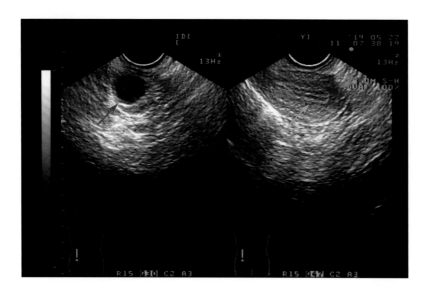

◀ 图6-20　第11次复诊生殖超声检查，子宫肌层均质，子宫内膜呈典型三线征，内膜回声均质，内膜厚度约8mm（蓝箭），右侧卵巢内见成熟卵泡发育，卵泡形态规则，张力饱满（红箭）

14. 第14次复诊

复诊时间：2019年6月21日。

生殖超声评估结果：宫内可见约2mm×2mm无回声。

确定宫内妊娠，对于早孕患者非常重要。在确定妊娠后，如果宫内未发现妊娠囊，要高度警惕异位妊娠的发生（不孕症患者异位妊娠发生率较高）。

【探索与发现】

卵巢储备功能高低可以直接影响不孕症患者的妊娠率和试管婴儿成功率。

(1) 目前卵巢早衰的诊断标准只是能够反映卵巢储备功能下降到了终末阶段，表明卵巢储备功能已经到了枯竭的状态，对不孕症患者和试管婴儿患者的临床指导价值非常有限。特别是FSH、LH值还没有升高的不孕症患者，在临床上往往被误诊为卵巢储备功能正常，最终致使患者久治不孕。

(2) 对于卵巢早衰患者的病理生理认知是一个漫长且复杂的过程，以往的研究者和卵巢早衰诊断标准的制订者，所修订卵巢早衰诊断指南，只适用于当时的科技水平。

(3) 随着超声影像学技术的快速发展，特别是生殖超声诊断技术在临床上的广泛应用，使不孕不育科医生对患者病情了解的更详细，更有利于制订用药方案。生殖超声诊断技术让临床医生重新认知了女性内生殖器官的微小病变，其结合分子生物学的诊断技术，可以减少误诊率，增加临床治愈率。

随着对女性不孕症临床研究的深入，生殖超声诊断评估技术将逐渐成为评估女性不孕症患者基础疾病重要的非侵入性检查手段，生殖超声诊断评估技术将是未来研究现代生殖医学的重要手段，更是分子生物学诊断不足的有力补充。

怀疑患者"卵巢早衰"时，建议明确以下几个问题。

(1) 生殖超声评估项目：双侧卵巢位置、卵巢大小、卵巢形态、卵巢回声、卵巢血流、卵巢包膜的光滑度、卵巢的移动度、卵巢的压痛度；双侧卵巢内窦卵泡计数、窦卵泡大小、窦卵泡形态、窦卵泡回声等。

(2) 性激素六项、AMH。

(3) 当 FSH＜10U/L 时，如果是久治不孕的患者，必须检测 AMH 值，来确定卵巢储备功能下降的程度。①当 AMH 值＜1.2ng/ml 时，高度怀疑患者卵巢储备功能处于卵巢衰竭的早期阶段，此时应结合生殖超声诊断双侧卵巢体积大小、双侧卵巢内窦卵泡计数的多少，来综合判断卵巢储备功能下降的程度，决定临床干预策略，科学评估患者的抱婴回家率。②当 AMH 值为 0.6～1.2ng/ml 时，高度怀疑患者卵巢储备功能处于衰竭状态，不论患者月经周期是否规律，是否正常排卵，如果不立刻采取干预措施，患者抱婴回家成功率堪忧。③当 AMH 值＜0.5ng/ml 时，应高度怀疑患者卵巢储备功能已经到了衰竭状态，即使是年轻的女性，也要高度重视患者的预后不良。④当 AMH＞1.2ng/ml 时，表明卵巢储备功能正常。

(4) 每侧卵巢内基础窦卵泡计数（AFC）：临床研究表明，卵巢储备功能"二五征"能够准确快速预测卵巢储备功能的高低。①当每侧卵巢内 AFC＜5 个时，说明卵巢储备功能已经下降，即使是年轻的不孕症患者妊娠结局也可能预后不良，必须尽快积极干预；②当每侧卵巢内 5≤AFC＜15 个时，说明卵巢储备功能基本正常，妊娠率较高；③当每侧卵巢内 AFC＞15 个时，说明卵巢储备功能优良，卵巢反应性高，多胎妊娠率高，妊娠并发症较高。

二、卵巢储备功能下降

病例：朱某，女性，30 岁，结婚 3 年，14 岁初潮，经期 4 天、月经周期 30～35 天、月经量可、经色暗、有血块、痛经。患者近 1 年来性功能下降，经前乳房胀痛，烦躁，易怒，原发性不孕症，孕 0 产 0 流 0（G0P0A0）。

（一）初诊

初诊时间：2020 年 5 月 24 日。

1. 生殖专科检查

(1) 生殖超声检查：女性不孕症一站式生殖超声评估结果：子宫体积大小为 50mm×45mm×40mm，肌层内可见小"雪花征"，子宫浆膜欠光滑，有小的水波纹样回声，形态尚规则，子宫有特定压痛，移动征阳性；子宫内膜回声均质，内膜中心线不清晰，子宫内膜与子宫肌层交界区模糊（慢性子宫内膜炎），内膜厚度约 14mm，B 型子宫内膜（图 6-21）；双侧卵巢显影，左侧卵巢大小为 20mm×20mm×20mm，右侧卵巢大小为 18mm×15mm×12mm，双侧卵巢包膜欠光滑，形态不规则，双侧卵巢实质回声紊乱，双侧卵巢内均见 3～4 个窦卵泡（AFC）（图 6-22），窦卵泡回声模糊，形态不规则，双侧卵巢均有特定按压痛，移动征阴性（粘连）。

(2) 实验室检查

① 生殖内分泌检查：月经第 3 天（D3），促卵泡刺激素（follicle-stimulating hormone，FSH）4.61U/L，黄体生成素（luteinizing hormone，LH）5.25U/L，雌二醇（estradiol，E_2）39.00ng/L，孕酮（progesterone，P）0.29μg/L，睾酮 0.36μg/L，催乳素（prolactin，PRL）336.25μg/L，抗米勒管激素（anti-müllerian hormone，AMH）0.855ng/ml。

② 甲状腺功能检查：促甲状腺激素（thyroid-

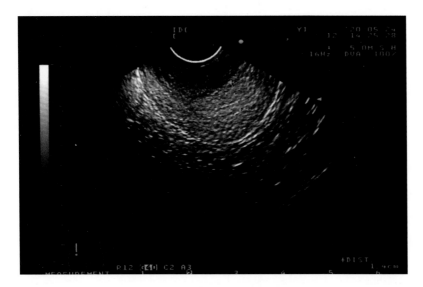

◀ 图 6-21 初诊生殖超声检查，子宫大小正常，肌层回声欠均质，子宫浆膜层欠光滑，子宫内膜回声均质，内膜厚度约 14mm，内膜交界区不清晰（箭）

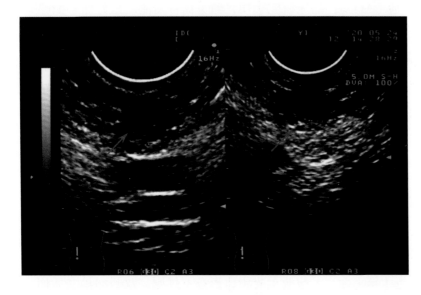

◀ 图 6-22 初诊生殖超声检查，双侧卵巢体积偏小，包膜不规则，窦卵泡显影模糊，窦卵泡计数为 3～4 个（箭）

stimulating hormone，TSH）、游离 T_3（FT_3）、游离 T_4（FT_4）正常。

③ 甲状腺免疫功能检查：抗甲状腺过氧化物酶抗体（TPOAb）阳性，抗甲状腺球蛋白抗体（TgAb）阳性。

④ 配偶精液常规检查：精液化验结果正常。

(3) 经 X 线子宫输卵管造影检查结果：子宫腔大小正常，双侧输卵管通而不畅。

2. 诊断

(1) 西医诊断

诊断结果：①慢性盆腔炎（慢性输卵管炎、

隐匿性慢性卵巢炎、隐匿性慢性子宫内膜炎）；②卵巢储备功能下降。

诊断依据：①生殖超声评估结果显示：卵巢体积缩小、窦卵泡计数减少，卵巢包膜模糊、形态不规则、卵巢实质回声紊乱（慢性卵巢炎）；子宫内膜形态呈 B 型；子宫浆膜欠光滑、有水波纹状不规则回声；双侧卵巢特定压痛阳性，卵巢移动征阴性（粘连）。②输卵管造影结果显示输卵管通而不畅。③生殖内分泌检查结果 AMH 为 0.855ng/ml（卵巢储备功能下降、卵巢早衰）。

(2) 中医诊断

诊断结果：原发性不孕症。

诊断依据：①中医辨证：肾精亏虚，气滞血瘀；②中医舌诊：舌质紫暗、舌尖红、舌苔白（图 6-23）；③月经颜色暗、有血块、痛经，经前乳胀痛、烦躁、易怒。

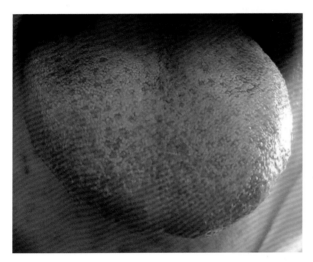

▲ 图 6-23　初诊舌象

3. 治疗

(1) 西药治疗：脱氢表雄酮（DHEA）胶囊，25mg，每日 3 次，口服，连续 3 个月；月经第 16 天开始，黄体酮注射液 40mg，每日 1 次，肌内注射，连续 10 天，之后等待月经来潮。

【临床剖析】

自黄体早期（D16）开始连续使用黄体酮 3～4 个月经周期，可以起到药物性刮宫的作用，此疗法既可以治疗慢性子宫内膜炎，又可以去除子宫内膜的微小息肉，促使子宫内膜向三线征内膜（A 型）转换，同时也免除患者清宫手术的痛苦，为后续备孕成功奠定基础。

(2) 中医治疗：补肾填精，舒肝活血。

组方：生地黄 30g，当归 20g，山茱萸 15g，白芍 10g，川芎 10g，路路通 15g，皂角刺 15g，郁金 10g，丹参 30g，黄芪 30g，枳壳 10g，菟丝子 30g，枸杞子 20g，杜仲 10g，甘草 10g。

养精种玉汤源自《傅青主女科·种子篇》，生地黄、川芎、当归、山茱萸、菟丝子、杜仲补肾填精；黄芪、当归、丹参、枳壳、路路通、皂角刺补气行气活血化瘀；当归、白芍、郁金、甘草是经典的养肝柔肝之品，肝体得养则肝气调达，情绪平稳。水煎服，每日 1 剂。

医嘱：经期不停药。

（二）复诊

1. 第 1 次复诊

复诊时间：2020 年 6 月 15 日（D11）。

生殖超声评估结果：双侧卵巢包膜较初诊时规整，窦卵泡回声有好转（图 6-24），子宫内膜形态也出现了三线征内膜的表现（图 6-25）。

医嘱：久婚不孕是慢性疾病，中药治疗"效不更方"，继续按原方服药，1 个月后复诊。

2. 第 2 次复诊

复诊时间：2020 年 7 月 16 日（D14）。

生殖超声评估结果：左侧卵巢包膜欠规则，窦卵泡显影清晰，右侧卵巢包膜规则程度进一步好转，右侧卵巢内见直径为 13mm×13mm 的无回声，窦卵泡回声进一步转清晰（图 6-26），子宫内膜呈典型三线征表现，子宫内膜厚度约 12mm，内膜回声均质（图 6-27）。

中医治疗原则改为以疏肝解郁、补肾填精为主。

组方：生地黄 20g，当归 10g，丹参 30g，路路通 30g，皂角刺 20g，地龙 15g，菟丝子 30g，川续断 10g，墨旱莲 20g，白芍 10g，枸杞子 20g，水蛭 5g，甘草 8g，枳壳 10g，郁金 10g，合欢皮 10g。水煎服，每日 1 剂。

当归、生地黄、菟丝子、枸杞子、川续断补

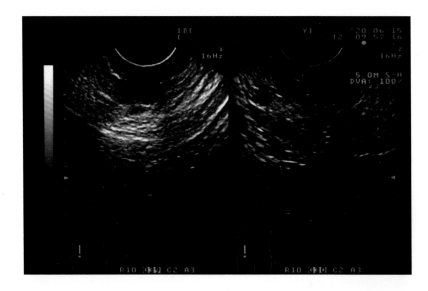

◀ 图 6-24　第 1 次复诊生殖超声检查，双侧卵巢内窦卵泡显影较前清晰（箭）

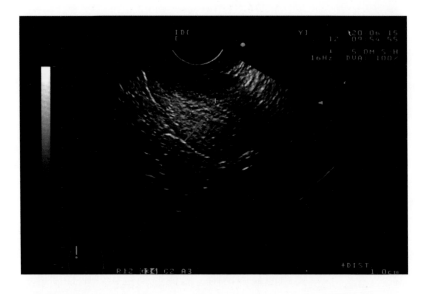

◀ 图 6-25　第 1 次复诊生殖超声检查，子宫内膜呈三线征表现，内膜回声均质，交界区尚规则（箭）

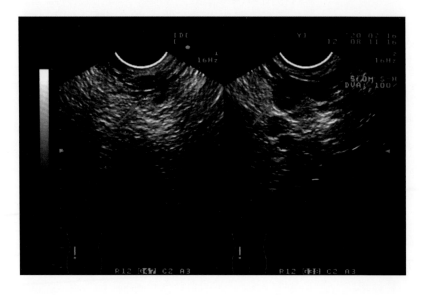

◀ 图 6-26　第 2 次复诊生殖超声检查，双侧卵巢内窦卵泡显影清晰，右侧可见优势卵泡发育（箭）

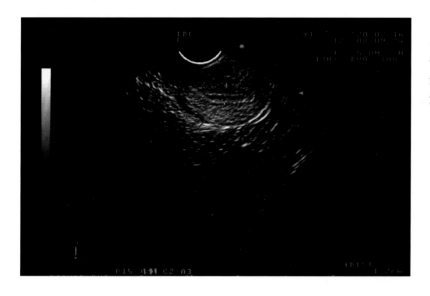

◀ 图 6-27　第 2 次复诊生殖超声检查，子宫内膜呈典型三线征表现，内膜厚度约 12mm，内膜回声均质，内膜中心线清晰，内膜交界区规则（箭）

肾填精，当归、路路通、皂角刺、地龙、水蛭、丹参活血化瘀消癥，枳壳、郁金、白芍、甘草、合欢皮疏肝行气、调理情志。

医嘱：①每天坚持跳绳、热敷、按摩小腹部（减少盆腔粘连），保持好心情，正确面对困难；②效不更方，中药持续治疗，1 个月后复诊。

【临床剖析】

经过两个月的中西医系统治疗，患者子宫内膜厚度和形态基本达到女性受孕标准（子宫内膜厚度 >8mm，"女性三八征"之一），预测持续数个月经周期的治疗，就可以备孕。

左侧卵巢包膜尚不规则（慢性卵巢炎康复中），右侧卵巢内仅可见优势卵泡，而没有发现成熟卵泡，说明患者仍处于慢性卵巢炎性状态，还没有完全恢复正常卵巢功能，恢复正常卵巢功能仍是后续治疗的重点，同时考虑到患者输卵管通而不畅，后续治疗应该侧重活血祛瘀化癥瘕，以期消除组织粘连和修复器官功能。

3. 第 3 次复诊

复诊时间：2020 年 8 月 12 日（D12）。

生殖超声评估结果：左侧卵巢窦卵泡计数 4～5 个，窦卵泡显影清晰，右侧卵巢窦卵泡计数 9～10 个（慢性卵巢炎症消退，卵母细胞凋亡减少）（图 6-28），子宫内膜厚度约 8mm，典型三线征内膜，内膜回声均质（图 6-29）。

激素复查：抗米勒管激素（AMH）为 2.51ng/ml。

甲状腺免疫功能检查：抗甲状腺过氧化物酶抗体（TPOAb）阴性，抗甲状腺球蛋白抗体（T gAb）阴性。

输卵管复查：月经结束后第 2 天复查输卵管，输卵管阻力较小。

医嘱：①中医治疗原方案继续；②脱氢表雄酮（DHEA）胶囊，25mg，每日 3 次，口服，连续 3 个月。

4. 第 4 次复诊

复诊时间：2020 年 9 月 15 日（D18）。

生殖超声评估结果：双侧卵巢直径均增大（图 6-30）。

5. 第 5 次复诊

复诊时间：2020 年 10 月 3 日（D8）。

生殖超声评估结果：双侧卵巢内窦卵泡显影清晰，未见优势卵泡发育（图 6-31），子宫内膜厚度 9mm，呈三线征内膜（A 型易受孕型）（图 6-32）。

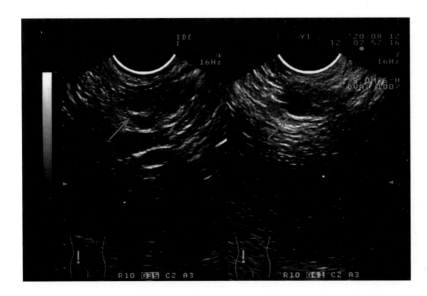

◀ 图 6-28　第 3 次复诊生殖超声检查，双侧卵巢内未见优势卵泡发育，窦卵泡显影清晰（箭）

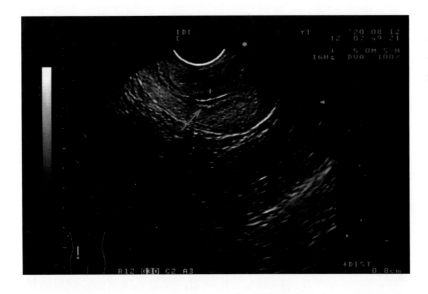

◀ 图 6-29　第 3 次复诊生殖超声检查，子宫内膜呈典型三线征表现，内膜厚度约 8mm，内膜交界区清晰（箭）

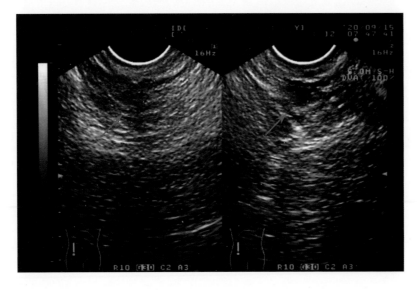

◀ 图 6-30　第 4 次复诊生殖超声检查，双侧卵巢大小正常，卵巢包膜欠规则（箭）

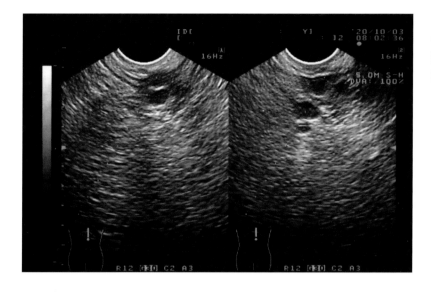

◀ 图 6-31　第 5 次复诊生殖超声检查，双侧卵巢内窦卵泡显影清晰，未见优势卵泡发育

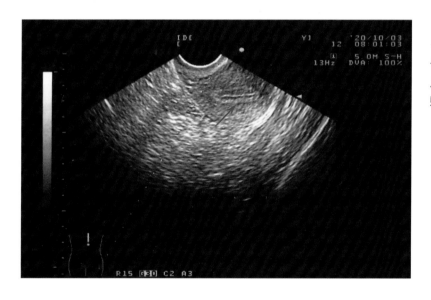

◀ 图 6-32　第 5 次复诊生殖超声检查，子宫内膜呈三线征表现，内膜回声均质，内膜厚度约 9mm，内膜交界区规则（箭）

6. 第 6 次复诊

复诊时间：2020 年 12 月 6 日（D8）。

2020 年 11 月份未复诊，患者出差，邮寄中药，治疗继续。

生殖超声评估结果：月经结束后 3 天复查，右侧优势卵泡直径约 11mm（图 6-33），子宫内膜呈典型三线征表现，内膜回声均质，子宫内膜厚度约 7mm（图 6-34）。

输卵管通液术：双侧输卵管通畅。

激素复查：抗米勒管激素（AMH）为 2.52ng/ml。

【临床剖析】

经过中西医结合两个疗程的规范治疗，患者生育能力已经恢复（输卵管通畅、子宫内膜呈典型三线征表现已经达到受孕状态、卵巢储备功能恢复正常、AMH 为 2.52ng/ml，两次复查结果稳定），患者也有试孕的意愿。故此，该周期开始使用尿促性素治疗，150U，每日 1 次，肌内注射，隔日复查，监测卵泡与子宫内膜发育情况。

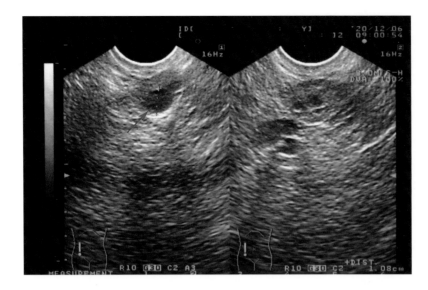

◀ 图 6-33　第 6 次复诊生殖超声检查，双侧卵巢包膜规则，右侧卵巢内见优势卵泡发育（箭）

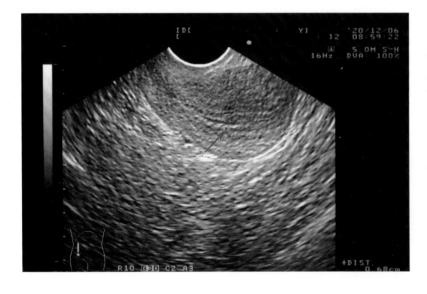

◀ 图 6-34　第 6 次复诊生殖超声检查，子宫肌壁厚度不均等，子宫内膜呈典型三线征，内膜回声均质，内膜厚度约 **7mm**（箭）

7. 第 7 次复诊

复诊时间：2020 年 12 月 8 日（D10）。

生殖超声评估结果：双侧卵巢未见优势卵泡，但右侧卵巢内有卵泡发育迹象（图 6-35）。

医嘱：尿促性素注射液 225U，每日 1 次，肌内注射，连续 2 天，隔日复查。

8. 第 8 次复诊

复诊时间：2020 年 12 月 10 日（D12）。

生殖超声评估结果：右侧卵巢有优势卵泡出现。

医嘱：尿促性素注射液 225U，每日 1 次，肌内注射，连续 2 天，隔日复查。

9. 第 9 次复诊

复诊时间：2020 年 12 月 12 日（D14）。

生殖超声评估结果：右侧卵巢内见成熟卵泡发育大小 21mm×19mm，子宫内膜厚度 12mm，内膜呈三线征（A 型易受孕型）（图 6-36）。

医嘱：绒毛膜促性腺激素注射液 10 000U+尿促性素注射液 150U，1 次肌内注射，人工形成 LH 峰，诱导成熟卵泡破裂，指导同房。

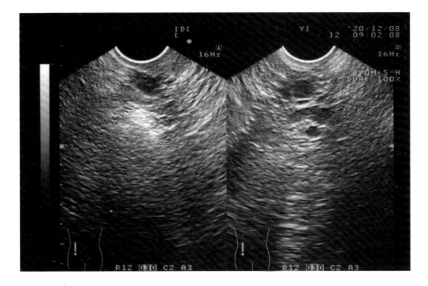

◀ 图 6-35　第 7 次复诊生殖超声检查，双侧卵巢内未见优势卵泡发育

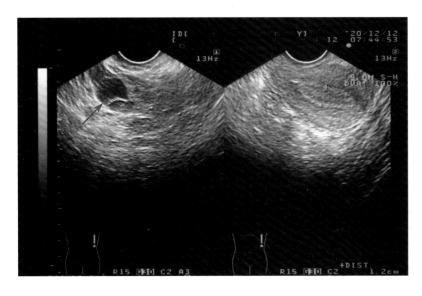

◀ 图 6-36　第 9 次复诊生殖超声检查，子宫内膜呈典型三线征表现，内膜回声均质，内膜厚度约 12mm，内膜交界区规则；右侧卵巢内见成熟卵泡发育大小 21mm×19mm（箭）

10. 第 10 次复诊

复诊时间：2020 年 12 月 14 日（D16）。

右侧成熟卵泡破裂，直肠子宫陷凹有积液出现，子宫内膜厚度 12mm。

医嘱：①即日起，地屈孕酮片 10mg，每日 2 次，口服，连续 10 天；②两周后若月经不能如期来潮，晨尿检查早早孕。

2020 年 12 月 30 日，患者来电告知晨尿早早孕试验阳性。

11. 第 11 次复诊

复诊时间：2021 年 1 月 7 日。

生殖超声评估结果：末次月经后 36 天，发现宫内单胎妊娠（图 6-37）。

保胎原则：绒毛膜促性腺激素注射液，2000U，隔日 1 次，肌内注射；地屈孕酮片 10mg，每日 2 次，口服；保胎丸，常规剂量服用。

生殖超声检查结果第 49 天、第 59 天、第 70 天胚胎发育情况（图 6-38 至图 6-40），妊娠囊发育良好。

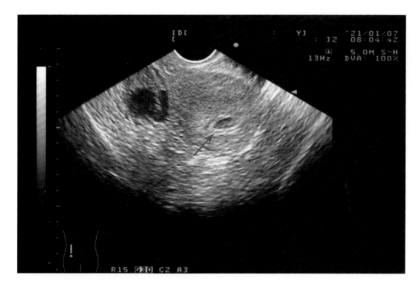

◀ 图 6-37 第 11 次复诊生殖超声检查，第 36 天宫内单妊娠囊（箭）

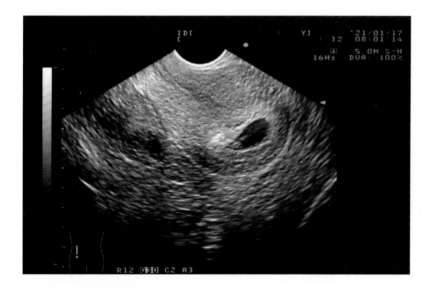

◀ 图 6-38 第 12 次复诊生殖超声检查，第 49 天宫内单胎妊娠囊，见胎芽、胎心搏动（箭）

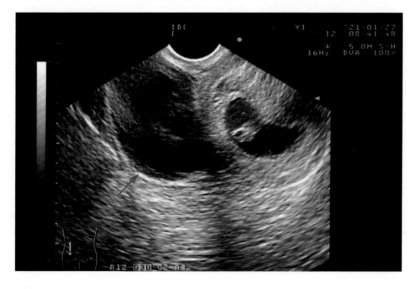

◀ 图 6-39 第 13 次复诊生殖超声检查，第 59 天宫内单胎妊娠，子宫旁见生理性卵巢囊肿（箭）

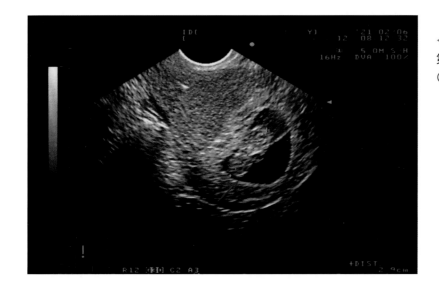

◀ 图6-40　第14次复诊生殖超声检查，第70天宫内单胎妊娠，胎儿发育正常（箭），卵巢囊肿消失

【探索与发现】

女性盆腔炎是女性内生殖器官与周围结缔组织及盆腔腹膜等发生炎性病变的总称，常分为急性盆腔炎与慢性盆腔炎两种。急性盆腔炎在临床上相对比较少见。由于抗生素的广泛使用，急性盆腔炎一般在早期就能够得到控制。

慢性盆腔炎多由急性盆腔炎治疗不彻底发展而来。以长期反复发作的小腹隐痛、腰骶疼痛、痛经、白带异常增多、月经失调、顽固性阴道炎、不孕症等为主要临床表现。妇科检查表现为子宫后倾后屈位或子宫左右扭曲位并固定粘连，双侧附件区可触及肿块，并伴有不同程度的触痛与压痛，慢性盆腔炎病程缠绵，临床表现不尽相同，严重影响女性生活质量。

慢性盆腔炎常见有慢性子宫内膜炎、子宫肌炎、慢性输卵管炎、输卵管卵巢囊肿、慢性卵巢炎等，其中慢性卵巢炎临床表现无特异性，并常与盆腔内其他部位的炎症并存，还由于卵巢位于盆腔深部，临床诊断较为困难，导致卵巢长期处于慢性炎症状态，致使卵巢正常生理结构受损，卵巢实质在炎性细胞因子的诱导下逐渐纤维化。卵巢纤维化是一种慢性渐进性卵巢病理改变，最终可使卵巢组织血供减少。窦卵泡在炎性细胞因子的干扰下，加速窦前卵泡、小窦卵泡的凋亡，导致卵巢储备功能逐渐下降，最终促使卵巢储备功能衰竭。

针对慢性卵巢炎患者，应用生殖超声诊断技术检查卵巢移动征时，需要敏锐察觉发现卵巢与周围组织的关系。生殖超声检查卵巢滑动征阴性，即表明该侧卵巢与周围组织有粘连。双侧卵巢实质回声、窦卵泡回声及窦卵泡计数的多少均可以直接或间接评估卵巢纤维化的程度，可用于指导临床个体化诊断与治疗。

20多年来，随着国民经济快速发展，人们的饮食结构、生存环境、社会压力均发生了巨大的改变，这些变化已经影响到了女性的生殖健康。女性卵巢储备功能有逐渐下降的态势，及早诊断并发现女性卵巢储备功能下降，将有助于早期预防和控制病情的进一步发展。

目前国内外部分学者认为患者 AMH<1.0ng/ml、AFC<5 个、FSH>10U/L 时，卵巢反应性下降，生育能力降低，妊娠失败率增加。笔者认为 FSH<10U/L 时，卵巢储备功能正在下降的患者也不在少数，应该引起高度重视。

最新研究发现 FSH 不能准确地预测卵巢储备功能，目前 FSH 值升高的预测价值远远落后于 AMH、AFC 的预测价值。AMH、AFC 的高低，可以直接反映卵巢储备功能的状态，具有临床诊断的独立性。基础窦卵泡计数（AFC）<5 个、AMH<1.0ng/ml 时，即使 FSH 值正常，患者也可能处于女性卵巢早衰的隐匿期。此时患者月经周期可以是正常的，患者也可能很年轻，但是卵巢储备功能已经下降，卵巢低反应的发生率很高，胚胎移植周期取消率较高，妊娠成功率较低。这类患者是临床不孕不育科医生与生殖科医生应该特别关注的人群。患者的检查结果不完全符合国内外卵巢储备功能早衰的诊断标准，但是，这类患者确确实实是大量存在的，而且并不在少数，她们迫切需要不孕不育科医生来帮助她们解决生育难题。

特别值得注意的是，不孕不育科医生（也包括生殖科医生）不但要应用分子生物学诊断技术来服务临床，而且还要充分应用生殖超声诊断技术服务于临床，更好地造福广大不孕症患者。

第7章　辅助生殖技术的备孕策略

《左传·襄公十一年》原文曰:"居安思危,思则有备,有备无患"这句话是春秋时晋国大将魏绛劝导其国君晋悼公时说的,意思是说:如果事先有了充分的准备,做起事来就不会产生什么忧患了。

此外,古语云,"兵马未动,粮草先行"。不仅要粮草先行,更需谋划在先。只有高瞻远瞩,统筹兼顾,才有可能运筹帷幄,决胜于千里之外。笔者认为,古人总结的"未雨绸缪,有备无患"战略思想,同样也适用于现代生殖医学的备孕策略。

中医以"预培其损,未病先防,既病防变"为原则,更是强调了"预培其损"的重要性。患者既然求助辅助生殖技术,一定是经过多次自然受孕失败,不论失败的原因是否明确,但是失败的原因一定是存在的,这是不争的事实。

人类辅助生殖技术也有其自身的局限性,不可能解决所有的不孕不育难题,同样需要做到科学备孕,假如在患者基础疾病没有消除之前,就盲目开展辅助生殖技术助孕,最终的妊娠失败是不可避免的。

不论是不孕不育者还是接受试管婴儿者,在试孕前就必须要做到消除导致生殖障碍的基础疾病。在临床上需采用现代医学先进的检查手段做到精准辨病,然后采用传统中医的宏观辨证模式,将人体的阴阳调理到"阴平阳秘"的状态,此时生殖超声检查会发现女性内生殖器官出现了最佳的受孕指征,也就是"女性三八征","女性三八征"的出现说明女性内生殖器官的生殖功能达到了能够正常孕育的状态。

女性患多囊卵巢综合征合并配偶患弱精症,行体外受精-胚胎移植

病例:常某,女性,26岁,婚后3年,未避孕未孕,性生活正常。初潮15岁,月经规律、月经期4～5天、痛经重、经色暗、血块多,经期腹部无坠胀,经前期乳房无胀痛。肥胖,多毛,轻度黑棘皮症。

(一)初诊

初诊时间:2019年4月20日(D10)。

1. 生殖专科检查

(1) 生殖超声检查:女性不孕症一站式生殖超声评估结果:子宫体积大小为50mm×41mm×28mm,平位子宫,子宫前壁内到宫颈处肌壁回声不均,有强回声光团与"鼠洞征"(深部浸润型子宫内膜异位症),子宫浆膜线部分消失(浅表型子宫内膜异位症),子宫内膜呈三线征表现,

子宫内膜厚度为 6mm，前壁内膜交界区欠规则（图 7-1）；左侧卵巢大小 30mm×22mm×14mm，卵巢包膜显影尚可，窦卵泡计数约 15 个，有推压痛，器官移动征阳性，右侧卵巢大小 32mm×32mm×26mm，卵巢包膜消失，窦卵泡显影模糊，窦卵泡计数为 20 个（多囊卵巢综合征），有推压痛，器官移动征阴性（粘连），盆腔可见少量积液（图 7-2）。

（2）阴道超声监视下子宫输卵管造影术：造影结果显示，子宫腔未见占位，左侧输卵管通畅度尚可，右侧输卵管通而不畅。

（3）中医舌诊：舌质紫暗重，舌尖红，舌两边齿痕，舌苔薄（图 7-3）。

2. 临床诊断

（1）西医诊断

诊断结果：①原发性不孕症；②多囊卵巢综合征；③深部浸润型子宫内膜异位症，浅表型子宫内膜异位症。

诊断依据：①肥胖，多毛，卵巢计数＞15 个，排卵障碍；②子宫肌层深部回声异常，子宫浆膜回声异常，卵巢包膜回声异常。

（2）中医诊断

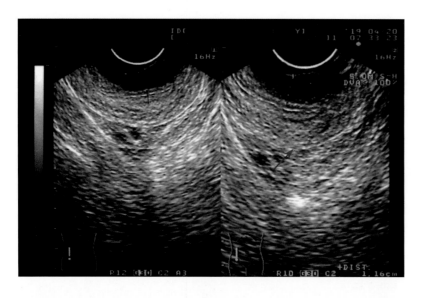

◀ 图 7-1 初诊生殖超声检查子宫肌层回声不均质（深部浸润型子宫内膜异位症），子宫浆膜欠光滑（提示浅表型子宫内膜异位症，箭），子宫内膜呈三线征，内膜回声尚均质，内膜厚度约 6mm，内膜交界区显影欠清晰（提示慢性子宫内膜炎）

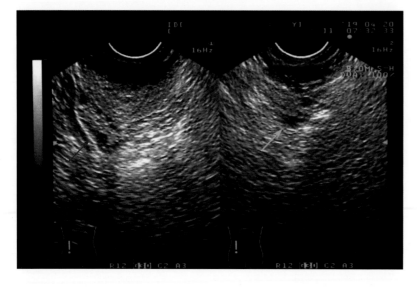

◀ 图 7-2 初诊生殖超声检查双侧卵巢大小正常，双侧卵巢包膜欠光滑，窦卵泡显影模糊，左侧卵巢内窦卵泡计数约 15 个（红箭），右侧卵巢内窦卵泡计数约 20 个（蓝箭）

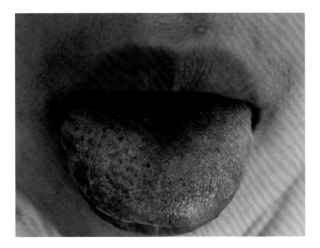

▲ 图 7-3　中医舌诊

诊断结果：原发性不孕症。

诊断依据：①舌质紫暗，舌尖红，舌两边有齿痕；②肥胖，多毛；③月经颜色紫暗，血块多、大。

3. 治疗

(1) 西医治疗：①减肥，锻炼身体，增强体质；②二甲双胍片 500mg，每日 3 次，口服；③经期输液 7 天，广谱抗生素与活血化瘀类药物。

(2) 中医治疗原则：清热疏肝，活血化瘀。

组方：当归 12g，生地黄 15g，川芎 10g，赤芍 12g，白芍 10g，路路通 20g，皂角刺 15g，柴胡 10g，郁金 10g，丹参 20g，川楝子 8g，地龙 15g，连翘 12g，黄柏 5g，甘草 10g。水煎服，每日 1 剂。

(3) 男方院外诊断为严重弱精子症，多方治疗效果不佳，建议使用第二代试管婴儿（卵胞质内单精子注射）技术。

【临床剖析】

不论是不孕不育患者的治疗还是辅助生殖技术的实施，都要先明确不孕夫妇双方的生育状态。例如，男性不育症患者提供的是精子（种子），精子质量的优劣直接决定了精卵结合的方式，男性精液质量正常时，一般采用第一代试管婴儿技术就可以完成受精；男性精液出现少弱畸形精子症时，一般采用第二代试管婴儿（卵胞质内单精子注射）技术来完成受精即可。

针对女性不孕症患者不但要提供优质卵母细胞（种子），而且还要提供胚胎生长发育的子宫内膜（肥沃土地）。基于目前妇科与生殖医学发展水平所限，对卵母细胞质量优劣的认知还停留在较低的水平，特别是在患者没有明显不适的情况下，往往忽视了卵母细胞生长的环境（小环境是卵巢病变、大环境是盆腔病变）因素，也正是这些隐匿的不良因素严重损伤了卵母细胞的生长发育，导致卵母细胞质量下降。

国内外的学者们也证明了卵母细胞的代谢障碍与卵母细胞的质量有密切的关系。

此外，现在众多的不孕不育科医生和生殖科医生把研究重点放在子宫内膜上，而忽视了子宫内膜赖以生长的子宫肌层，子宫肌层的病变必然会影响到子宫内膜的容受性，而临床医生在千方百计地提高子宫内膜的容受性，希望能达到成功妊娠的目的，往往忽视导致子宫内膜容受性下降的基础疾病治疗，致使最终的妊娠结局不如人意。

（二）复诊

1. 第 1 次复诊

复诊时间：2019 年 4 月 23 日（D13）。

生殖超声评估结果：子宫内膜呈三线征表现，内膜回声均质，内膜交界区规则，内膜厚度约 8mm，双侧卵巢内窦卵泡回声较前清晰，双侧未见优势卵泡发育（图 7-4）。

医嘱：①月经第 3 天开始，来曲唑 2.5mg，每日 1 次，口服，连续 5 天；②月经第 16 天开始，黄体酮注射液 40mg，每日 1 次，肌内注射，连续 10 天；③中药治疗继续。

2. 第 2 次复诊

复诊时间：2019 年 5 月 20 日（D11）。

生殖超声评估结果：子宫大小正常，子宫肌层回声欠均质，子宫浆膜欠光滑，子宫内膜呈三线征表现，子宫内膜回声均质，内膜中心线有断线表现（小息肉占位），内膜厚度约 7mm（图 7-5）；双侧卵巢内窦卵泡较前显影清晰，左侧卵巢内有优势发育卵泡（图 7-6）。

子宫内膜轻搔刮术：常规消毒外阴及阴道，放置窥器暴露宫颈，用宫颈钳固定宫颈，用小号刮匙器通过宫颈放至宫底，先顺时针、再逆时针轻刮子宫内膜 3 次，刮出物送检病理组织检查。

病理组织结果：子宫内膜息肉。

医嘱：禁止同房，禁止游泳，禁止盆浴，不禁止淋浴。

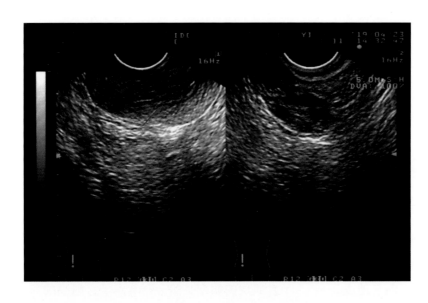

◀ 图 7-4 第 1 次复诊生殖超声检查子宫内膜呈三线征，内膜回声均质，内膜厚度约 8mm（箭），卵巢内窦卵泡显影清晰

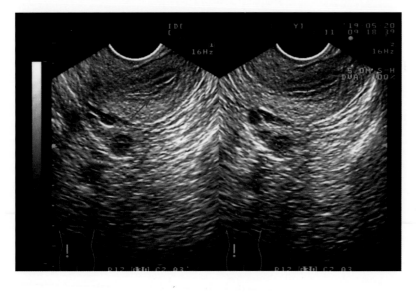

◀ 图 7-5 第 2 次复诊生殖超声检查子宫内膜呈典型三线征，子宫内膜中心线有轻微断线表现（宫内小息肉），子宫内膜交界区清晰（箭）

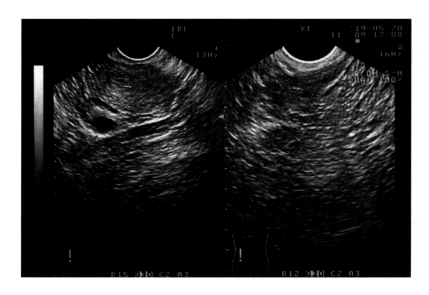

◀ 图 7-6　第 2 次复诊生殖超声检查左侧卵巢内见优势卵泡发育（箭）

【临床剖析】

生殖超声诊断技术、X 线下碘油造影术、阴道超声监视下子宫输卵管造影术等均为诊断子宫腔内病变和输卵管通畅度的初筛诊断，不能作为终末诊断。诊断宫腔内病变的金标准是宫腔镜诊断。动态生殖超声诊断发现子宫内膜中心线有较小断线（提示有小息肉），小息肉会随着子宫内膜一起生长，这也是动态生殖超声检查的意义所在，可及时发现问题并处理。

生殖超声的初筛诊断与动态生殖超声诊断有机结合，可以快速地明确女性卵泡期子宫内膜生长与卵泡发育的全过程，动静结合获得的生殖参数可以准确地评估女性的生殖状态，同时还可以精准捕获女性最佳受孕的"窗口期"，用于指导同房 / 人工授精 / 胚胎移植。

3. 第 3 次复诊

复诊时间：2019 年 5 月 23 日（D14）。

生殖超声结果：子宫肌层回声均质，子宫浆膜线规则，子宫内膜呈三线征表现，内膜回声均质，内膜厚度为 11mm（女性三八征之一达标），内膜交界区规则；左侧卵巢内见 18mm×16mm 无回声（卵泡成熟，女性三八征之一达标）（图 7-7）。

医嘱：绒毛膜促性腺激素注射液 10 000U+尿促性素注射液 150U，1 次肌内注射，人工形成 LH 峰诱导成熟卵泡破裂。

4. 第 4 次复诊

复诊时间：2019 年 5 月 25 日（D16）。

生殖超声评估结果：左侧卵巢内成熟卵泡破裂；子宫内膜呈三线征表现，内膜厚度约 12mm（图 7-8）。

医嘱：①月经第 16 天开始，黄体酮注射液 40mg，每日 1 次，肌内注射，连续 10 天；②月经第 3 天开始来曲唑 2.5mg，每日 1 次，口服，连续 5 天；③效不更方，中药继续服用。

5. 第 5 次复诊

复诊时间：2019 年 6 月 20 日（D12）。

生殖超声评估结果：子宫肌层回声均质，子宫浆膜尚光滑，子宫内膜呈三线征表现，子宫内膜回声均质，内膜厚度为 8mm，右侧卵巢内有卵泡发育迹象（图 7-9）。

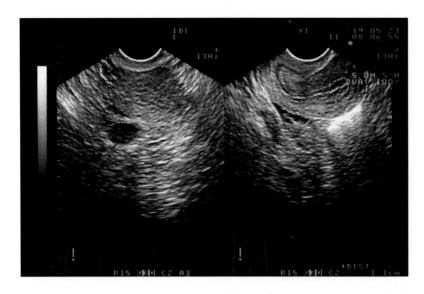

◀ 图 7-7　第 3 次复诊生殖超声检查子宫内膜呈三线征，内膜厚度约 11mm，内膜回声均质（蓝箭），左侧卵巢内见成熟卵泡发育，卵泡形态规则（红箭）

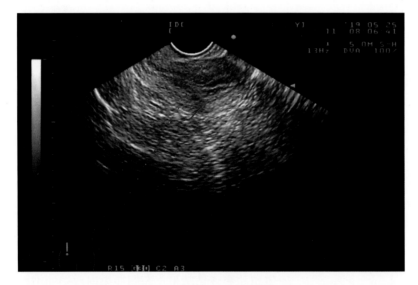

◀ 图 7-8　第 4 次复诊生殖超声检查子宫内膜呈三线征，内膜回声均质，内膜交界区规则（箭）

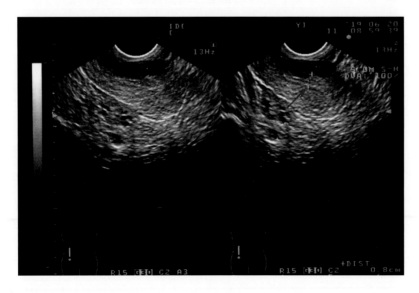

◀ 图 7-9　第 5 次复诊生殖超声检查子宫肌层回声均质，内膜呈三线征，内膜厚度约 8mm（箭），右侧卵巢内有卵泡发育迹象

输卵管通液术：在常规外阴及阴道消毒后，放置窥器，固定宫颈，将一次性双腔输卵管置入宫颈管内，把 50～100ml 药液送入宫腔及输卵管稍有阻力。

中医舌诊：舌质紫色减轻一半，舌尖红消退（图 7-10）。

医嘱：经过 2 个月的综合治疗，中医舌诊显示，舌质紫暗减轻大半，舌尖红消失，中医治疗法则由原来"祛邪"为主的清热疏肝，活血化瘀，改为"祛邪、补虚"并用的法则，活血化瘀，软坚散结，补肾益气。

组方：黄芪 30g，当归 10g，生地黄 8g，熟地黄 12g，丹参 20g，水蛭 10g，三棱 10g，莪术 12g，夏枯草 15g，浙贝母 10g，菟丝子 20g，淫羊藿 10g，首乌 10g，鹿角霜 10g，山茱萸 10g，川续断 10g，甘草 5g。水煎服，每日 1 剂。

【临床剖析】

由于男方精液质量因素，欲成功妊娠需要采用辅助生殖技术。疏通输卵管的原因为通过输卵管向盆腔给药配合中医治疗妇科疑难性疾病疗效显著。

排除结核因素之后，局部使用敏感抗生素与糖皮质激素能快速有效地控制浅表型子宫内膜异位症和隐匿性盆腔炎，针对深部子宫内膜异位症也有较好的治疗作用。

6. 第 6 次复诊

复诊时间：2019 年 6 月 23 日（D15）。

生殖超声评估结果：子宫肌层回声均质，子宫浆膜光滑，子宫内膜呈三线征表现（子宫内膜 A 型为易受孕型），子宫内膜回声均质，子宫内膜厚度为 11mm（女性三八征之一达标），子宫内膜交界区清晰规则（慢性子宫内膜炎治愈），右侧卵巢内 16mm×16mm 无回声（优势卵泡）（图 7-11）。

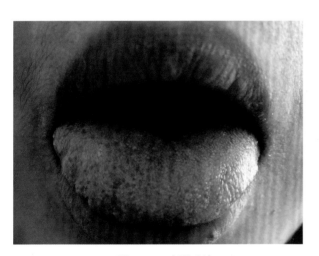

▲ 图 7-10　中医舌诊

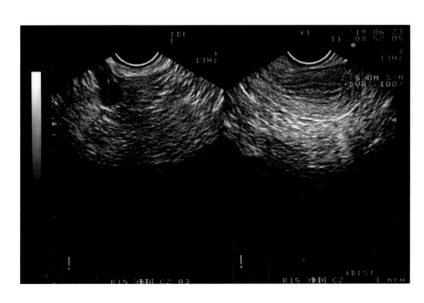

◀ 图 7-11　第 6 次复诊生殖超声检查子宫内膜呈三线征，内膜回声均质，内膜厚度约 11mm（蓝箭），右侧卵巢内见优势卵泡发育，卵泡形态规则（红箭）

7. 第 7 次复诊

复诊时间：2019 年 6 月 25 日（D17）。

生殖超声评估结果：子宫内膜由增殖期向黄体期转化的表现，右侧卵巢内卵泡消失。

医嘱：①月经第 17 天开始黄体酮注射液 40mg，每日 1 次，连续 10 天；②月经第 3 天开始口服来曲唑 2.5mg，每日 1 次，连续 5 天；③效不更方，中药持续治疗。

8. 第 8 次复诊

复诊时间：2019 年 7 月 19 日（D12）。

生殖超声评估结果：子宫肌层回声尚均质，子宫内膜回声均质，子宫内膜厚度约 7.7mm，内膜呈三线征表现；左侧卵巢内见 20mm×17mm 无回声，包膜张力饱满，无回声透亮度清晰（卵泡质量发育优良）（图 7-12）。

9. 第 9 次复诊

复诊时间：2019 年 7 月 21 日（D14）。

生殖超声评估结果：子宫内膜呈典型三线征表现（A 型），子宫内膜回声均质（宫内未见占位），子宫内膜厚度约 10mm（女性三八征之一达标）；左侧卵巢内见 23mm×20mm 无回声（卵泡发育成熟），卵泡张力饱满，形态规则，卵泡透亮度清晰（卵泡质量优良、卵母细胞质量佳）（图 7-13）。

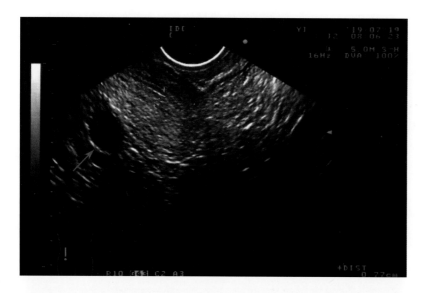

◀ 图 7-12　第 8 次复诊生殖超声检查子宫肌层回声均质，子宫内膜呈三线征，内膜回声均质，内膜厚度约 7.7mm，左侧卵巢内见成熟卵泡发育（箭）

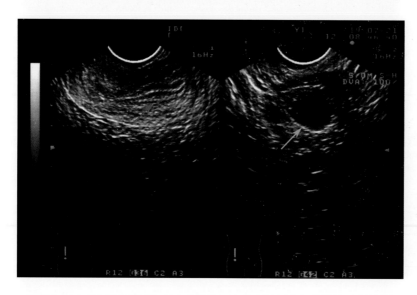

◀ 图 7-13　第 9 次复诊生殖超声检查子宫内膜呈典型三线征，内膜回声均质，内膜交界区规则（红箭），左侧卵巢内见成熟卵泡，形态规则，张力饱满，回声透亮度高（蓝箭）

10. 第 10 次复诊

复诊时间：2019 年 7 月 23 日（D16）。

生殖超声评估结果：左侧卵巢内成熟卵泡破裂。

医嘱：①月经第 16 天开始，地屈孕酮片，10mg，每日 2 次，口服，连续 10 天；②中医舌诊，舌质红润，舌苔薄白（图 7-14）；③告知患者经过数月的综合治疗，其自我不适症状均已消失，已达到备孕标准。

11. 第 11 次复诊

2 个月后电话告知，取卵 15 枚，1 级桑葚胚 4 枚，囊胚 5 枚，1 次移植成功。

随访，怀胎十月，出生一健康男婴。

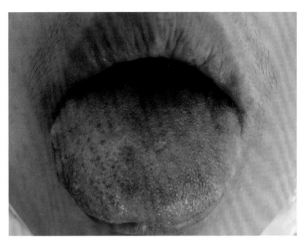

▲ 图 7-14　中医舌诊

【临床剖析】

从生殖医学的专业角度分析，不论是患者的子宫还是子宫内膜（土地）均达到了接受胚胎种植的标准，从卵泡动态发育情况观察到卵巢生产卵子的质量（种子）也已经达标，女性患者做试管婴儿的条件基本达到了标准。

【探索与发现】

随着我国 1988 年首例试管婴儿在北京大学第三医院的诞生，众多的不孕症患者受益于辅助生殖技术而成功妊娠，但是也有一部分女性患者胚胎移植后反复失败，出现反复生化妊娠、反复流产等现象。

笔者经过大量的临床研究发现，试管婴儿反复失败的原因与以下几个方面的认知不足有直接的关系。

(1) 女性卵母细胞质量低下（种子劣质）：由于现代医学对卵巢基础疾病的认知度有限，在临床上只要女性生殖内分泌检查结果正常，就被误认为卵巢储备功能是正常的，但这是对卵巢储备功能的片面认知。其实，卵泡的生长发育和卵母细胞的成熟度都有极其复杂的调控机制，任何不利因素（如慢性卵巢炎导致炎症因子的水平升高、活性氧水平升高等）的干预均会降低卵母细胞的质量，临床常见的疾病包括多囊卵巢综合征、子宫内膜异位症、慢性盆腔炎、隐匿性慢性卵巢炎、卵巢巧克力囊肿和代谢综合征等。

(2) 子宫内膜容受性低下（土地贫瘠）：目前，不论是不孕不育科医生，还是生殖科医生，对子宫内膜容受性的关注度非常高，而对子宫内膜赖以生长的子宫肌层基础病变的关注度非常低，这就导致了子宫内膜容受性低下的状态一直存在，即使是移植了优质胚胎，也会出现反复种植失败，以及围产期胎儿丢失率增加，致使试管婴儿的抱婴回家率在低位徘徊。

需要特别指出的是，子宫肌层隐匿性深部浸润型子宫内膜异位症、弥漫性子宫腺肌病和慢性子宫内膜炎等疾病常常容易被误诊，这些都是导致试管婴儿抱婴回家率偏低的重要基础疾病，应引起生殖医学界同道们的高度关注。

(3) 在男性不育症方面（种子劣质）：第二代试管婴儿（卵胞质内单精子注射）技术为男性少弱精子症患者打开了一扇窗，但相对也关上了一扇门。男性不育症、少弱精子症患者在病因不明的情况下，盲目采用卵胞质内单精子注射技术，极容易把先天性遗传病直接传递给下一代，即使是第三代试管婴儿技术的出现，也不能完全避免该事件的发生。

提高试管婴儿成功率应采取以下措施。

① 明确诊断，消除基础疾病是提高试管婴儿成功率的关键环节。

② 宫腔镜 / 腹腔镜诊断技术不能作为诊断不孕的金标准。宫腔镜 / 腹腔镜检查只能发现女性内生殖器官表面可视的问题，而内生殖器官的深层病变需要生殖超声诊断技术的协助诊断。临床实践证明，只有宫腔镜、腹腔镜、生殖超声三大诊断工具强强联合，才有可能成为不孕诊断的"金标准"。

③ 中西医结合互补，取长补短是生殖医学健康发展的必经之路。

参考文献

[1] 潘敏丹, 孙忻. 多囊卵巢综合征的慢性炎症机制及其研究进展 [J]. 生殖医学杂志, 2021, 30（8）: 1118-1121.

[2] 陈亚楠, 顾玉婷, 杨爱军, 等. 中性粒细胞与淋巴细胞比值在多囊卵巢综合征中的研究进展 [J]. 生殖医学杂志, 2021, 30（9）: 1252-1256.

[3] 张瑞轩, 马赛花, 刘妍, 等. 多囊卵巢综合征患者子宫内膜局部胰岛素抵抗研究进展 [J]. 生殖医学杂志, 2021, 30（7）: 976-981.

[4] 高晴, 张爱萍, 刘阿慧, 等. 炎症因子与多囊卵巢综合征相关性研究 [J]. 生殖医学杂志, 2020, 29（8）: 1100-1104.

[5] 王汝琴, 陈倩, 陈晓军, 等. 炎症标志物血清降钙素原和超敏 C 反应蛋白与多囊卵巢综合征相关因素研究 [J]. 生殖医学杂志, 2015, 24（5）: 357-362.

[6] 熊永崂, 杨桂艳, 杨嫦玉, 等. 多囊卵巢综合征外周血白细胞计数和血脂代谢的分析 [J]. 生殖医学杂志, 2014, 23（5）: 384-388.

[7] 练冰, 覃春容. 抗苗勒管激素预测生育能力的临床价值 [J]. 生殖医学杂志, 2020, 29（5）: 680-683.

[8] 朱轶轩, 董晓英. 基于卵母细胞线粒体探讨早发性卵巢功能不全发生机制 [J]. 生殖医学杂志, 2020, 29（4）: 545-549.

[9] 魏景蕊, 袁巾惠, 白晶莹, 等. 评估卵巢储备功能的常用指标对预测卵巢反应性的价值比较 [J]. 生殖医学杂志, 2020, 29（1）: 27-32.

[10] 董鑫莽, 王蔼明. 慢性子宫内膜炎影响女性生殖结局的相关机制探讨 [J]. 生殖医学杂志, 2020, 29（1）: 130-134.

[11] 莫凤媚, 黄柳静, 巫晶晶. 宫腔灌注生长激素对子宫内膜容受性的影响 [J]. 生殖医学杂志, 2020, 29（9）: 1186-1191.

[12] 沈豪飞, 王奕翔, 贾天玉, 等. TLRS-NF-κB 信号通讯与慢性子宫内膜炎发病机制的研究进展 [J]. 生殖医学杂志, 2020, 29（2）: 276-279.

[13] 郝星, 翁艳洁, 任武, 等. 化瘀消癥软胶囊对子宫肌瘤大鼠的干预作用及其机制 [J]. 生殖医学杂志, 2020, 29（10）: 1350-1355.

[14] 姚莹, 武露明, 何晓, 等. 子宫内膜异位症纤维化相关重要信号通路的研究进展 [J]. 生殖医学杂志, 2020, 29（12）: 1672-1676.

[15] 李安吉, 俞超芹. 中药内异方对子宫内膜异位症小鼠卵母细胞的影响及其机制研究 [J]. 生殖医学杂志, 2020, 29（8）: 1074-1080.

[16] 王海燕, 邹娜, 赵彤彤, 等. IVF-ET 胚胎着床失败伴慢性子宫内膜炎症患者免疫球蛋白的表达分析 [J]. 生殖医学杂志, 2020, 29（8）: 1081-1085.

[17] 金保方. 中医药在现代生殖医学中的地位 [J]. 生殖医学杂志, 2013, 22（12）: 899-904.

[18] 郭玉佳, 黄勇, 钟垚, 等. 生长激素在体外受精 - 胚胎移植失败患者的自身配对研究 [J]. 生殖医学杂志, 2015, 24（5）: 413-415.

[19] 刘艳红, 王霞, 李燕, 等. 补肾活血法联合雌二醇片 / 雌二醇地屈孕酮片对薄型子宫内膜不孕症患者的临床疗效观察 [J]. 2019, 28（5）: 515-519.

[20] 潘晓萌, 邓姗, 郁琦, 等. 单中心三年子宫内膜息肉病例的数据挖掘 [J]. 生殖医学杂志, 2020, 29（11）: 1415-1420.

[21] 夏恩兰. 宫腔镜学及图谱 [M]. 郑州: 河南科学技术出版社, 2003.

[22] 董莉. 朱南孙妇科学术经验集 [M]. 上海: 上海科学技术出版社, 2020.

[23] 乔杰, 马彩虹. 生殖医学培训基地临床技能培训教材 [M]. 北京: 北京大学医学出版社, 2020.

[24] 乔杰, 刘平. 生殖医学培训基地体外受精 - 胚胎移植实验室基本技能培训教材 [M]. 北京: 北京大学医学出版社, 2020.

[25] 邓高丕 . 中西医妇科新理论新技术 [M]. 北京：人民军医出版社，2002.

[26] 吴学贵 . 内分泌疾病辨病专方治疗 [M]. 北京：人民卫生出版社，2000.

[27] 司徒仪，杨家林 . 妇科专病中医临床诊治 [M]. 北京：人民卫生出版社，2000.

[28] 邓高丕 . 妇科病中医治疗策略 [M]. 北京：人民军医出版社，2011.

[29] 卜晓萌，张巧利，刘艳君，等 . 抗苗勒管激素和窦卵泡计数不相符对卵巢反应性的预测价值 [J]. 生殖医学杂志，2021，30（12）：1558-1563.

[30] 黄海涛 . 金哲妇科临证思辨 [M]. 北京：中国中医药出版社，2020.

[31] 廖爱华 . 免疫性不孕不育的诊断与治疗 [M]. 武汉：湖北科学技术出版社，2020.

[32] 骆合生，罗鼎辉 . 中药免疫药理与临床 [M]. 北京：北京医科大学中国协和医科大学联合出版社，1999.

[33] Cedars M I . 不孕症 [M]. 乔杰，译 . 北京：人民卫生出版社，2006.

[34] 王莎莎 . 子宫输卵管超声造影 [M]. 北京：军事医学科学出版社，2014.

[35] 常才 . 经阴道超声诊断学 [M]. 2 版 . 北京：科学出版社，2007.

[36] 陈智毅 . 生殖超声诊断学 [M]. 北京：科学出版社，2018.

[37] 滕秀香 . 柴松岩妇科思辨经验录 [M]. 北京：人民军医出版社，2009.

[38] 李祥云工作室 . 李祥云治疗妇科病精华 [M]. 北京：中国中医药出版社，2007.

[39] 徐丛剑，郭孙伟 . 子宫内膜异位症 [M]. 北京：人民卫生出版社，2015.

[40] 谢红宁 . 妇产科超声诊断学 [M]. 北京：人民卫生出版社，2005.

[41] 陈可冀 . 活血化瘀药化学、药理与临床 [M]. 济南：山东科学技术出版社，1995.

[42] 刘文兰 . 中医望诊与舌诊彩色图解 [M]. 北京：化学工业出版社，2018.

[43] 冯缵冲 . 新编不孕不育治疗学 [M]. 上海：复旦大学出版社，2011.

[44] 张建平 . 流产基础与临床 [M]. 北京：人民卫生出版社，2012.

[45] 黄国宁 . 辅助生殖实验室技术 [M]. 北京：人民卫生出版社，2014.

[46] 刘敏如，谭万信 . 中医妇产科学 [M]. 北京：人民卫生出版社，2011.

[47] 陈云志，刘俊 . 中医不传之秘在于量：寻找中药重剂取效的秘诀 [M]. 北京：人民军医出版社，2014.

[48] 葛秦生 . 临床生殖内分泌学：女性与男性 [M]. 北京：科学技术文献出版社，2001.

[49] 仝小林 . 方药量效学 [M]. 北京：中国中医药出版社，2019.

[50] 罗丽兰 . 不孕与不育 [M]. 北京：人民卫生出版社，1998.

[51] 张令浩 . 不孕症治疗成功新经验 [M]. 北京：人民卫生出版社，2010.

[52] 张令浩，罗建华 . 人工授精治疗不孕症的成功经验 [M]. 上海：第二军医大学出版社，1999.

[53] 李美芝 . 妇科内分泌学 [M]. 北京：人民军医出版社，2001.

[54] 周力学 . 高效子宫输卵管动态三维超声造影 [M]. 北京：科学技术文献出版社，2016.

[55] Gab Kovacs. 如何提高辅助生殖技术的成功率：细节决定成败 [M]. 鹿群，译 . 北京：人民卫生出版社，2015.

[56] （美）刘小玉 . 不孕症疑难验案专家剖析实录 [M]. 北京：中国中医药出版社，2020.

[57] 加藤修 . 不孕症治疗的成功之路 [M]. 上海永远幸医疗科技有限公司，译 . 上海：上海科学普及出版社，2004.

[58] Lt Col Pankaj Talwar, Surveen Ghumman Sindhu. 步步精进：临床胚胎学与辅助生殖技术 [M]. 陈子江，译 . 北京：中国科学技术出版社，2021.

[59] Howard J.A. Carp. 反复妊娠丢失：病因、争论与治疗（原书第 3 版）[M]. 曹云霞，向卉芬，译 . 北京：中国科学技术出版社，2021.

[60] Stefano Guerriero, George Condous, Juan Luis Alcázar. 子宫内膜异位症超声诊断 [M]. 张莉，袁丽君，译 . 北

京：中国科学技术出版社, 2020.

[61] Kuldeep Singh, Narendra Malhotra. 妇科超声检查 [M]. 刘智, 常才, 译. 北京：人民卫生出版社, 2006.

[62] Richard P. Dickey, Peter R. Brinsdon, Roman Pyrzak. 宫腔内人工授精与促排卵 [M]. 全松, 陈雷宁, 译. 北京：人民卫生出版社, 2011.

[63] Botros Rizk, Juan Garcia-Velasco, Hassan Sallam, et al. 不孕症与辅助生殖 [M]. 孙鲲, 译. 北京：人民卫生出版社, 2013.

[64] Evelyn Billings, Ann Westmore, Anne Ódonovan. 比林斯自然生育调节法 [M]. 凌援宁, 译. 南京：江苏科

学技术出版社, 1993.

[65] Leon Speroff, Marc A. Fritz. 临床妇科内分泌学与不孕 [M]. 李继俊, 译. 济南：山东科学技术出版社, 2003.

[66] PeterR.brinsden . 体外受精与辅助生殖 [M]. 全松, 陈雷宁, 译. 北京：人民卫生出版社, 2009.

[67] 罗丽兰 . 生殖免疫学 [M]. 武汉：湖北科学技术出版社, 1998.

[68] 庄广伦 . 现代辅助生殖技术 [M]. 北京：人民卫生出版社, 2005.

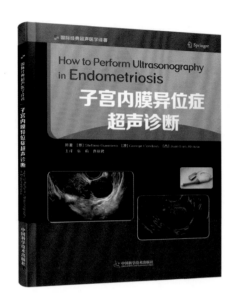

主译　张　莉　袁丽君

定　价　128.00 元

ISBN　978-7-5046-8413-4

扫码购书

　　本书引进自德国 Springer 出版社，由国际著名妇产科专家意大利卡利亚里大学 Stefano Guerriero 教授、澳大利亚悉尼大学 George Condous 教授及西班牙纳瓦拉大学 Juan Luis Alcázar 教授历时多年完成，汇集了国际子宫内膜异位症不同领域专家的宝贵实践经验，是一部关于如何采用超声影像学技术手段进行子宫内膜异位症诊断的著作。

　　全书分 17 章，对子宫内膜异位症的临床及解剖关注点、药物治疗现状及 IDEA 小组共识声明的子宫内膜异位症标准化超声诊断方案进行了详细阐释，对不同解剖部位及盆腔外子宫内膜异位症的诊断进行了分类介绍，同时引入了子宫内膜异位症的其他诊断方法及治疗方式，讨论了其他改良超声技术及磁共振成像等其他放射学技术。书中配有详细的图表、超声图像及直观视频，用以提高读者的操作技术，扩充其对子宫内膜异位症超声诊断的知识储备，同时也为其开展科研工作提供了新思路与切入点。

　　本书明确规范了子宫内膜异位症超声诊断操作流程、诊断标准，从临床表现至影像诊断，再到专业治疗，是一部知识全面、重点突出、条理清晰、针对专科疾病的指导性著作。相信每位从事超声诊断的医师都能从中获益。本书可为超声医师、放射科医师及超声技师在超声诊断子宫内膜异位症时提供宝贵见解，同时帮助其提高自身对女性慢性盆腔疼痛评估的实践技能。

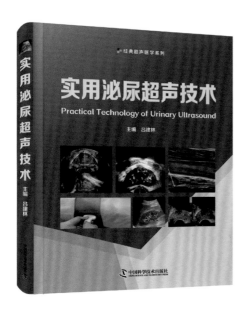

主 编　吕建林

定 价　198.00 元

ISBN　978-7-5046-9043-2

扫码购书

　　随着现代超声技术日新月异的发展，各种新技术的出现及应用势必促进泌尿超声的快速发展，从而进一步提高诊断水平。本书系统介绍了泌尿外科疾病超声诊断方法及实用超声定位技术，同时以大量典型图片展示相关影像特点，帮助读者更形象地理解疾病。全书共 20 章，测盖了医用超声发展历程、相关原理与概念、超声检查的设备、参数与基本操作、泌尿系统解剖声像图、各种泌尿外科疾病的超声诊断及超声新技术在泌尿科的应用（如三维超声、超声造影、超声介入、超声弹性成像）等内容，并对超声引导下的经皮肾镜技术及超声定位体外冲击波碎石等进行了重点阐述。本书贴近临床，实用性强，适合超声医师及泌尿外科医师、医学生及相关人员参考阅读。

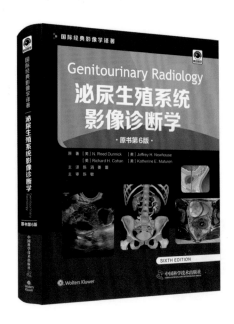

主译　陈　涓　姜　蕾

主审　陈　敏

定价　248.00 元

ISBN　978-7-5046-8262-8

扫码购书

　　本书是引进自 Wolters Kluwer 出版社的一部高质量医学影像学著作，综合介绍了超声、放射、核医学等各种影像学检查方法在泌尿生殖系统的应用。开篇先阐述了泌尿道及男性和女性生殖系统的先天发育异常及影像表现；阐释了肾脏的功能解剖、生理及对比剂的不良反应，这是后续阐释肾脏疾病影像表现的基础。接下来，阐述了肾上腺的功能亢进疾病和非功能亢进疾病的影像表现，腹膜后疾病的影像诊断及鉴别诊断，肾脏囊性疾病、肾脏肿瘤、肾脏炎性疾病、肾脏血管性疾病、尿石症及肾钙盐沉积症、肾盂肾盏输尿管疾病、膀胱疾病的影像诊断及肾衰竭和肾移植相关问题的影像表现。在生殖系统方面，详细阐述了前列腺与精囊、尿道与阴茎、阴囊与内容物及卵巢与附件、子宫（包括宫颈）、女性会阴与阴道的正常和异常影像表现。本书内容系统、翔实，可供泌尿生殖亚专业影像科医师和临床医师参考阅读。